マインドフルネスで不安と向き合う
不安から自由になり，人生をとりもどす

スーザン・M・オルシロ
リザベス・ローマー

訳
仲田昭弘

星和書店

The Mindful Way through Anxiety
BREAK FREE FROM CHRONIC WORRY AND
RECLAIM YOUR LIFE

by
Susan M. Orsillo, Ph.D.
Lizabeth Roemer, Ph.D.

Translated from English
by
Akihiro Nakada, M.D., Ph.D.

English Edition Copyright © 2011 by The Guilford Press
A Division of Guilford Publications, Inc., New York
Japanese Edition Copyright © 2017 by Seiwa Shoten Publishers, Tokyo

Published by arrangement with The Guilford Press through Japan Uni Agency, Inc., Tokyo

はじめに

価値に導かれて生きるのを助けてくれるサム，サラ，ポールへ　　　──S. M. O.

ジョシュへ，愛と感謝を込めて　　　──L. R.

　20世紀に入ろうとしていた頃です。当時文句なしに心理学の第一人者と見なされていたウィリアム・ジェイムズが，苦しい経験と向き合わなければいけないときには「今，この瞬間」から眺めるのが一番よい，と気がつきました。どうやら，確かにそう言えそうでした。確かでなかったのは，果たしてそれを他の人にどう伝えたらうまく理解してもらえるかということでした。ジェームズは書いています，「さまよう注意を自発的に今この瞬間に何度でも戻してくる才能こそ，よい判断と性格と意図の大元だ……ただ，理想をこうして述べるのは簡単でも，どうしたら実際にそれができるのかを実践的に示すのはとても難しい」。それから時を経て，物事はずいぶん変わりました。今日，臨床で使う瞑想的な手法は，**マインドフルネス**と呼ばれる気づきを育もうと目指しています。アジア発祥の知恵の伝統の中で何千年と教え伝えられてきた実践ですが，セラピーでは，マインドフルネスの本質を大切にしつつ，現代の医療とメンタルヘルスの臨床で使える形に整えて取り入れています。知恵にあふれて実践的な本書で指摘されるように，不安に苦しむクライエントが発作的な心配に妨げられずに，その先にあるものを見たいと思うときに，また未来に想像する破滅を避けようともがくうちに，いつのまにか見失ってしまった人生に再び関われるようになろうとするときに，マインドフルネスはぴったりの道具です。

　読みやすい文章と，不安が歌うセイレーンの歌の誘惑に思わず「守り

iv

の姿勢を固め」たくなる瞬間をよくつかんだ臨床感覚とで，著者たちは，マインドフルに不安と向き合うのがいかに大変かを心から理解しつつ，読者を励ましながら説明を進めます。普通はこうなると思う流れとは違った方法で振る舞うことは，誰にとっても簡単ではありません。まして，それまで不安を減らすと信じて行ってきた習慣の多くがむしろ不安を強くしている可能性を考えてみるようにと，まるで小突かれるようにして伝えられるクライエントにとっては，なおさらでしょう。その点を助けるために，本書は，症例と臨床小話を豊富に散りばめてわかりやすく工夫されています。自分を眺める視野が狭くなっていたり，しっかり検討せずにただ不安から解放してくれると思い込んで行動していたりすると，短期的にはいくらか楽になっても，長い目で見ると結局は高くつく様子を，鮮やかに描き出しています。

　本書『マインドフルネスで不安と向き合う』は，よりよい人生となるための大切なヒントを，二つのステップを踏んでわかりやすく伝えています。一つ目のステップでは，順を追って丁寧に説明をします。不安とは何かということと，さまざまな姿を取って現れる不安について伝えます。また，不安に向き合う際にマインドフルネスがどのように役立つかと，マインドフルネスを実際に身につけるまでの手順も説明します。一度しっかりと理解の基盤を作ったら，それを土台にして二つ目のステップに進みます。はじめは直感に反するように思えて恐ろしく感じうる練習に，実際に取り組みます。例えば，感情を優しく受け容れる，コントロールしようとする対処を止める，身体にある感覚を鋭く感じるといった練習です。直感に反するようでも，こうした取り組みはマインドフルネスのアプローチが効果を発揮する柱ともいえます。さらに，オルシロ博士とローマー博士の取り組みは認知療法と行動療法の流れを汲んでいて，苦しい気持ちとの関係を変えることを教えるときに大変実績がある手法ですので，本書で紹介される方法も，不安を心から消し去るのではなく，不安があってもそれとの関係を変えていく際に大いに効果を発揮

するでしょう。読み進めると，それぞれの章で具体的に示された実践には繰り返し同じメッセージが込められているのが理解できるはずです——気づいて，よく調べて，思いやるのです。

　本書は，一人で読むだけでも十分効果を引き出せますが，紹介する治療の一つひとつは個人セラピーととても相性がよいので，臨床家と一緒に取り組みながら感情をうまく調節するためのマインドフルネス・スキルを身につけても良いでしょう。多くの研究が示しているように，こうしたスキルを日頃から生活の中で頻繁に使っていると，苦しい気持ちや思考や感覚が浮かんでも，闘わずに，来ては去るままにできるようになります。スキルを進んで実践していると，すぐに，不安障害の本質に他ならない「不安との終わりのない心の駆け引き」に今までとは全く違った新しい方法でアプローチできるのがわかるでしょう。マインドフルネスを新しく学んだ人たちが時に驚くのは，スキルを身につけるまでの道筋で，自分でも思いもよらなかった個人的な成長と癒しの拠りどころ，それも広大な拠りどころを，心の奥深くに発見する点です。不安に関連した思考や気持ちと新しい姿勢でつき合ってみると，苦しい気持ちがかなり楽になる場合もあれば，頑張ってもいくらか緩和されるだけという場合もあります。それでも，確実に言えるのは，マインドフルにアプローチすると，苦しい気持ちがそのまま心にあっても，自分らしく生きて，価値に沿って行動するだけのゆとりが必ず生まれるという点です。オルシロ博士とローマー博士は，本書『マインドフルネスで不安と向き合う』を世に出すことで，セラピストたちにも，その患者さんたちにも，すばらしい助けをさしのべてくれました。本書は，マインドフルに不安と向き合い続けるときの価値あるプロセス，ただしある意味では絶えず難しいとも言えるプロセスで，すばらしい指針となるでしょう。

トロント大学

ジンデル・V・シーガル博士

謝　辞

　本書に何かしら関わってくださった方々は数知れず，私たち著者は，アイデアを授かり，影響を受け続けてきました。本書でご紹介する治療アプローチのプロセスと内容にも，そうしたみなさんが貢献してくださいました。私たちを個人的にも専門家としても支えてくださった全員に一人ひとり感謝の言葉を申し上げられるはずもなく，こうして謝辞を書いていても，大切な人がこぼれ落ちてしまっているはずです。治療に結びつく多くのアイデアやヒントは，全体としてつながり合い，影響し合ってコンセプトのすみずみまで浸透しているので，個別に示せるものではありません。そこで，私たちの仕事，人生，またこの本に貢献してくださった全員にまとめて感謝申し上げることから始めたいと思います。そうした方々の中には，例えば栄養満点の食事を差し入れてくれたり，車に同乗させてくれたりと，さまざまな形で支え励ましてくださった方たちが含まれます。また，日頃から難しい問題を投げかけては，スキルを練習して使い続けなければと感じさせてくれた方々も含まれます。勿論，マインドフルネスと不安の主題そのものをまとめあげるときに指針や影響を与えてくださった方々も含まれます。

　そのうえで，私たち著者が共同で取り組んで本書の出版にこぎつけるまでに特にお世話になった方々のお名前をいくらかご紹介します。分野の先駆者と言える方々からは，アクセプタンスとマインドフルネスを取り入れることで認知行動療法の効果がぐんと深まる点を教わりました。彼らの研究から学び，それを基盤にして，とても充実した臨床研究の10年間に，不安に苦しむ人の人生をよい方向へ変えられるかもしれない効果的なセラピーの方法を開発して検証できました。そうした

点で，"The Mindful Way Through Depression"〔邦訳：『うつのための
マインドフルネス実践』（星和書店，2012）〕の著者の Mark Williams,
John Teasdale, Zindel Segal, Jon Kabat-Zinn に感謝申し上げます。彼
らの取り組みは，うつ病に苦しむ人たちにマインドフルネスが持つ癒
しの力について上手に伝えるモデルとなり，不安の症状にもマインド
フルネスの力を使ってみようと思わせてくれました。特に Zindel は，
私たちの取り組みとアプローチ開発を何年にもわたって支え続けてく
ださいました。また，Steve Hayes, Kelly Wilson, Kurt Strosahl, Sonja
Batten のアクセプタンス＆コミットメント・セラピー（ACT）への取
り組みも，非常に参考になりました。本書でご紹介するエクササイズ，
メタファー，原理の多くは，ACT から引いています。他にも Andrew
Christensen, Sona Dimidjian, Christopher Germer, Leslie Greenberg,
Neil Jacobson, Marsha M. Linehan, Alan Marlatt, Christopher Martell,
Doug Mennin, Ron Siegel, Paul Wachtel といった心理学者のみなさん
の研究も，直接参考にさせていただきました。仏教系の作家の Ezra
Bayda, Tara Brach, Pema Chödrön, Lin Jensen, Sharon Salzberg から
も多く影響を受けて，ひらめきを得ました。

　Tom Borkovec と David Barlow には，不安や心配といった症状の
理解と治療を一つの分野として切り拓いた取り組みに感謝申し上げま
す。彼らが積み上げたものが，私たちが本書で紹介する説明のゆるぎな
い基盤となっています。彼らは学者として専門分野に科学的に貢献し
ただけでなく，私たちの治療路線の研究にも具体的なアドバイスをし
て助けてくれました。Guilford Press の Kitty Moore は，人々に伝える
べき大切な何かを私たちが持っていると信じて，本を書くことを勧め，
伝えるプロセスを始めから終わりまで励まし続けてくれました。Chris
Benton は，私たちのメッセージが読者にはっきりと効果的に伝わるよ
うに，豊かな感性と丁寧さで大いに助けてくれました。彼女が私たちの
意図をわかりやすい言葉に翻訳してくれたおかげで，本書ははるかに

viii

読みやすくなりました。美しい表紙をデザインしてくれた Paul Gordon にもお礼申し上げます。

　私たちが執筆に没頭する間に資金面を抜かりなく援助してくれた Sarah Hayes-Skelton には，文字通り負うところがあると言えるでしょう。何より，彼女は友情と支援で励まし続けてくれました。また，Sarah も勿論その一人ですが，ともに仕事をしている多くのセラピストたちが多くの知恵と経験を授けてくれたからこそ，マインドフルネスが人生を変えて人々を不安から解放する仕組みへの理解を深められました。誰よりも，これまでの年月に一緒に取り組んできたクライエントのみなさんに感謝申し上げます。感情と向き合い，価値を大切にする人生に方向転換をすると決めたみなさんの勇気と心意気から，どれほどの力をいただいたことでしょう。勇気あるみなさんが治療のプロセスで学んだ何かを，今まさに不安に苦しんでいる他の人々にも伝えたいと強く思いました。

　著者の一人（S. M. O.）は，長年の同僚であり友人でもある Lis と共同で本書を著す機会をいただいて，この上なく幸せです。一緒に研究と学問に打ち込んできた 15 年の間に Lis がしてくれたような形で刺激し，疑問を投げかけ，さらに支えてもくれる同僚に恵まれる機会は，そうそうありません。それ以上に希少と言えるのは，共同で取り組める刺激的な関係が，深く長い友情関係でもある点です。Lis，私の専門家としての人生にも，個人的な人生にも，言葉では表せないほど多くをもたらしてくれて感謝します。また，本書を執筆している期間には，幸せなことに，サフォーク大学の実に愉快で支援を惜しまない学生グループと同僚たちに囲まれていました。絶えず友情で支え続けてくれた Lisa Coyne, Gary Fireman, Amy Marks, David Pantalone, Tracey Rogers, Lance Swenson に感謝します。身近なネットワークとして私を助けてくれる友人たちや近所のみなさんにもお礼申し上げます。特に Cathy McCarron と Kelly Bukovich は，私が執筆で手を離せないときに，子

どもたちを快く見ていてくれて，行事や習い事などへの送迎もしてくれ
ました。最後に，私の仕事を支えてくれる家族に深く感謝します。両親
は，私が学問の道を究められると信じて信頼してくれます。子どもたち
の Sarah（14歳）と Sam（12歳）は，マインドフルネスと価値に沿っ
た生き方を喜んで家庭に迎え入れてくれて，またエピソードをいくらか
書くことを許してくれました。何といっても，いつも変わらない愛と支
えと励ましを送り続けてくれる夫の Paul に感謝します。あなたは，私
たちのてんてこ舞いの生活を切り盛りしていく中で現実的なあらゆる工
夫を惜しまなかっただけでなく，私が全身全霊を傾けてこの仕事に打ち
込まなければいけないことを理解し，またそれを私たち二人の人生にま
で持ち込まなければいけない点も理解してくれました。

　いつもそうですが，私（L. R.）が Sue にどれほど感謝しているか十分
伝えられる言葉を思いつきません。私たちの友情と共同の取り組みは，
安定していて，豊かで，何もかもを——本書も，研究も，考えも，毎年
行われる集会でのダンスパーティーも，人生も——よりよくしてくれま
す。この本を共同で執筆していて喜ばしかったのは，どちらか一人がさ
まざまな理由で意気消沈しているときに，もう一人が助っ人に入ってく
れたことです。そうしたパートナーシップを通じて，そのたびに共同執
筆のプロセスと内容の両方がより向上しました。夫 Josh への感謝も，
やはり言葉では伝えきれません。彼の知恵，気づかい，技量，支援，経
験は，本書を書き上げるうえであらゆる面で助けになりました。禅の
「不慳貪戒（物惜しみしない）」を熱心に実践する中で彼が得た数々の
洞察は，特に示しませんでしたが，本書の全体を通じて散りばめられて
います。本書を書かないかという話が Sue と私に舞い込んだ瞬間から，
夫は，私たちになら人々の役に立つものが書けると信じて疑いませんで
した。おかげで私は自分の力を信じ，原稿を書き，書き直し，改訂し，
さらに改訂しようとする気力を維持できました。大切な概念から，鮮や
かに伝える例，具体的な表現などまで，あらゆる面から辛抱強くアドバ

x

イスをして指針を示してくれ，そのたびに原稿はよくなりました。夫の愛情，伴侶としての支え，友情のおかげで，私の人生は，毎日が価値に沿った大切な時間となっています。昔と現在（そして未来）の生徒さんたちにも，常々感謝しています。彼らから教わり，啓示を得て，励まされながら，より豊かな仕事を進めてきました。友人や家族や，特に両親には，課題にばかり関心が向いていて，必ずしも自分で本来そうありたいと思うほど心遣いができていなかったときにも私を愛し支え続けてくれたことを本当にありがたく感じています。特に Carolyn に感謝しています。悲しみが深かった時期にも勇気があり優雅に振る舞う姿からは学ぶものがあり，私たちの友情はいつでも大切でした。Boundless Way Zen と O2 Yoga コミュニティのみなさんにも，これまでの支援と教えにお礼申し上げます。

　最後になりましたが，国立精神衛生研究所（NIMH）も，研究費 MH63208 および MH074589 を通じて私たちの取り組みと本書の出版を支えてくださいました。

本書の使い方

　まったく，恐怖と不安ときたら，用心深過ぎて困るボディーガード二人組のようです。危険かもしれないと適度に注意を促してくれるのではなく，叫び立てて警戒を求めたり，行動するようにとひっきりなしに喋り続けたりします。安全を確保してあなたが絶えず背後を気遣わなくてものびのびと生活できるようにしてくれるのではなく，あなたを部屋に閉じ込めてしまいます。気持ちを平和にしてくれるのではなく，注意を向けるように強制して，しまいには何もかもが脅威に思えてくるまで捕らえて放さず，本来一番大切に感じるものの方向へ進むのを難しくします。おまけに，一旦恐怖と不安が心で主導権を握ると，その支配を緩めるのがなかなか難しくなります。

　脅威があるぞと警告されれば，逃げようと反応するのは自然です。危険が特定の場所に潜んでいると知ったのなら，そこを避けるのが賢いでしょう。でも，不安と恐怖の叫びに用心し過ぎると，気がつくと身体でも頭でも感情でも，逃げたり避けたりすることに人生の時間とエネルギーをどんどん吸い取られる状況になりかねません。視野が狭くなって，経験の広がりと奥行きが小さくなります。自己保存の本能，つまり自分の反応の性質に制限されて，その牢獄から出られなくなります。不安が人生を強く締めつけてくるのを振り切って自由になるには，新しい種類の気づきを育まなければいけません。思いやりがあって，優しく，それでいて揺らがない姿勢で自分の反応も周囲の状況も穏やかに処理して，一目散に逃げて安全な場所に駆け込みたくなる衝動を生まない種類の気づきです。それを**マインドフルネス**と呼びます。

　マインドフルネスを身につけると，今までとは違う姿勢で心配や恐怖

の感情を受け止められるようになります。不安とストレスにただ降参し続けなくてもよくなるのです。そんなの無理だ，全身の神経が叫んで，心身の警報（高鳴る心臓，締めつけられる胸，破滅が差し迫る感じ）からともかく逃げろとサイレンが鳴っているときに，マインドフルにじっと座っているなんて無謀以外の何物でもない，と思われるでしょうか。ところが，そうしたマインドフルな姿勢は，不安の締めつけを解くための鍵です。何を隠そう，私たちが勇敢に不安に対抗すべく行う努力こそが，苦しさを生んでいる真犯人です。不安と戦う，ストレスを避ける，例の威張ったボディーガードたちを黙らせようとする，といった悪戦苦闘をするから，適度で役立つ反応ができなくなり，心配事を解決する方法を見つけられなくなり，注意を本来向けるべきところ（人生で一番大切に思う方向に進むこと）に向けられなくなるのです。

　本書を読み進めながら，**マインドフルネス**を身につけると不安との悪戦苦闘から自由になれることを発見し，人生の新しい可能性を拓いていただければと思います。まず，不安の感情を今までとは違った新しい視点から一緒に見ていきましょう。不安がどこからくるのか，どんな作用を持つか，気がつかないところで私たちの人生にどんな影響を及ぼしているかなど，不安の新しい側面をご紹介します。次に，今までなじみがなかったそうした側面に怖がらずに向き合えるようにします。そうすれば，マインドフルネスを把握し，マインドフルネスには人生から目的と意味を奪っている悪戦苦闘からあなたを自由にする力があることを理解できるでしょう。

　不安の苦しさは人によってさまざまです。例えば，人前で話す，車で橋を渡るといったとても具体的な行動が怖い人がいます。社交的な行事や人でいっぱいの店など，ある種の状況で落ちつかなくなる人もいます。また，心配が頭から離れなくなってストレスや緊張で動揺することが，仕事を失うなどといった人生の大きな出来事の場合も，逆に約束の時間に遅れるなどのわりと些細な出来事の場合もあります。身体症状と

して胸がドキドキする感じ，胃のあたりがキリキリ痛む感じ，不安に伴うことのある漠然とイライラした感じなどで主に苦しむ人もいるかもしれません。あるいは，ずっと心から離れない心配と疑いの重苦しい感じに気分が滅入ってしまう場合もあるでしょう。

　幸い，不安に関連した問題の多くは，新しいスキルや戦略を身につけると上手に取り組めるようになります。しかも，心理学の分野で実際に一番成果をあげているプログラムの一つが，頼もしいことに，不安の症状に対して行動療法や認知行動療法や自助的アプローチを使う方法です[1]。ただ，そうしたアプローチにしても必ずしも十分というわけではありません。全員に効果が約束されるわけではありませんし，人によっては，いくらか改善があっても，願っているような人生全体を変えるほどの変化にはつながらない場合もあります。その問題点を何とかしようと，研究者たちは，元々力強いこうしたアプローチをさらによくしようと，日々さまざまな方法を試しています。

　そうした試行錯誤の中から，どうやらかなり期待できそうだとわかってきた方向性が**マインドフルネス**です。マインドフルネスは，大元は仏教的精神の伝統に根差して，「**今，この瞬間**」の経験を，どうなっているのだろうとじっくり眺める関心と，そのとき心にあるものをそのまま受け容れようとする思いやりとを合わせた視点から，意識的に注目しようとします。近年急に増えたマインドフルネスの研究は，その類の注意の形を医学的または精神医学的な分野に応用できるかを見定めようとしています。マサチューセッツ大学医学部のジョン・カバットジンと同僚たち，ワシントン大学のマーシャ・リネハン，ネバダ大学リノ校のスティーブン・C・ヘイズと同僚たち，ワシントン大学のアラン・マーラット，またジンデル・V・シーガル，マーク・ウィリアムズ，ジョン・ティーズデール[2]などこの分野の先駆者と言える人たちの研究から，マインドフルネスの原理を応用して実践すると，慢性の痛みや医学的症状，うつ病，境界性パーソナリティ障害，依存症，その他にも人生

のさまざまな問題に苦しむ人たちを助けられるとわかってきました。私たち著者のこの10年の取り組みは，先駆者たちの研究を基盤にしています。私たちは，特に不安の症状を和らげるうえで，認知行動療法的なアプローチにマインドフルネスを取り入れて使う方法がないかを探ってきました。

　私たちはまず，不安に反応するときに誰にでも共通したパターンが三つあって，それが不安に関連する問題の苦しさと不満を強めていることを突き止めました。そのパターンが，本来なら役立つはずの自己保存のメカニズムを，比喩的に言えば「用心深過ぎるボディーガード」にしてしまっているようなのです。本書を読み進めていただくうちに自然にわかるはずですが，三つのパターンを順番に展開します。まず，不安の苦しい感情があると，注意の視野が狭くなり，自己批判的になったり何かと評価したりしやすくなります。次に，不安を感じないですむように，気持ちのうえで逃げようとします。それでも苦しさが和らがないと，三つ目として，不安のきっかけとなる物事をことごとく避けようとします。日々の取り組みの中でもう一つ何度も目にしてきたのは，長年不安に苦しみ続けて心がすっかり窮屈になってしまったクライエントでも，**マインドフルネス**を使うと，三つのパターンが心で展開する様子を自分で観察できるようになることです。胸がドキドキする感じや心配を掻き立てる考えがあると，あっという間に注意の視野が狭まり，危険がないかを探し始めて，それ以外には注意が向かなくなる場合があります。また，不安に関連する感覚，感情，思考があると，よく吟味しないですぐにそれを望ましくないもの，ひょっとしたら危険なもの，あるいは本質的弱さを示すもの，などと解釈します。マインドフルな気づきを身につけると，不安を感じさせる思考，感情，身体感覚から注意をそらそうとしているときや，それを抑え込んで押しのけようとしているときに，自分でそうとわかるようになります。すると，不安のきっかけとなりそうな人，場所，活動を避けようとして人生でどれほどのものを失ってい

るかが，よく見えてきます。

　マインドフルネスを実践していると，不安の一番微かな兆候にも気がつくので，感情の反応が強くなる前に新しいスキルを使い始められます。マインドフルネスを普段から生活にうまく取り入れていると，不安とも進んで向き合えるようになって，心で起きている悪戦苦闘から解放されます。マインドフルネスを実践すると，人生で価値に向かって意識的に行動していくときに必要な方向性がはっきりして，何も考えずにただ習慣から反応している状態が減ります。リスクを避けようとして日頃から機会を逃している様子がわかるようになりますし，どうしたら不安を避け続ける方向へではなく，もっと自分らしく充実した気持ちを目指す方向へ注意を向けられるかがわかります。

お勧めの読み方

　本書は，章の順に読んでいただくとわかりやすいように，前の章からのつながりを受けて次の章を記しています。でも，おそらくご存じのとおり，人が変わろうとするプロセスは順序通りに進むものではありません。本書から最も多くを引き出して役立てていただくには，一通り最後まで読み通して，あなたが変わるためのしっかりとした土台をまず作るのがお勧めです。その後でまた戻ってきて，それぞれの章のページをめくりながら，新しく発見できそうな点や試せそうな課題がないかを探すとよいでしょう。これまで臨床で探り続けてきて私たち著者が何よりも心躍るのは，クライエントと共に取り組み，セラピストをスーパーバイズし，私たち自身の人生で使ってみるたびに，不安とマインドフルネスへの理解が深まって，それぞれの課題がどんどん実感できてくることです。あなたにも，ぜひ同じ感動を体験していただきたいと思います。

　はじめの第1章〜第3章では，恐怖と不安についてこれまでに知られていることと，そうした感情がいかに生活の質を損なっているかを説明

して，エクササイズをいくつか紹介します。エクササイズをしながら，不安に関連した説明があなたの個人的な経験に当てはまるかどうかを考えつつ，望ましい方向へ変わるための準備をしましょう。本書の第4章〜第8章では，マインドフルネスの基本スキルを育み，実践法を日頃の生活に無理なく取り入れられる形で組み立てて，不安やその他の苦しい心の状態にマインドフルネスを使って向き合い始めます。この第4章〜第8章では，章を一つ読み終えるたびに1週間ほど立ち止まって，お伝えした内容を試し，あなたの人生にどのように当てはめられるかを学んでから新しい内容へと読み進めると良いでしょう。本書の第9章〜第13章では，あなたの人生で一番大切なものにもっと存分にのびのびと関われるようになるでしょう。すでに不安の感情について学び，マインドフルネス・スキルも育みましたので，後は，どのようにして実際に人生を広げてより良くしていくかを探ります。自分らしい人生の道筋からあなたを脱線させる妨げについて考えて，脱線したときには軌道修正をして目指す方向へ変われるようにする方法もいくつかご提案します。人生を変える体験をぜひ味わってください。この第9章〜第13章も，章ごとに少なくとも1週間以上を開けて読み進めると良いでしょう。時間をかけて，私たちからのご提案を試しながら，あなたの生き方に共鳴するものを見つけてください。

　私たちは，全般性不安障害と心配，またそれらと頻繁に関連するパニック，社交的な場面での恐怖，うつ病といった症状に苦しむ人たちのために，アクセプタンスを基盤にした行動療法プログラムを開発しました。本書でご紹介する題材は，そこから引いています。プログラムはクライエントの不安と抑うつを減らすうえでも生活の質を高める点でもとても効果がありましたので[3]，土台となっている原理とエクササイズをお伝えします。これまで一緒に取り組んできたクライエントがそうでしたので，本書を読んでいただければ，あなたもきっと，心にある不安に限らず，他の感情，さらには思考さえも，それを眺めるときの視点を少し

本書の使い方　　xvii

考え直してみようかと思っていただけるでしょう。視点が新しくなるだけでもとても力強いのですが，それはまだ変化への出発点に立っただけです。本書から最大の効果を引き出すには，お伝えした考え方を，あなたの人生で実際に使ってください。読書から本物の人生へと橋渡しをするためのエクササイズを章ごとに含めました。マインドフルネスは，理解するよりも実際に経験するものです。生き方そのものといえます。ご紹介するマインドフルネスの実践は，試すまでもなくどんな感じかがわかると思うものも含めて，一つ残らず取り組んでみてください。それだけこなせば，あなた自身の経験に基づいて，あなたに合った実践を自分でどんどん組み上げていけるようになります。

　マインドフルネスが実践しやすくなるように，エクササイズのいくつかを録音して本書のウェブサイト www.mindfulwaythroughanxietybook. com からアクセスできるようにしました［訳注：英語です］。エクササイズを学ぶときには，誰かがガイドする声を聞くとわかりやすい場合がありますので，あなたのプロセスでも役立ててみてください。また，ご自分でもいくつか朗読しながら録音すると，自分の声でガイドできます。でも，時に録音を使わないで実践することも大切です。ガイドに頼らずに心の中で実践できるようになると，どこへ行ってもエクササイズを柔軟に使いこなせるので，マインドフルネスがあなたの人生の重要な一部分になるでしょう。

　不安と悪戦苦闘すると，疲れ果てますし，自分の中にある力や拠りどころを見失いやすくなります。本書のゴールは，たとえ不安が悪さをしてあなたの人生に限界を示す線を引いていても，そんなものは越えてどんどん先へと進む力があなたには元からあるのを発見していただくことです。読むうちに，あなたを悩ませている不安をもっと深く理解して，それに関連した感情の反応パターンがわかるようになるでしょう。以前なら恐ろしかったりどうしたら良いかがわからなくなったりしたような経験にも，どうなっているのだろうと目を向ける関心と，そのまま受け

xviii

止めようとする思いやりとで向き合えるようになるでしょう。そして，納得できて価値を感じられる新しい姿勢で人生を生き始められるでしょう。本書でご紹介する題材は，研究や臨床経験から引いていますが，同時に，私たち著者にとって個人的に大きな意味を持つものでもあります。ご紹介するマインドフルネスと他のコンセプトからは，個人としての生き方も伝わってくるはずです。私たちがどのように生き，教え，子育てをし，友人たちとつながり，伴侶を愛し，苦悩と向き合うか。私たち著者にとってとても大切なマインドフルネスと他のコンセプトが，あなたの人生も，豊かで広がりのあるものにできますように。

この本はあなた向けでしょうか？

Q. 私は自分が不安障害やその類の病気とは感じていません。人生で今起きているさまざまなことが全体にとても不安なだけです。それでもこの本は役に立つでしょうか？

A. 本書は，不安障害とはっきり診断された人たちを対象にした研究に基づいていますが，そこから引き出された原理やプロセスは広く誰にでも当てはまると信じています。不安は人間として生きるうえではつきもので，不安を感じたときに私たちが真っ先にみせる反応の多くも，例えば注意をそらす，避けるといったことも含め，いずれも生物としての基本的な傾向とその人が暮らす文化の中で働く力とに由来します。マインドフルネスは，そうした誰にでもある習慣に直接注目して，気づきを高めることで習慣に縛られずにより柔軟に反応できるようにします。

Q. 私は不安がかなり強くて，過去には不安障害と診断されています。

本書の使い方　　xix

この本を読む意味はありますか？

A. 本書は，明らかな不安に苦しむ患者さんの治療に取り組んできた経験と知識を基に書きました。あなたが不安障害に苦しんでいるのでしたら，自分の経験ととてもよく似ていると感じて参考にできる部分が沢山あるのではないかと思います。現在治療を受けているのでしたら，セラピストにマインドフルネスについて話して，あなたの今の治療にどのように取り入れられそうかを尋ねるとよいでしょう。現在治療を受けていないのでしたら，本書を読むと，セラピーを受けてみようかと思うかもしれません。あなたに合ったセラピストに巡り会うまでには，いくらか忍耐と粘り強さが必要です。いくつか覗いてみるとよいところには，アメリカ行動療法認知療法学会（www.abct.org），全米不安障害協会（www.adaa.org），文脈主義的行動科学会〔Association for Contextual Behavioral Science（www.contextualpsychology.org）〕などがあります。こうした組織は，いずれも，「セラピストを見つけよう」といったサービスをウェブサイトで提供していますので，そこから出発するのも良いかもしれません。あなたに一番合った治療をしてくれるセラピストを見つけるまで，何度でも，気兼ねなく自由に，大勢に会ってください。明らかな不安に苦しんでいるときには，本書のような本を読むだけでも役立ちますが，治療を受けると，本書でご紹介するコンセプトをしっかりと自分のものに消化して人生に上手に取り入れていくのを助けてくれますので，とてもお勧めです。

Q. 抗不安薬などを飲んでいても大丈夫ですか？

A. 私たちのところへ通ってくださるクライエントにも，不安，抑うつ，またはその両方のために処方薬を飲んでいる方が沢山いらっ

しゃいます。みなさん，感情が強過ぎる，苦し過ぎる，人生を妨げると訴えて，薬がそうした辛さをいくらか和らげてくれると言います。マインドフルネスは，経験がその瞬間にどれほど心地よくても不快でもともかく心を開いて，受け容れて，そのままにする姿勢ですから，薬を飲むのはコンセプトに反して好ましくないように思えるかもしれません。その点をめぐる私たちの意見としては，もしあなたが薬を飲み始めようかと考えていて，その理由が，不安が不快だから，不安をコントロールしたいからということでしたら，本書でご紹介するさまざまな方法が薬に代わるものとして役に立つかもしれません。あなたが既に薬を飲んでいて，不安の強さに耐えられないためでしたら，それでも本書でご紹介するマインドフルネスの実践とその他のコンセプトを使うと何かしら役に立つはずです。時々，治療を始めたばかりの頃は薬が必要だと感じていても，マインドフルネスを実践できるようになってくると薬を止めてみようかと考えるクライエントがいます。あなたも，この本を読み進めながらマインドフルネスを実践しているうちにそう感じるようになりましたら，担当の医師と相談して，あなたにとって一番安全で効果が高い方法を探すとよいでしょう。

Q. 私のストレスは実生活上の問題からきています。それでもこの本は役に立ちますか？

A. 本書でご紹介するアプローチは，不安がどこからともなく湧いてくる人の役に立ちますし，実生活上の具体的でストレスフルな状況とはっきり関連している人の役にも立ちます。不安を感じるのは人間の自然な反応ですので，恐怖，ストレス，不安に関連した症状を沢山抱えている状態も人間として普通で自然です。勿論ストレスの元ですので，そうした感情を取り除いてしまいたいと思うのも当然

本書の使い方　　xxi

ですが，いつでもうまくいくとは限りません。本書でご紹介するアプローチは，実生活上の制限があっても，ストレスの元に上手に反応して人生を存分に納得しながら生きられるようにします。

Q. 不安とうつ病の両方を何とかしようとしています。この本は役立つでしょうか？

A. うつ病と不安は同時に起きやすいもので，不安を治療しに通ってくださったクライエントの多くが，明らかなうつ病の症状にも苦しんでいました。マインドフルなアプローチを使うと，うつ病の症状も大抵目に見えて和らぎます[4]。また，研究からはマインドフルネスがうつ病の再発を減らすと示されています[5]。さらに，うつ病に効果のある治療はほとんどがある種の行動実践（behavioral engagement）に注目します[5]が，それと同じものを本書でもご紹介しています。ですので，私たちのアプローチは，おそらくあなたのうつ病と不安の両方に役立つでしょう。

Q. 心の問題を他にも（例えば，お酒，物質使用，摂食障害など）いくつか抱えていて，そのうえで不安も沢山感じます。本書は役立つでしょうか？

A. 飲酒，物質使用，食事の制限などの困難を抱える人たちは強い不安を感じている場合が多くて，不安が困難の原因のことも，逆に困難からくる結果のことも，またはその両方のこともあります。あなたが苦しむ困難な問題と直接向き合う治療を受けてサポートグループに参加しつつ，併せてこの本を読んでいただくと，効果を一番引き出せるでしょう。

xxii

目　次

はじめに …………………………………………………………………… iii

謝　辞 …………………………………………………………………………… vi

本書の使い方 ………………………………………………………………… xi

第1章　恐れと不安を理解する―感情と向き合う― ………………… 1

不安を感じているのを，どうやって知るか？　8

不安と恐怖は何が違う？　16

　こうした感情は役に立つのか？　20

　脅威をいくらでも考えて，思い出して，鮮やかに想像できてしまう　20

　未来があると知っていて，コントロールしたいと思う　22

　心配と問題解決――違いをどう見分ける？　23

不安障害とは？　32

第2章　不安に妨げられていませんか？ ………………………………… 41

不安を避けると失うもの　44

避けている？　それとも選んでいる？　47

身体だけが動いている――辛さを少しずつ避け続けるとき　52

習慣になってしまう回避――守るつもりが制限してしまう　60

第3章　不安との付き合い方を変える
　　　　　―新しい道へ踏み出そう― ……………………………… 69

問題1――悪戦苦闘すると注意が妨げられる　71

　注意の範囲が狭くなって，とうとう注目できなくなる　73

　注意が引きつけられてどんどん反応するようになり，しかも自己批判的に
　なる　78

人は感情体験で定義されがちである　79

解決1——マインドフルネスは，気づきの範囲を広げて，
　思いやりのある姿勢で経験を眺められるようにする　81

問題2——悪戦苦闘すると経験を避けたくなる　82

解決2——マインドフルネスは，経験を決まりごとのように
　自動的に避けてしまわないようにする　84

問題3——悪戦苦闘すると本当に大切な方向へ進めなくなる　86

解決3——マインドフルになると人生にしっかり参加できる　87

新しい道への出発　89

第4章　マインドフルネスへのご招待
—元々あなたの中にあるスキル— 93

マルチタスキングと自動操縦——めまぐるしい21世紀を満喫するのか
切り抜けるのか　95

マインドフルネス—— 一歩下がって人生をもっと満喫できる方法　100

マインドフルネスとは　105

マインドフルネスを実践すると何がわかるか　110

不安を感じているときに，マインドフルネスはどのように役立つ？　113

はじめの一歩を踏み出そう　118

第5章　マインドフルネス・スキルを育む
—生活の中で優しく注意を向け始めよう— 121

フォーマルなマインドフルネス実践を始めよう　126

まずは呼吸から　131

お腹で呼吸する（腹式呼吸）　134

音のマインドフルネス　139

身体感覚のマインドフルネス　144

マインドフルに力を抜いていく漸進的筋弛緩法　147

動きを加える　149

フォーマルでないマインドフルネス実践　153

第6章　感情と友達になろう　159

感情が湧いたときに何を経験しているのかをよく知ろう　161

人にはなぜ感情があるの？　164

感情に耳を澄ます──熱いストーブのアナロジー　166

感情と友達になろう：感情のマインドフルネス　171

感情と，価値を感じる方向　174

第7章　マインドフルネスを使って，濁ってしまった感情を きれいにする　177

感情が濁っているかどうかはどうしたらわかる？　178

感情を濁らせるのは？　179

自分を大切にしていない　179

未来を心配または予期する　181

過去の反応が「残っている」　182

「感情と身体感覚のマインドフルネス」　184

自分の反応に反応する　188

感情に巻き込まれ，引っかかり，フュージョンしてしまう関係　191

第8章　気持ちは思わずコントロールしたくなるが， 誘惑に従うと何を失うか？　195

選択肢1──危険を冒さないでおく　197

選択肢2──不安や他の苦しい反応をコントロールしようとする　200

前提1──人間は不安を（また他の感情反応も）コントロールできる　204

前提2──不安やマイナスの思考があると自分らしい人生を 生きられなくなる　209

目　次　　xxv

理にかなっていないはずなのに，私たちはなぜこれほどコントロールに
　執着するのか？　211
選択肢3──マインドフルに眺める　220

第9章　アクセプタンスとウィリングネス
─柔軟に新しい可能性に心をひらく─ ……………………… 225
アクセプトしている，ウィリングである，とは本当のところ
　何を意味するのか？　226
　ウィリングネスは，したがることではない　229
　ウィリングネスは行動であって，気持ちではない　231
　「ウィリング」か「ウィリングでない」かにつきる　232
アクセプタンスとウィリングネスを育むには？　235
　空に浮かぶ雲のエクササイズ　237
思考から自由になる　238
　思考を使っても，コントロールできないものはできない　241
　正解がない問題はいくら考えても解決できない　242
　経験しないで学べるわけがない　243
　思考は経験を妨げがち　245
　「思考のマインドフルネス」　248
アクセプタンスは向き合うことで，目をそらすための
　別な方法ではない　249

第10章　何が大切かをはっきりさせて，方向を定める ……… 253
「価値」は何を意味するか　255
　価値とゴールは何が違う？　256
何が大切かをはっきりさせる　263
　行動すると気持ちがついてくる　263
　好み？　それとも回避？　267

自分の価値と他の人の価値を分ける　270

周りの人の行動を変えたがっていませんか？　274

人は必ず何かに価値を感じている（自覚がなくても）　280

あなたの仕事の領域で価値を見つける　281

第11章　スキルを使いこなす―コミットメント―　291

行動を変えるコミットメント　292

選択と柔軟性　294

コミットメントは「しようと思う」ことで，行動ではない　296

価値に沿って生きよう　302

価値に沿って行動したら後はマインドフルになるだけ　306

大きい行動も小さい行動も織り交ぜて　307

行動するときの妨げをどうするか？　310

バランスを見つける　313

結果よりもプロセス　316

価値に沿って行動するのを忘れないために　318

第12章　自分への思いやりを持とう　323

自分への思いやりを妨げているのは？　325

感情に関する反応をアクセプトしてはいけないと決めつけている　325

評価が悪くても自分を褒めることだと思っている　330

間違いを無視するまたは認めないことだと思っている　332

自分を思いやると軟弱な怠け者になってしまうと恐れる　332

自分を思いやるのは利己的だと信じる　337

自分を思いやる資格がないと信じる　339

自分への思いやりを育む方法　348

目　次　　　xxvii

第13章　苦しい時期にも気持ちを開いたままで ………………… 355

本書をまとめましょう　361

マインドフルネスを暮らしの一部にしよう　363

きっかけとパターンを忘れないために　368

生活の中で価値を見失わないために　368

人生を変えていくときの自然な揺らぎ　369

人生での変化を乗り越える　374

実践を続けよう　386

注　釈 …………………………………………………………… 388

資　料 …………………………………………………………… 402

訳者あとがき …………………………………………………… 405

索　引 …………………………………………………………… 407

著者と訳者について ……………………………………………… 410

第1章
恐れと不安を理解する
―感情と向き合う―

　マークは，経済的に安定して満ち足りた暮らしを築くために沢山努力をしました。大学と法科大学院に何年も通い，夜遅くにも週末にも勉強をして，ついに，フォーチュン誌ランキング上位 500 社に入る企業の企業内弁護士として，誰からも羨ましがられる地位に就きました。マークと妻のジャネルは，生活を切り詰めて貯金をしていた頃をよく一緒に思い返しながら，心から喜びをかみしめたものです。美しい郊外のマイホームでくつろぎ，子どもたちには質の高い私学教育を受けさせ，頻繁に旅行を楽しむ暮らしでした。ところが，2009 年の 2 月に世界各地で何百人という法律関係職が解雇を言いわたされた「暗黒の木曜日」に，マークの暮らしも，何もかもが崩れました。家計が苦しくなるのに伴って，マークはどんどん神経が張りつめて，苛立ち，ストレスを強く感じるようになりました。心は休まることなく未来を心配し，過去を後悔し続けます。新しい仕事が見つからなかったらどうしよう？　この不況の中で中年男性を雇う会社などあるだろうか？　家族が家を失ったらどうしよう？　子どもたちには全てを何と説明したらよいのだ？　どうして別なキャリアにしなかったんだ？　もっと貯金をしておくべきだった。一晩中寝返りを打ちながら，心は，仕事が見つからなかった場合起きるかもしれないあらゆる結果を検討し続けます。寝不足で，首も肩も顎も力が入りっぱなしで，心身ともにすっかり疲れ果ててしまいました。

2

　金曜日の夜，学生寮は若者たちで盛り上がっています。廊下はあちこちから音楽が鳴り響いて，洗面所では鏡の前の少しでも良い位置を確保しようとみんなが押し合いへし合い，共同エリアは今晩の計画の最終打ち合わせをする寮生たちでにぎやかです。ニッキーは，ルームメイトのアリシャが部屋へ戻ってくる気配がすると，壁に向けて寝返り打って頭から毛布をかぶります。入ってきたアリシャは，一瞬立ち止まり，それからニッキーが眠っているものと思って，バッグをつかむと，パーティーへ出かける仲間に追いつこうと飛び出していきます。「私の気の毒なルームメイトは，今月三度目の風邪をひき始めたようだわ」。皮肉がこもったアリシャのコメントが心に刺さって，笑い声が廊下を遠ざかっていくのを聞きながら，ニッキーは顔が赤くなるのを感じます。大学に入って，週末を一人で部屋に閉じこもって過ごすようになるとは，夢にも思いませんでした。高校でも決してどんちゃん騒ぎが好きなタイプではありませんでしたが，自分を内気だとか心配性だと考えたことはありませんでした。進学クラスの科目もいつも成績は上位で，気心の知れた友達グループもあって，ほとんど週末ごとに街に繰り出しました。でも，大学生活へはすんなりと移行できませんでした。なかなか打ち解けられずに新しい友達ができず，新生活に慣れるためのオリエンテーション期間に誰とも話しませんでした。今では友達のグループがすっかりできあがってしまって，ニッキーは独り取り残されていました。だんだんと食べ物を買って帰って寮の部屋で食べるようになりました。カフェテリアでぽつんと座っていると，他の学生たちからしげしげ見られるだろうと想像して，あまりに恥ずかしかったからです。学業面さえ，次第にうまくいかなくなっていました。もう，組織の一員として責任を持つだけでは足りませんでした。教授たちは，クラスの活動に日頃から参加するように求め，プレゼンテーションを二つも控えています。大学を卒業できないあらゆるシナリオが思考やイメージとして浮かんできて，抑えられない吐き気がこみ上げるのを感じました。ニッキーは考え

ます。「もしかしたら，本当に病気かもしれない」。

◇◇◇◇◇◇◇◇◇◇◇◇◇◇◇◇◇◇◇◇◇◇◇◇◇◇◇◇◇◇◇◇◇◇◇

　ロブは，Ｌサイズの熱いコーヒーをこぼさないように横にずれて，工事現場に向かうトラックの後部座席に仲間たちが乗りこめるように場所を空けました。いつもどおりの朝の光景で，ブルースは新聞で読んだ記事にすっかり興奮してわめき続け，その隣で首を深く垂れて野球帽を目深にかぶったジョージが現場に到着するまで1分でも長く寝ようとしています。話題がスポーツになりました。普段ならロブもすかさず飛び込んだところですが，今日は気分が落ちつかなくて会話に注意を集中していられませんでした。手に汗がにじんできて，コーヒーの熱のせいかもしれないとちらりと考えましたが，ここ一月ほど苦しんできた恐怖がどうも急に強くなっている気がして，気持ちが沈みました。ロブは，工事現場で働くようになって少なくとも20年が経っていますし，子どもの頃は梯子を登ったり，安全ベルトをつけないで高いところの横棒や梁を歩いたりするのを何とも思いませんでした。確かに，仕事仲間たちが転落して大ケガをするのを一度目の当たりにしています。それでも，バランスを維持して安全に行動する能力にはずっと自信がありました。ところが，最近になって，屋根の上で仕事をするたびに身体が振るえるようで，めまいもするのに気がつきました。手に汗が噴き出すので道具をうまく持てず，心臓が胸から飛び出すのではないかと思うくらいどきどきしました。ブルースが毎日コーヒーを持ってきてくれるのを恥ずかしさからそのまま受け取るものの，カフェインを摂ると症状がさらにひどくなると思って，飲んでいませんでした。トラックが曲がって，現場に通じる砂利道に入ると，ロブは心配でいっぱいになりました。彼の収入がなくなると，メアリーとの家計は毎月赤字ぎりぎりになってしまいます。もし不安がどんどん強くなって，仕事を辞めなければいけなくなったらどうしよう？　梯子を登れない45歳の屋根職人を雇う業者など，

あるはずがありません。

◇◇◇◇◇◇◇◇◇◇◇◇◇◇◇◇◇◇◇◇◇◇◇◇◇◇◇◇◇◇◇◇◇◇◇◇◇◇◇

　ジョアンは，6歳から15歳までの四人の子どもを育てる専業主婦です。子どもたち全員がやっと学校へ通い始めて，一番下が小学校，二人が中学校，上が高校2年生になりましたが，ジョアンの一日はあっという間に子ども関連の予定でいっぱいになります。PTA書記，学校図書館でのボランティア，子どもたちの放課後活動の送り迎えなどをこなしていると，自分の時間はほとんどありません。ただ一つ自分のために欠かさない予定は，もう10年以上もパニック障害の薬を処方し続けてくれている精神科医のセドナ先生の定期診察です。ジョアンは，ずっと不安に苦しんできました。10代の頃は，仲間たちの間ではパーティーやスポーツイベントが人気でしたが，ジョアンはむしろ自宅で家族と静かな夕べを過ごすほうが好きでした。兄が勧めたので大学では実家を出てみましたが，寮生活をスタートしてたった一月で初めてのパニック発作を経験しました。それは，テストに備えて社会学の教科書を読んでいたときでした。気がつくと文字がぼやけ始めて，めまいがして身体がふわふわする感じに襲われました。心臓が早鐘のように打って息が苦しくなったので，ルームメイトに助けを求めて，結局救急外来に行きました。6か月後にパニック障害と診断されました。幸いもう10年以上パニック発作を起こしていませんが，ジョアンは，今でも症状が戻ってくるのではないかと恐れて，安全だと感じる範囲から出ないように気をつけています。ところが，子どもたちが成長してくると，先が心配になりだしました。子どもたちが自分にもっと多くを望み始めたらどうしよう。娘はいつもショッピングモールに連れて行ってほしいとせがみますが，巨大で人がいっぱいの建物に入れば捕らわれた感じがしてパニックに似た状態になると知っているので，これまでは拒否してきました。息子は，誕生日にしたいのはコンサートへ出かけることだけだと言いま

す。でも，なじみのない場所はパニック発作の引き金になるのが目に見えています。そんな場所へ10代の子のグループを引率しようなど，あまりにリスクが高過ぎます。ジョアンは，ライフステージのこうした変化とそれに伴う新しい要請にどう適応できるかがとても心配です。

　この本を手に取られたのなら，あなたはきっと，いわゆる「**不安**」を感じて苦しんでいるのでしょう。最近，失業など何らかの出来事があってとても不安になったのかもしれません。あるいは人生が大きく変わろうとしていて，例えば離婚の話を進めている，大学を卒業するなどの場面に直面しているのかもしれません。それとも，ふと気がつくと人生のいろんな領域に不安がいつのまにか忍び込んでいて，望む生き方ができずに疲れ，ストレスを感じて，耐えきれなくなりそうでしょうか。あるいは生まれてこの方ずっと不安と闘ってきたけれど，そろそろ何か根本的に生き方を変える方法を探そうと思った，ということかもしれません。または，ストレスや心配を沢山経験していて，人生で成功するにはそうした感情はついて回って当然とこれまで思っていたけれども，最近になってひょっとしたらもう少し楽に生きる方法があるのではないかと考え始めたのかもしれません。

　事情はどうあれ，これまでの経験から，不安を感じている状態についてはおそらくかなりご存じでしょう。どんな気持ちか，どんな状況でそれを感じるか，また何よりも，それが人生から何を奪い去っているかを切々と感じているかもしれません。

　私たち著者も，不安をよく知っています。個人的な経験から知る部分もありますが，私たちの場合は，それ以外にも不安の専門家として幅広く研究と臨床に取り組んできました。ですので，この章と以下最後まで本書を読んでいただく中で，ぜひ心を開いて，私たちが個人として間違った部分からも含めて学んでいただければ幸いです。はじめにご紹介した四つのエピソードに表れている不安の側面は，あなたの経験を捉え

きれてはいないかもしれません。また，以下を通じてご紹介する対処法の中には，直感に反するもの，ピンとこないものもあるでしょう。私たちは，個人的な経験から（いくらか痛い目にも遭いながら），人間は時に自分の自己観や世界観から外れた情報を早急に判断して切り捨ててしまうことを知っています。心理学者として**マインドフルネス**（特別な種類の気づきで，それを使うと視野が広がり，視界がくっきりとして，周りの環境だけでなく心の状態も，優しい関心とそのまま受け止めようとする思いやりを持って観察できるようになります）を研究し実践していてさえ，新しくてなじみのないアイデアや選択肢に対し，心を完全に開いて考えてみようとする際には，自分の中に何かしら保守的な反応や行動があるのを見つけて驚くものです。

　人間はそういうものですから，本章でご紹介する恐怖と不安についての科学や臨床に基づいた全般的知識が，あなたの経験にどのように当てはまるか，一つひとつのポイントを慎重に考えてみてください。心の経験と向き合い，恐怖と不安について心理学の分野で知られていることをあなたの個人的な悪戦苦闘に結びつけて考え始めることは，苦しみを和らげ，人生をもっと自由に存分に生き始める方向へ進むための重要なステップです。みなさんは一人ひとり違いますので，あなたにとって何がよいかを一番よく知っているのは，間違いなくあなた自身です。あなたにとってのベストな方法を探しに出かけましょう。

　研究では，恐怖や不安の感情と向き合うときにマインドフルネスと呼ばれるこの新しくて深い気づきを使うと，最終的には苦しさが減って人生に新しい可能性が開けると示されています[6]。不安を減らそうとしているときにむしろ不安と向き合うのは，何とも奇妙な姿勢に思われるかもしれません。苦しい感情は，すでに痛いほどよく知っているわけです。気にしないための方法を身につけるほうがよほど役立つのではないでしょうか？　不安は時にとても不愉快な感情ですから，向き合うよりも目をそらしたくなるのは自然です。ところが，お伝えしたとおり，

不安について研究し本を書くほど多くを知っていても，自分の心の反応に混乱したり，機微に気づいていなかったりします。不安をよく理解して気づきを鋭くすると，苦しさや混乱がずいぶん減って，不安そのものが以前ほど圧倒的ではなくなります。ですので，先が見えない中で思い切って一歩を踏み出さなければいけないかもしれませんが，本章のエクササイズをともかくまず試してください。はじめは，不安と恐怖に注意を向けるといくらか不快で心配な感じがするかもしれません。このプロセスではそれが普通で自然です。本書でご紹介する方法をあなたの生活にどんどん取り入れていくと，不安や恐怖に伴う心地悪さや苦しさが減ってくるでしょう。

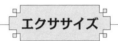

恐怖と不安について何を知っていますか？

以下の問いを考えてください。どんな思考や反応が起きますか？ 不安と真剣に向き合おうと思っていらっしゃるでしょうから，ノートを用意して，反応を書き出すのがお勧めです。

1. あなたの不安は，どんな感じですか？ 自分が不安を感じているのを，どのようにして知りましたか？
2. 恐怖と不安の違いは何ですか？
3. そうした感情は，役に立ちますか？ もし役に立つのでしたら，なぜこれほど多くの人が不安に苦しむのでしょう？
4. 不安障害とは何でしょう？ 障害と呼ぶほど強くなるのはどうなったときでしょう？

不安を感じているのを，どうやって知るか？

　　クレアは最近オクラホマからロサンゼルスに引っ越してきたばかり
で，広告代理店で新しいキャリアを積み始めようとしていました。仕事
が始まる前の週末に，上司が広告チームのメンバーを集めて歓迎の夕食
会を開いてくれました。クレアは，黙ってぎこちなく座っていました。
周りではセンスの良い若い男女たちがいきいきと会話しています。食器
が軽く触れ合う音があちらこちらから聞こえて，人々の対話のざわめき
の中に時折甲高い笑い声やどっとした笑いが混ざります。人気のレスト
ランの混み合ったテーブルの間をウェイターたちが手際よく動いて，さ
まざまな料理を運んではお客を喜ばせる様子が見えました。刻々と，時
が流れます。「会話に参加して何かを言わなければ」クレアは，必死に
言葉を探しました。不安が高まってくるのを感じました。思考が次々と
浮かんでは猛烈な勢いで心を駆け抜けます。「どうしようもない田舎者
だと思われているに違いない」「私を雇ったことを後悔しているに決まっ
てる」「間抜けのように黙って座っているんじゃなくて，何か言わない
と」「絶対に溶けこめない」。身体から首へとほてりが上ってきて，血の
気が引いていた肌が逆に赤くなるのを感じました。手のひらに汗が噴き
出しますが，口はカラカラです。怖くて恥ずかしいだけでなく，故郷の
家族や友達の記憶が浮かぶと，悲しさも押し寄せてきました。クレアは
さっと立ちあがると，にぎわうレストランを縫うようにして洗面所へ向
かいました。しばらくすると，上司が洗面所に入ってきて，心配そうな
優しい声で体調が悪いのかと尋ねました。声だけしっかりさせて，涙は
そのままで，クレアは個室の中から答えました，「何か悪いものを食べ
てしまったようです。みなさんに申し訳ないのですが，失礼して帰宅し
たほうがよさそうです」。

第 1 章　恐れと不安を理解する

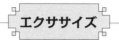

あなたが不安を感じているときのサインや症状は何ですか？
―パートA―

　あなたはおそらく，不安だった瞬間やストレスを感じた状況を沢山思い出されるのではないでしょうか。このエクササイズでは，今までいくらでも経験してきた不安を感じる状況を，今までとは少し違った視点から眺め返します。この1週間を振り返って，怖かった場面または不安を感じた場面を一つ選んでください。今からエクササイズの内容をご説明しますので，読み終わったら，目を閉じて，選んだ状況を心の中にできるだけ鮮やかに再現して，まるであなただけの映画の主人公になったように思い返してください。当時の環境を，目に入った景色や聞こえてきた音を全部含めて心に思い描きます。ただし，今回は，普段と違って，場面が展開するのをただ経験するだけではありません。場面の展開とともにあなたの中で起きる反応を，自分で細かく観察できるかどうかも調べます。反応なんてわかりきっていると思っても，よく観察してください。いったい何が起きているのだろうとしげしげ眺める心意気で，新しい関心を向けるのです。以前に不安を感じた出来事の場面に再び主人公として立ったときに，心に浮かんだ思考がわかるか，身体に何か変化があったか，恐怖と不安以外にも感情はなかったかに注意を向けます。行動面でも，自分で何を話したか，どう振る舞ったかを観察してください。イメージを思い浮かべながら，数分間そのままでいましょう。それから，気がついたことを書き出して，それぞれの領域（思考，身体に表れる変化，感情，行動）で観察したさまざまな反応を全てリストアップしてください。本書でご紹介するエクササイズ用にノートを用意すると，反応の記録をまとめておきやすくなるでしょう。

クレアの物語からわかるように，恐怖や不安を感じているときのサインや症状は，どの反応システムにも表れます。イメージや記憶が甦り，思考が巡り，身体に変化が起き，感情が湧き，習慣化された行動が表れます。不安を感じる状況に私たちが具体的にどう反応するかは，多くの要因で決まります。状況要因，生物としての基本的な性質または気質，個人の生い立ち，それまでに学んできたこと，といったものが影響します。そのため，恐ろしい状況にどうアプローチするかは人それぞれです。例えば，日曜日の夜に上司からメールを受け取って，顧客から深刻なクレームが寄せられているので月曜の朝一番に上司の机に来るようにという内容だったとしましょう。上司からの呼び出しに不安を感じる状況への反応として，親が慢性の病に苦しむ家庭で育った人でしたら，朝一番に会社に電話をかけて体調不良で休むと伝えるかもしれません。別な人は，ひどく叱られるのを避けるために機先を制して退職願いを出すかもしれません。または，「歯を食いしばって」上司に会いに行って，不安の波が押し寄せるたびに心を硬くして耐え抜こうとする人もいるかもしれません。恐怖と不安を感じていることを示すあなた固有のサインと症状，またそうしたサインと症状を引き出す状況に自分で気がつくようになるのは，不安に苦しんできた人生を変えるための重要なステップです。

　心に恐怖と不安があると，実は同時にさまざまな形（認知，感情，想像，身体，行動）で反応が表れます。ところが，私たちは，必ずしも反応のそうしたさまざまな側面に気がついていません。大抵ごくいくつかの目立つ症状だけに注目して不安の表れだと考えています。例えば，ある人は，教室で発言するように指名されるたびに口が渇くことによく気づいているかもしれません。また別な人は，運転中に橋に近づいたり橋を渡ろうとしたりするときに心臓がどきどきするのを敏感に感じているかもしれません。問題は，そうした特徴的で目立つ反応にばかり注意が絞り込まれて視野が狭くなると，もっと微かな反応を見逃しやすくなる

第1章　恐れと不安を理解する　　11

点です。微かな反応をうまく見つけられれば不安を感じ始めていることをより早く自覚して効果的に振る舞うための反応の方法を選べるはずですが，それが妨げられてしまうのです。さて，さまざまな形をした反応の中では，身体に表れる症状が一番気づきやすいようです。一歩下がって思考を眺めるのは，特に不安を感じているときには難しいかもしれません。思考を反応と考えることはほとんどの人にとってなじみがなく，思考をただ自分のアイデンティティの一部として経験している場合が多いと言えるでしょう。感情を観察するのもまた難しいかもしれません。恐怖と不安はあっという間に私たちの注意をとらえて，本当は他に目を向けるべき悲しみや恥ずかしさなどの重要な感情があっても，それらを覆い隠してしまいがちです。行動面に表れる反応は，明らかな場合も，わかりにくい場合もあります。人前で話す機会を避けているのが不安を感じないですむようにするためだと明らかにわかっていても，毎晩ワインをグラスに3杯飲むのが，ベッドに入ってから寝つけずにあれこれ心配し続けるのを避けているからだとは気づいていない場合もあります。また，セールスマンが，高速道路でない道でしか運転しないのは，巨大なタンクローリーに猛スピードで追い抜かれるときに感じるパニックの気分を避けているからではなくただ単に好みの問題だ，と信じ込もうとするかもしれません。何かを回避していることを示すそうした微かなサインに自分で気がつき始めるのは，人生に自由を取り戻す方向への重要なステップです。

　不安のもう一つの特徴は，いつも明瞭とは限りませんが，一つの領域で反応が起きると，連鎖的に別な領域の反応も引き起こす点です。例えば，試験の1時間前にノートを見返している学生が，「試験の準備ができていない」と考えたとしましょう。この思考が，胸が締めつけられる感じ，浅く速い呼吸と

> 不安があっても，いくつかの目立つ症状にしか気づいていないものです。

いった身体的な反応を次々と引き起こす場合があります。呼吸数が上がると、自然に心拍数も上がり、いよいよ不安が高まっているというサインになります。こうした身体の感じは、さらに芋づる式に思考を引き出して、不安がいかに恐ろしくて苦しいか、不安が試験結果に影響を与えるに違いないと考えるようになります。結果として、とうとう学生は、教科書を閉じたかと思うと図書館を出て、恐怖を高めるきっかけになることからことごとく逃げようとするかもしれません。こうして、不安に関連した反応が、次から次へと反応を引き出しては互いに強め合って、元の不安をどんどん強くする悪循環になります。不安を感じていることを示すこうしたサインは、はじめはなかなか気がつきにくく、気がついたときにはすでに相当強くて耐えきれないほどになっていて、もっと早ければ簡単だったものが、今となっては上手に対応するのがかなり大変になってしまっています。

　不安に苦しんでいると気づいていながら不安のサインをいくつか見落とすなんてことが、なぜ起きるのでしょう？　辛い経験にあえて近づいてじっくりと注意を向けたいとは、自分ではなかなか思うものではありません。例えば、何かとても恥ずかしい行動をしてしまった経験はありますか？　勿論誰だってありますね！　そのときの発言や行動の記憶がよみがえると、大抵「嫌だ！」と叫んですぐにもイメージを心から追い出してしまいたくなるでしょう。恥ずかしい何かを言ってしまった場面、赤面したときの感じ、その瞬間の相手の表情、といったことを思い出すのはとても心地悪いものです。辛い経験を思わず避けたくなるのは、人間らしさの一部とも言えるでしょう。辛い経験を避けようとするこの自然な傾向は、私たちを守る効果もある反面、不安を作り上げている反応の連鎖の微妙な部分に気づき

> 心に不安があるときの反応はあっという間に互いに強め合うので、気がつく頃には手に負えないと感じるほどになっています。

第1章　恐れと不安を理解する　　13

にくくもします。さらに言えば，不安に関連した反応の多くは，深く染み込んだ習慣のように，素早く，自動的に，気づきの範囲外で起きます。

　逆に不安な出来事をずっとくよくよ考え続ける場合もあります。不安を感じる状況を，何度でも心で再生するのです。クライアントに，人生をもっと自由に存分に生きる方向への第一歩は不安が浮かぶたびに丁寧に観察することだとお伝えすると，驚かれて半信半疑の顔をされる場合が多々あります。不安に苦しんでいる人の多くが，自分の不安のサインや症状ならもう痛いほど気づいていると感じているためです。

　不安を掻き立てる状況に自分がどう反応しているかを知ろうとあえて観察する行動は，私たちの気づきの普通の在り方とは質的に違います。不安になる思考や怖いイメージに対する最初の自然な反応が，ひるんで目を背けようとすることだとしたら，目的を持ってあえて観察するのは，注意の焦点を苦しい状況へ戻してくることといえます。最初の反応が決まりきっていて，「この感じはもう知ってる，対処済」と，まるで壊れたレコードのように同じことの繰り返しになっているのでしたら，今から本書を通じて挑戦しましょう。それは，もっと目を凝らして，心に不安があるときの自分の反応に，普段気がつかなかった部分がないかどうかを探すことです。

　この観察法——**普段なら目を背けているものにもあえて注目して，すっかりおなじみの反応も新鮮な気持ちで眺める**——は，マインドフルネスの重要な特徴で，本書でぜひお伝えして育んでいただきたい中心スキルです。マインドフルネスには他のスキルも含まれますが，この新しい視点を育むのが第一歩です。

> マインドフルな気づきを使って不安をまるごと経験すると，それが高まってくるのがまだ微かなうちからわかって，より上手に管理できるようになります。

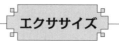

あなたが不安を感じているときのサインと症状は何ですか?
—パートB—

　以下にご紹介するリストの項目に，あなたが不安を感じているときによく同時に経験するサインや症状はありますか？　また，これまでは特に気づかなかったけれども，本書を読み進めるうちに少し気に留めて注目してみたいと思うようになったものはありますか？　自分に当てはまる，または気に留めておこうと思うサインや症状がありましたら，実際にそれが起きたときに思い出せるように，ノートに書き出しましょう。

思　考

　未来に起きるかもしれない何かが心配（「テストに落第するかもしれない」「パーティーを楽しめないかもしれない」「子どもたちが喜ばないかもしれない」「両親が病気になるかもしれない」「スーパーマーケットでパニック発作に襲われるかもしれない」「洗面所のばい菌から病気になるかもしれない」など）

　過去の出来事を反芻する（「とんでもないことを言ってしまった」「上司をあまりにも失望させてしまった」「パートナーにあんなきつい言い方をしなければよかった」「公園で出会った犬が恐ろしかった」など）

　危険が迫っていると考える（「私には切り抜けられない」「心臓発作を起こしているに違いない」「正気を失いつつある」など）

　自分を批判する（「私はなんてバカなんだ」「なんてぐうたらなんだ」「いつまでたっても動き出せない」「完全に失敗者だ」「落第だ」など）

他に**思考**はありますか？

身体感覚

鼓動が速くなる

めまいの感じ，またはふわふわした感じ

汗が噴き出す

呼吸が浅く速くなる

赤面する

身体が振える，またはふらつく感じ

口が渇く

胃が締めつけられる

首，肩，または他のどこかの筋肉が緊張したり痛くなったりする

頭痛がする

落ちつかない

疲れ果てる

イライラする

他にも何かの**身体感覚**がありますか？

恐怖と不安に伴う感情

怒り

悲しさ

驚き

嫌悪感

恥ずかしさ

他にも**感情**がありますか？

行　動

繰り返す行動や習慣（爪を噛む，足で床を鳴らす，髪をいじるなど）

避けたり逃げたりする（招待状を受け取っても断る，昇進の話を断る，職場に病欠の連絡をする，社交的なつきあいを断るための言い訳を並べる，行事から早退する，他の人に頼んで代理で電話をかけてもらう，橋やトンネルや特定の何かがある場所を通らなくてすむルートを使う，不安をやり過ごすために儀式やお守りや幸運の品といったものを使うなど）

　　注意をそらす（過食する，タバコを吸う，テレビを観る，ワインやビールを何杯か飲む，眠る，買い物をするなど）

　　力をつけようとする，または自分を守ろうとする（攻撃的な姿勢を見せる，周りの人を脅す，自分の優勢を主張する，怒りを表すなど）

　　他にも**行動**がありますか？

不安と恐怖は何が違う？[7]

　　陽ざしもうららかな秋の昼下がりに田舎をドライブしていると想像しましょう。燃えるような紅や黄に色づいた木々が，どこまでも高く青い空に映えます。何もかもがのどかな平和に包まれて，緩やかな勾配の道を走ります。突然，10トントラックが視界に入って，こちら側の車線をあなたに向かって猛スピードで逆走してきました。あなたは心臓がのど元まで飛び出しそうになり，ハンドルを切って路肩へよけて，危機一髪，トラックが轟音とともに大地を揺さぶりながらすれすれを通過しました。汗が吹き出し，心臓は早鐘のように打って，みぞおちを殴られたばかりのような気分です。

　　恐怖は，生来私たちの中にある生物としての優れた警報システムで，

危険かもしれない状況で警戒させてくれます。何かを脅威と感じると神経系がすぐに作動し，一連の反応の引き金が引かれていつでも行動できる態勢を整え始めます。脅威に反応する脳領域は，考えて行動したり，より複雑な思考を司ったりする領域を介さずに，自動的に働きます[8]。心臓が速く強く打ち，腕や脚の太い筋肉に酸素をより効率的に送って緊急事態にうまく反応できるようにします。同時に血液の流れ方も変わり，脳，指，足先といったこの際それほど必要ではない部分には血液があまり流れなくなり，大きな筋肉にもっと多く回るようになります。目の瞳孔は広がって，環境に潜む危険を見逃しにくくなります。身体のこうした一連の変化は闘争－逃避反応として知られ，危険を撃退するために闘うか，さもなければ一目散に安全な場所まで逃げるかするための用意をします。恐怖を経験したときに起きるこうした変化（心臓が速く打つ，呼吸数が上がる，めまいがする）は，身体が行動態勢を整えている反動にすぎません。また，恐怖は，いわゆる凍りつき反応も引き出す場合があります。これは危険な状況の中で一切反応せず脅威が去ることをただひたすら願っている状態とも言えるでしょう。例えば野生のウサギがキツネなどの天敵が近くにいるのを感じると，動きを完全に止めて，見つかって捕食される可能性をできるだけ小さくしようとします。人間も，極度に強い恐怖を感じると凍りつき反応を経験する場合があります。「凍りついた」とか「石像のように」といった表現が実際にあるくらいです。例えば交通事故の犠牲者なら，残骸が片づけられて安全な場所へ誘導されても車の座席に座ったまま身体が動かないといったことがあるかもしれません。

　人間が生まれつき避けようとする危険信号は，物理的脅威を示すものだけではありません。私たちには，社会的な脅威の可能性を敏感に感じ取って反応する仕組みも組み込まれています。動物も人間も，より大きな集団に属して安全を保ち，安心します。例えば，オオカミは群れの構造と序列の中に居場所を確保することで生き残ります。グループや社会

に上手に適応して受け入れてもらうには，グループ内で交わされる社会的な信号に気づく鋭さが必要です。

　物理的にしても社会的にしても，脅威となるものに対して恐怖をしっかり感じて警報を鳴らす仕組みは，生存していくうえでとても重要です。そのため，この反応メカニズムは非常によく発達しています。考えたり意図的に努力したりしなくても，素早く的確に作動してくれるのです。この効果抜群の反応メカニズムは，私たちにとってとても大きなメリットです。何しろ，瞬時に防衛体制を整えられれば，外側からの脅威が差し迫ったときに生きのびる可能性がずっと高くなるのですから。

　では，想像してみましょう。あなたは，仕事で，今週末の金曜日に重要なプレゼンテーションを控えています。責任が重大です。あなたの部署の成績は振わず，社内ではリストラの噂が囁かれています。本社からCEOと副社長がはるばる飛行機で出張してきて，あなたの説明を聞くことになっています。不幸にも，重役たちが来ることはたった3日前に伝えられたばかりで，十分時間をかけて用意ができたとは思えません。さらに悪いことに，プレゼンテーションの準備のためにやっと数時間確保するたびに，頭が真っ白になるか，注意がてんでばらばらな方向へ散ってしまって，どうしても集中できません。肩と首と顎の筋肉が緊張しっぱなしで，リラックスさせる方法がありません。自宅では不機嫌でイライラしています。子どもたちの寝る前に本を読み聞かせる時間も気が急いて，心は予算の見込みと仕事の割り振りのことでいっぱいです。プレゼンテーション本番について考えると，想像が膨らんで，滑らかに話せない，重要な質問に答えられない，部署全体の評価を落とす，といった場面が次々と思い浮かびます。あなたがプレゼンテーションを成功させるかどうかに多くの人の今後の仕事が掛かっている今の状況について考えます。

第1章　恐れと不安を理解する　　19

　先ほどの恐怖と比べると，不安は，もっとつかみどころがないけれど
も長く続く状態です。恐怖は，差し迫っていると知覚した危険への自動
的な反応です。一方，不安は，将来起きるかもしれない何かの危険につ
いて考えたり想像したりすることと関連します。恐怖を感じるときの反
応は，自動的で，高次の思考はほとんど関わりません。突進してくる車
の進路から出るべきかどうかをいちいちじっくり考えません。ただ反応
します。それに対して，不安は，むしろ，私たちが未来をどのように
じっくり考えるかで主に決まってきます。

　恐怖の感情は，脅威に直面すると急に高まってほとんど瞬時にピーク
に達してから，状況が安全になるとすぐに引き始めます。一方，不安に
関連した反応はかなり様子が違って，未来に起きるかもしれない何かに
ついて考えて備える間ずっとあり続けます。そのため，不安は，全般に
なんとなく落ちつかずに苛立った感じになります。起きるかもしれない
脅威に備え続けたままでいると，特に肩と首と顔の筋肉が緊張します。
また，心が将来を考えるのに忙しいので，不安を感じているときには現
在に注意を集中するのが難しくなります。こうした認知と身体の症状は
眠りも妨げがちですので，最後には力尽きた気持ちになったり，疲れ果
てたりします。

　不安が心に長くあると身体の面でも気持ちの面でも失うものが大きく
なりますが，未来の脅威について考えて備えておく力そのものは，使い
方次第で自己保存と成功への力を大きく高めてくれます。試験でどんな
問題が出るかをよく考えて備えておくと効果的です。将来大変になりそ
うだと想像していると，今のうちから身体を動かして鍛えておこうとす
る気持ちを高められるでしょう。ハ
リケーンでどんな被害が出そうかを
思い描いておくと，必要な安全対策
の助けになります。

> 不安は，私たちが未来をど
> のように予想するかで決ま
> ります。

	恐怖	不安
脅威の性質	差し迫っている	未来
身体の反応	パニックの波が一気に押し寄せる	緊張と興奮が続く
機能	生存する	備える

こうした感情は役に立つのか？

恐怖を感じるように私たちが生まれついているのは，物理的・社会的な脅威に素早く的確に反応して生きのびる確率を高めるためです。生存を助けるこの基本的な本能は，他にも多くの生物種に見られます。ただ，私たちヒトには恐怖を感じることの他にも固有の特徴がいくつかあり，それが，原始的な生存反応の本来の働きを時々妨げてストレスの原因になります。人間ならではの想像し，問題を解決し，計画し，思い出せる力が，場合によっては，さいなみ続ける不安に呑まれかねなくするのです。

脅威をいくらでも考えて，思い出して，鮮やかに想像できてしまう

人間の場合，必ずしも本物の差し迫った脅威に物理的または社会的に直面していなくても，恐怖を感じられます。面白い本に完全に没頭したり映画の世界に入り込んだりすると，自分の身は安全だと知っているのにドキドキして，主人公が真っ暗な部屋に入るにつれて自分も心配になってきますし，悪党が攻撃した瞬間に恐怖が最大になります。人間の心は，年中無休の映画館にちょっと似ています。寝ても覚めても，隠れた危険や恐れる結果をあらゆる種類でいくらでも鮮やかに想像できてしまいます。過去に怖かったまたは不安だった出来事も，いくつでも際限なく思い返しては上映できます。人間の心は，そうした出来事を見事にありありとよみがえらせるのが大得意なのです。

さらに困ったことに，恥ずかしかった出来事を蒸し返す，未来の破滅

第 1 章　恐れと不安を理解する　　21

を想像するといったときに，距離を
置いて客観的に眺めはしません。出
来事を想像したり思い出したりする
だけで不安を搔き立てる思考や身体
感覚が溢れ出してきて，注意を背け

> 人間の心は年中無休の映画
> 館に似て，恐れる場面をい
> つでも上映できます。

たり逃げ出したりしたくなるほどです。例えば，門限を 2 時間過ぎても
戻らない息子を不安な気持ちで待ちながら車が大破する事故を想像する
母親は，自分を客観的に眺めないので，実際の事故現場に立ったときに
感じるのと同じ胃の苦しさ，手の汗，口の渇きに苦しみかねません。夜
ベッドに潜ってからその日に学校でとても恥ずかしい発表をしてしまっ
た出来事を思い返している高校生は，クラスで耐えなければいけなかっ
たのと同じ鼓動の速さをまたも経験するかもしれません。

　記憶して想像する力はとても価値のある人間的特徴で，そのおかげで
人間社会がさまざまな意味で飛躍的に発達したと言えるでしょう。しか
し同時に，恐い出来事に無制限にアクセスできるようにもなってしまい
ました。心の中で無数の脅威に曝され続けると，本来それだけなら基本
的な生存メカニズムとしてすっきり機能するはずの恐怖反応が，ずいぶ
ん込み入ったものになってしまいます。

　もう一点，脅威を鮮やかに想像できてしまう人間の力は，想像できる
脅威は本当により起きやすいと思い込ませます[9]。研究からは，視覚的
に思い浮かべやすい出来事は実際に
起きる見込みも高いと私たちが考え
ていることが示されています。進化
的に見ると，そうした傾向は確かに
生存に有利だったと言えるでしょ
う。なぜなら，写真技術が開発され
る前は，身近で最近目にした出来事
を思い浮かべやすい人々のほうが，

> マインドフルネスを実践す
> ると，今経験しているのが
> 恐怖なのか不安なのかが区
> 別できます。そして，どう
> 反応するべきかもわかりま
> す。

実際に生存しやすかったからです。村の誰かが木の実を食べて病気になった出来事を鮮やかに思い出せたなら，それに似た木の実は食べないほうがよさそうです。ところが24時間ニュースと携帯電話の動画が世界中の悲劇的な出来事を一つ残らず伝え続ける現代ともなると，実際に身近で起きる見込みがたとえどれほど低くても，いとも簡単に津波，地震，疫病，児童誘拐，テロリストの攻撃といったものを想像できるようになってしまいました。かつては生存に適応的だった人間の特徴が，私たちを，メディアが引き起こす恐怖の連鎖に呑み込まれやすくしているのです。

未来があると知っていて，コントロールしたいと思う[10]

未来があるのはわかるけれどもそれがどんな未来になるかは何ひとつ確かなことが言えない，というのも人間として生きる状態につきものの，なかなか心地悪い真実です。私たちに何が起こるか確実にわかれば，未来を考えて計画する力を使って，さまざまな危険を避けられるでしょう。不満に耐えきれなくなった同僚がその日に銃を乱射して暴れると知っていれば，出勤しないで，同僚に警告して，警察を呼べます。未来を一点の曇りもなく正確に予測できるのでしたら，時間と労力を使って防衛戦略を綿密に練るだけの価値は十分あるでしょう。でも，現実として未来は不確実でコントロールできませんので，完璧な見通しに基づいて計画するのは不可能です。計画を立てても，出来事が実際には起きずに，労力が無駄になるかもしれません。あるいは，よく考え抜かれた計画でも，コントロールできない状況が発生して予定が狂うかもしれません。

大きな試験を控えたジェードは，何時間もかけて準備をしました。授業には必ず出席し，目を通しておくべき資料は毎回きちんと読み，勉強会にも参加しました。試験勉強の方針を細かく立てて，試験前の週末に

第1章　恐れと不安を理解する　　23

も慎重に見返しました。つまり，学期末試験の場面を想像して，ベスト
を尽くして備えようとしたのです。残念ながら，将来に何が起きるかを
想像して備えるのと，状況をコントロールしているのとは違います。先
生がちょっとひねくれて，偏った試験問題を出したら？　試験当日の朝
に学校へ向かう途中で事故に巻き込まれたら？　試験中に片頭痛に襲わ
れたら？　クラスメートが鼻をすすってくしゃみをし続けるのが気に
なって集中できなくなってしまったら？

　将来に備えて計画するのは賢く適応的な戦略です。でも，スコットラ
ンドの詩人ロバート・バーンズの言葉を引きながらよく言われるよう
に，「ハツカネズミも，人間も，最善と思って企てても大抵どこかで狂
う」[11]。人間の場合，未来を予想できる分だけ，それに伴う不確実さも
受け容れて，バランスをとり続けなければいけません。心配があるとき
は，そのバランスが乱れているサインです。

心配と問題解決——違いをどう見分ける？

　心配している状態は，問題を解決しようとしている状態とはいくつか
の点で微妙に，でも本質的に違います[12]。心配している状態では，注
目している問題は大抵まだ実際には起きていませんので，現実的な解決
策を思いついて実行に移すのは難しいと言えます。また，焦点はコント
ロールできない事柄になりがちで，どれほど頑張って探しても，創造的
になってみても，行動できる解決策がそもそもありません。時には，解
決するために必要な行動がわかって
いても気乗りしないから問題をいつ
までも心配して反芻している場合も
あります。あるいは，心配が，愛情
や気にかけていることを伝える方法
になっている場合もあります。家族

> 心配は，未来を予想することと，不確実さを受け容れることとのバランスが崩れているサインです。

の誰かが慢性疾患に苦しんでいるときなどにそうなりがちでしょう。ただ，元は愛情からでも，心配で気持ちがいっぱいになってしまって肝心の相手と心が通じ合いにくくなると，人間関係をかえって傷つけてしまうかもしれません。問題解決と心配のプロセスは，表面だけを見ると似ていますが，問題解決は解決策へと導いてくれるのに対して，心配している状態はいつまでもぐるぐると巡り続けます。

　心配のもう一つの特徴は，症状の本質を理解するには心配事の内容よりもむしろ心配しているプロセスに注目すべきケースがある点です。心配している状態が習慣になってしまっている人たちは，さまざまな種類の問題のいずれにも同じ姿勢でアプローチしては不安を感じます。心配が深刻なまでに習慣化してしまっているサインは，解決しなければいけない問題の焦点や回避しなければいけない脅威が絶えず変わり続けることです。一日のはじめに仕事に遅刻しそうだと心配していたかと思うと，レポートの締め切りが迫っていることに焦点が移り，仕事を終えて家路につけば家での雑用をこなしきれるかどうかを心配している，といった具合です。ある瞬間には一つの心配事（遅刻する）で頭がいっぱいですが，問題が解決したとたんに新しい心配事が入れ替わりで同じ位置を占めます。人間はいくらでも問題を考え出せますので，解決策をいくら考えだしても次が待っていて，きりがありません。未来の出来事にはコントロールできない要素と解決できない問題が必ず伴うと進んで受け容れない限り，下手をすると，全ての問題を解決してあらゆる可能性に備えようとし続ける終わりのないサイクルに引き込まれかねません。夜の間に嵐が来ると伝える天気予報を聞いたときのマリアのように：

　　天気予報の最新情報をインターネットで探しながら，マリアは，不安な気持ちで夫のボブからの電話を待っていました。先ほど嵐の予報をメールで伝えたところで，明日の朝どうしたらよいか計画するのを助けてくれないだろうかと願っていました。15分程して電話が鳴り，そ

第1章　恐れと不安を理解する　　25

れはよいニュースでした。ボブが，隣に住むドリスに頼んで，もし大雪
で学校が休みになったら娘のケイトの世話をしてもらう約束を取りつけ
てくれたのです。マリアは，胸をなでおろしました。ところが夕食の支
度を始めているうちに，ドリスに頼り過ぎているのではないかと心配に
なってきました。「もしもドリスが本当は迷惑に感じていたらどうしよ
う。先月も2回ケイトの世話を頼んだばかりだし，除雪機も借りたわ。
もしもただ乗り一家だと思われたらどうしよう」。マリアは電話に手を
伸ばして，大丈夫だろうかとボブに相談しました。「快く引き受けてく
れたよ」とボブが太鼓判を押します。「ドリスはケイトと時間を過ごす
のを楽しみにしているみたいだったよ。温かいココアを飲んで，ゲーム
をして，クッキーも焼こうと話してたし」。電話で話していると，怖れ
る気持ちが消えていきました。でも，電話を切ってから夫の言葉を思い
返すうちに，新しい心配事がどんどん浮かんできました。「私はひどい
親ではないかしら？　前回ケイトのために時間を作ってゆっくりゲーム
をしたのがいつだったかさえ思い出せない。二人で料理をしたのは，幼
稚園のときが最後だわ。仕事を休むべきかしら。でも，もしも上司が機
嫌を損ねたらどうしよう？　先週も休暇を申請したばかりだし。それ
に，せっかく世話を引き受けてくれたドリスも，キャンセルすると気を
悪くするかもしれない。もしも私が彼女を信頼していないと思われたら
どうしよう？　でも，ドリスもだんだん高齢になってきている。ケイト
の面倒を見るだけのエネルギーがあるかしら？　二人でテレビを観てい
るうちにドリスが寝てしまって，誰もケイトを見ていない状況にならな
いかしら？　ケイトがオーブンからクッキーを取り出そうとして火傷で
もしたらどうしよう？」。バンと車のドアが閉まる音がして，我に返り
ました。時計を見るとすでに夕方の6時半で，驚きました。ボブがケイ
トを迎えに回ってから帰宅したところでしたが，マリアは夕食の支度に
まだ手もつけていませんでした。

マリアの友人のキャシーは対照的です。夜に嵐が通過すれば翌日は娘の学校が休みになって普段どおりには通勤できないかもしれない，とひとまず認めます。備える（または問題を解決する）ために，親の不在中に子どもを見てもらう環境を手配してから，翌朝にも時間にゆとりが持てるように，いつもよりも1時間早く目覚ましをかけます。不確実さが伴うのを受け容れて，対処する問題をいくつかに絞ることで，キャシーは，終わりのない不安の渦に引き込まれないようにします。

心配は，心地よい経験ではありません。時間を奪われ，集中するのを妨げられ，大抵は緊張して疲れます。注意が未来に引っぱり込まれて，今の瞬間に起きていることからそれます。朝食を食べながらその日に仕事で取り組むことになるかもしれない問題を全部心で考えていると，食事を味わったり，家族との会話を楽しんだりするのがとても難しくなります。好きな人と話していても拒絶される不安が心にどんどん浮かんでくるようでは，喜ばしいはずのその瞬間に目の前にいるその人としっかり心が通じ合いません。家族の幸せと安全をひっきりなしに心配するあまり，一緒に過ごす時間も楽しめずに緊張して苛立っていては，それほどまでに努力して守ろうとしている大切な関係を，意図しないで傷つけてしまうかもしれません。

私たちが心配と格闘してしまうのも，心配が私たちのコントロールのきかないところで生じてくるからかもしれません。「もしも……たら？」という恐怖にとらわれてしまい，何が私たちに大切なのかに注意を向けることができなくなっているかのようです。驚くべき研究結果が発表されています。それによると，意識的に行っているのではないとしても，心配は，ある目的に役立っているのだ，というものです。はじめは，そんなはずはない，全く意味のない考えだと感じるかもしれません。何かの理由があって心配しているのなら，そうしようと決めればすぐにも止められるように思えるかもしれません。心配に苦しんだ経験が少しでもおありでしたら，実感としてはおそらく，話はそう簡単ではないと思わ

れるでしょう。でも，心配が，報酬によって支えられて強化される習慣に他ならないと理解するのは，人生を生き辛くしている心配の締めつけを緩め始める方向への重要なステップです。

　人間の行動には，必ず機能または目的があります。何らかの意味で害になると知られている行動でさえ，タバコを吸ったりジャンクフードを食べたりすることまで含めて，大抵何かしらのポジティブな機能を持って，報酬の要素が関連しています。例えば，喫煙は，発がんのリスクを高めると知られる一方で，ストレスを和らげます。ジャンクフードを食べるのも，不健康で続けると肥満になると知られていますが，一時的にストレスから解放してくれたり，おいしいものを食べる瞬間の喜びを味わわせてくれたりします。残念ながら，そうした報酬を受けるとますます行動が強化されて，いつまでも行動しがちになります。こうして悪循環に陥ります。報酬が行動に影響を与える部分が意識されていないので，そうした習慣は，破るのが特に難しくなります。

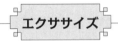

心配は何の機能を果たしているでしょう？

　普段，私たちはあまりにも心配そのものに気をとられて注意を引き寄せられているので，なぜ心配するのかという目的を考えてみようとは思いつきもしません。心にある心配や不安に上手に気づいてマインドフルに眺められるようになってくると，そうした気持ちが果たしている機能が見え始めるでしょう。ひとまず今は，あなたがなぜ心配するのかの理由をいくつか考えてみてください。以下に項目をあげますので，読みながら，あなたの心配が果たしていそうな機能があるかどうかを考えてみましょう。

・未来に起きると想像する何かの出来事に備えるため

- 問題を解決する方法の選択肢を一つ残らず検討して，必ず正しいまたは完璧な選択をするため
- 心地悪い何かをしたり言ったりしなければいけない方法の他に，もっと違う解決策がないかを探すため
- 必ずしも実際にコントロールできていなくても，問題解決に向けて少なくとも何かをしている気分になるため
- コントロールできるものではないとわかっているけど，何か悪いことが起きないようにするため
  - －迷信──「心配していると，起きにくくなる」
  - －お守り──「十分考え抜くと，起きるのを防げる」
- 気が進まない何かをするときに自分を動機づけるため
- 全く別な何かについて考えて嫌な気分になるのを避けるため

　心配しなければいけないと私たちが感じる理由を見ると，多くの場合に，将来起きる何かの状況をコントロールしようとしている，またはそれから自分を守ろうとしているのがわかります。例えば，ジーナがボーイフレンドはいずれ自分の元を去っていくだろうと心配するのは，実際にそうなったときの悲しさと寂しさを少なくするためです。エリンがオーディションを心配するのも，たとえ役をもらえなくても落ち込まないためです。愛する人が去ったり，何かでがっかりしたり力不足を痛感したりするのは，辛いものです。あらかじめ心配することで，そうした辛い状況になったときの痛みに備えておけそうに思えるかもしれませんが，本書のもう少し後でもご説明するように，そのアプローチは大抵逆効果になります。

　良からぬ何かが起きるのを防ぐために心配する行動は，悪循環を受けて時間とともにますます強くなります。例えばマーガレットが娘のアリソンを心配するのが，そうしているとアリソンが守られて新型インフル

エンザに感染しないと考えるからだとしましょう。アリソンが元気でい続けると，マーガレットは，心配するとやはり家族が守られると学習します。アリソンが健康で元気にしているのはマーガレットが心配するおかげだということになって，マーガレットの行動にプラスの拍車がかかります。まず起きないと言えるほど可能性の低い出来事（乗っている飛行機が墜落する，公衆の面前で気を失う，末期の病にかかるなど）への心配は，大抵こうして維持されます。

> ごく稀にしか起きないことを，それがまず起きないのを実際に日々目にしているのに心配し続けるのはなぜでしょう？　心配したからこそ起きるのを防いだと考えるためです。

　悪い結果を心配すると，しっかり備えておこうとする気持ちを高めてくれるように思える場合もあります。例えば，ジェークは，心配するときに感じる不安と恐怖が勉強をする気にさせてくれるだろうと考えて，試験という試験について，落第すると心配します。不安に関連した思考には，注意を集中してアドレナリンを出す効果があるものも確かにあります。でも思惑とは裏腹に，何でも全般的に深刻に心配して苦しむ人に特徴的な不安への反応の仕方は，効果的に備えるのをむしろ妨げます。勉強することが，落第するイメージ，きつくて批判的な自己評価，恥ずかしさ，罪の意識などと結びつくと，ジェークは勉強を避ける方向へ動機づけられます。

　心配しても少しも動機づけになっていない現実になぜジェークが気づかないのだろう，と思うでしょうか？　もしかしたら，ジェークも，心配しても勉強しようと思う気持ちを高めてくれていない点に自分で気がついているかもしれません。ただ，戦略がよくない可能性には思い及ばずに，うまくいかないのは自分がいけないのだと思っているかもしれません。人間の場合，行動は，実際の経験よりも，物事はこう機能するは

ずだと頭で考える言語的なルールにより強く影響されます。ジェークが直接的にしても間接的にしても，試験で良い点をとるには失敗する結果を想像するのが一番良い方法だと学んでいたら，その反対を示す新しい証拠をどんどん見せられても，心配し続けるでしょう。

　私たちがなぜ心配するのかを調べることが，心理学の研究者たちの関心の焦点になっています[13]。そうした中で，時々心配する人と，問題になるほど心配する人とでは，心配する理由に違いがあるかどうかを調べる流れがあります。好ましくない結果を避けるためと，将来に備えるためとは，どの人にも共通でした。問題になるほど心配する人のグループでより多く見られた理由はただ一つで，その人たちの場合，時々「些細な」何かを心配することでもっと苦しい人生全体に関わるほどの懸案を考えるのを避けてそれに伴う気持ちを感じないですませる，と報告しています。例えば，トムは，庭の状態，小屋の整理整頓，溝を非常に清潔にしておくことを心配して，結婚生活にあきらかに問題がある点には目を向けずにいます。マリッサも似ていて，約束の時間に遅刻する，方向を聞いて確かめなければ，店に返品しなければなどと心配しますが，今のアパートに引っ越してきてからどれほど寂しいかを考えるのは避けています。

　まとめると，恐怖はとても役立つ感情で，自然界で生きのびる確率を最大に高めてくれます。ただし，私たち人間には未来の脅威を想像する固有の力があります。そうすると当然未来の脅威をコントロールしたい，あるいは避けたいと願うものですから，慢性の心配と不安に苦しむリスクがどうしても生じます。心配は大抵報酬の要素があったり強化されたりするので，一度心配する習慣

> 問題になるほど心配する人と，時々心配するだけの人との違い：問題になるほど心配する人は，些細な事柄を心配することでもっと苦しい問題を考え続けるのを避けている点があります。

ができてしまうと，それを破るのはなかなか大変になります。

- 恐怖は，身を守る行動に**備えさせ**ますが，実際に行動するように**強制する**わけではありません。

個人的に価値を感じてこうしたいと思う方向が，生物学的にプログラミングされた行動傾向と違う場合があります。一般に，脅威を感じると生まれつきの警告システムが作動して行動に備えます。考えられる脅威に注意が向き，身体が変化して，逃げるか，闘うか，凍りつくかに備えるのを感じます。でも，考えられる脅威に対して最終的にどう反応するかは，多くの個人的・環境的要素から決まります。中でもどう行動するかに大きく影響する要素の一つは，私たちの個人的な価値観，または意味が感じられて心を満たしてくれる何かです。

例えば，就職のための面接を待っているときに，恐怖が急に高まるのを感じたとしましょう。恐怖がメッセージを伝えています。今からしようとしていることは重要だ……警戒するように……いくらかリスクがある。この警告に反応してどう行動するかは，いくつか考えられます。その場を立ち去る方法があります。怖れる気持ちから注意をそらす，不安になることは何もないと自分に言い聞かせるといった方法もあるでしょう。あるいは，警告メッセージはそのまま受け止めて，それでも面接を受けると選び取る方法もあります。この最後の状況であなたにとって何よりも大切で意味があるのは，リスクを負わずに今よりも給料のよい仕事ややり甲斐のある仕事に就くことはできないとあなた自身がわかっていて，さらに，リスクを負うことにはどうしても不安や恐怖がいくらか伴うともわかっている点です。

同じように，好きな人に初めて気持ちを打ち明けようとするときに怖いと感じるのも自然です。恐れの感情が，その状況であなたは弱さを曝していると警告してきます。打ち明けた結果，拒絶される可能性があるのです。それでもあえてリスクを負って気持ちを打ち明けようと選び取

> マインドフルに気づいていると，生物としてのプログラミングを押しのけてよい，またはそうしたほうがよい瞬間を見分けられて，必要がないときには恐怖と不安が伝える警告を上手に無視できるようになります。本当に必要かどうかを考えずにただ警告に注目し続けると，心にいつでも不安があるようになって，人生の幅が狭くなってしまいます。

るのは，親密になることにあなたがとても価値を感じるからです。

人間関係や仕事は誰にとっても人生で大切な領域で，だからこそ私たちはそこでリスクを負うかどうかを絶えず問われ続けるといえます。少しでもリスクがあると考えられると，生物としての生存率を高めてくれる優秀なプログラムが確実に働いて，弱点を曝している気分，不安な気分，安全ではない感じ，未来が不確実な感じ，といった不安を感じさせる反応が必ず起きます。こうした警告は，身体にも変化を起こして，注意を危険に向け，危険から身を守ったり逃げたりする態勢を整えさせます。ただし，私たち人間の場合は，大切だと思う価値に沿って自分らしく生きるために，あえて行動を自分で選び取って，そうした生物学的な行動傾向を押しのけられます。

不安障害とは？[14]

人間として生きている限り恐怖と不安はつきもので，普通なのだとしたら，不安がどれほど強くなると問題になるのでしょう？ 「正常」に心配している状態は，どこから不安障害に変わるのでしょう？

・毎日心配するのは障害のサインでしょうか？
・社交的な場面で必ず赤面するのは正常でしょうか？

第1章　恐れと不安を理解する　　33

・救急外来でパニック発作に襲われたのだと説明されたら，慢性の心
　理的症状があるということでしょうか？
・鍵を全て閉めたとわかっていても，夜にどうしてももう一度全部の
　扉を確認してしまうのは正常でしょうか？
・家系に不安や心配に苦しむ人たちがいる場合，遺伝的な要因から慢
　性の不安障害に一生苦しむ運命に決まっているでしょうか？

　恐怖と不安は人間に普通に見られる反応ですが，心理学と精神医学で
は不安障害と呼べる特定のパターンが何種類かあると考えるようになり
ました（それぞれの障害については本章の最後に簡単にまとめてありま
す）。どの不安障害にも固有のサインや症状がありますが，クライエン
トが感じる不安の量と種類によってのみ不安障害だと決定づけられるも
のではありません。私たちは一人ひとりで基本的な気質が違いますし，
中には他の人と比べてどんな状況でも心配や不安を感じやすい人もいま
す。自分を心配性だと言う，人前に出れば必ず赤面する，時々パニック
発作を起こす，理屈に合わない不安な思考を頻繁に抱いている，といっ
たことがあっても不安障害の診断基準を満たさない人もいます。そうし
た中で，本当に不安障害なら必ず満たす特徴が一つあります。すなわ
ち，明らかな苦しさを感じているか生活に支障が出ている，またはその
両方です。不安への反応が本当に深刻な問題になる，生活していく中で
重要な活動を妨げられている，あるいはその両方でしたら，あなたは不
安障害に苦しんでいるかもしれません。

　ダイナは，突然パニック発作に襲われるときがあって，急に恐怖が高
まる経験を年に何回もします。心地よいものではありませんし不便です
が，発作が起きてもそれほど気にならず，起きたからといって特に何
かを警戒することもありません。仕事でも余暇を過ごす習慣でも何も変
わっていませんし，人間関係にも影響はありません。ダイナとは違っ

て，クリスティーナは，8か月ほど前にパニック発作をたった一度経験
しただけです。とても嫌な経験だったので，クリスティーナは，あれが
また起きるのではないかと恐れおののいています。実際，今では一人で
スーパーマーケットに行って買い物をしたくありません。そのため，
パートナーがついて来てくれるときまで待つか，必要なものだけを近所
のコンビニで手に入れます。ダイナもクリスティーナもパニック発作を
経験していますが，クリスティーナだけが不安障害の診断基準を満たし
ます。

　サラは，科学のプレゼンテーションをしなければいけないときには神
経質になります。はじめは，口の中が乾いているのが普通で，声も少し
震えがちです。時々思考が浮かびます，「発表するほど重要な研究成果
なんてない」「私が不安なのが聴衆に見え見えだわ」。でも，サラは，自
分の中のそうした反応を受け容れて，そんなの人前で話そうとする状況
では珍しくもないことで，特に少し内気ならなおさらだ，と考えます。
不安になる思考は逆のメッセージを伝えてきますが，サラは，研究分野
に貢献できる重要な何かを自分が持っていると信じていて，仲間の研究
者たちと研究成果を共有することに価値を感じています。サラは，研究
成果を発表してほしいという招待を受けて，日頃からアメリカ各地の会
議へ出かけます。一方，イワンは，研究成果を発表したいと願っていま
すが，不安が妨げになってできないと感じます。会議で発表すると返事
をしたことが数回だけありますが，発表の準備を始めるとすぐに不安が
忍び込んできているサインに気づきました。そのたびに，会議の主催者
に謝って，体調が悪くてプレゼンテーションができないと伝えました。
イワンは，不安がなくならない限り効果的な発表はできないと考えてい
ます。そのため，科学会議に参加する機会を何度も見送って，さらに終
身雇用の教授職につく機会を失うのではないかとも心配しています。サ
ラもイワンも人前で話す状況への恐怖をいくらか感じていますが，イワ
ンが不安に反応する仕方は苦しさと回避が特徴となっていますので，イ

ワンは不安障害に苦しんでいると言えるでしょう。

　不安障害とはっきり診断されているか，不安障害の症状の中に自分に当てはまりそうなものがあるか，ストレスを感じる何かがある状況で不安や恐怖が人生にどんな影響を与えるかが気がかりなだけか，あなたがいずれにしても，本書のゴールは，恐怖や不安の感情とのこれまでのつき合い方を変えることです。マインドフルネスを実践すると，恐怖や不安に反応して経験しがちな辛さと苦しさが減り，自由に身動きできるゆとりが生まれて，一番大切と感じる方向へ人生を動きだせます。恐怖，不安，心配の感情の性質と，そうした感情があなたの中で果たしている機能に気づきましょう。そうすると，あなたはマインドフルで価値に沿った充実した人生への第一歩をすでに踏み出しています。

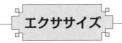

感情と向きあう
―今まではとは違った視点から恐怖と不安に注目する―

　今日から数日の間，不安または怖い気持ちを感じ始めていると気づいた瞬間に，あなた自身がそれにどう反応するかを観察してください。観察するときの姿勢は，**普段なら避けるものと向き合って，知り尽くしていると感じる反応も新しい視点から眺めます**。おそらく，不安に対してはマイナスの評価と自己批判で反応する習慣がすっかり身についていて，そうした感情を無視して遠くへ押しやろうと大変な努力をしているのではないでしょうか。本書のゴールは，苦しい感情に反応するときのあなたの姿勢を，今までとはがらりと変えることです。勿論，新しい習慣を身につけるには時間と練習が必要です。ですので，それぞれの章では，マインドフルネスにまつわる新しい考え方をご紹介した後に最後の部分で，不安を観察するための実践法をお伝えします。章を追うごとに

だんだん難しくて複雑になりますが，どのステップも大切ですのでそれぞれを試してください。不安とのつき合い方を変える第一歩は，とても地味ですが，非常に重要です。不安を感じたときにそれにあなた自身がどのように反応するかに，ただ注意を向けて，反応をありのままに観察するのです。楽しくもないし必要もないと思うかもしれませんが，小さなノートを持ち歩いて観察した反応をぜひ記録するとよいでしょう。出発点に立った今は，ひとまず日付，状況，不安へのどんな反応でもその瞬間に気づいたものをメモするだけで，とても意味のある第一歩になります。身体感覚，思考，行動はありませんか？　不安を感じていると気づいた瞬間にあなたに起きている反応に注目して，全てメモしましょう。以下は，この方法で経験を記録してみようとしたときにみなさんが感じる**よくある疑問**です。

Q. 不安な状況のまっただ中で書き留めないといけないでしょうか？
　難しい，または恥ずかしいように思います。後から書き留めるのではいけませんか？

A. 不安を感じているうちに書き留めるのがお勧めです。実際，不安そのものにもできるだけ早く気づいて，その場ですぐに記録するのが好ましいでしょう。早く気づいて立ち止まることによって自動的で習慣化した不安のサイクルを破るのも，このエクササイズの目標の一つです。ぜひ新しい習慣を育んで，不安を感じている最中に心の中で一歩下がって，いったい何を経験しているのかをよく確かめてください。

Q. 不安を感じるたびに何かを書き留めなければいけませんか？　それでは一日中書いていることになってしまいます。

A. 不安を今までとは違った新しい視点から注目する経験をいくらか作っていただきたいと思います。不安を感じたときのあなたの反応をなるべく頻繁に記録するほど，より早く古い習慣を破って新しい習慣

第1章　恐れと不安を理解する　　37

を身につけ始められます。自分に合っていると感じるペースを決めていただいてかまいません（人生が時にとても忙しいのは私たちもよくわかります）。ただ，この本を読んでいる間は少なくとも日に一度は立ち止まって経験を書き留めるとよいでしょう。多い分には勿論何よりです。新しい習慣がだんだん身についてきたら，ノートに実際に書き出すのと，同じプロセスを心の中だけで行うのとを，交互にしてみてください。

Q. 思考も行動も観察できなかったらどうしたらよいですか？
A. 経験を上手に観察できるようになるまでには，けっこう練習が必要です。観察できるようになるための新しいスキルは，本書を通じてお伝えします。ひとまず，p.14 のエクササイズ「あなたが不安を感じているときのサインと症状は何ですか？―パートB―」を読み返して，ご紹介している反応の中にあなたも経験しているものがないかどうかを考えてみましょう。

Q. 不安にあえて注意を向けるとますます不安にならないでしょうか？
A. 本書を手にされたのですから，あなたはおそらくすでにいくらか不安に注意を向けていらっしゃるでしょう。そんなあなたでも，改めて注意を向けてそのときの反応を記録しながら不安と向き合い始めると，確かに最初はいくらか不安が強くなるかもしれません。これまで感情を無視してきてそれに慣れているのでしたら，不安がいかに頻繁に浮かぶかに注目するのは心地悪いかもしれません。でも，心地悪さが高まるのははじめの一時期だけだと覚えておきましょう。これは重要です。初めての運動をすると普段とは違う慣れない身体の使い方をするために筋肉痛になるのと似ています。運動になじんでくると，筋肉痛も和らぎます。同じように，不安に注目することに関連した心地悪さも，時間がたてば和らぎます。

また，不安を注意深く観察していると，反応の悪循環がまだ小さくてそれほど強くも苦しくもないうちに気がつきます。

何よりも，私たちは今までとは違う新しい方法で不安に注意を向けようとしています。一般にみなさんが用心深過ぎるくらいの鋭さで不安のサインを探すのは，脅威が迫っているならそれに対して身構えるためか，好ましくないと考える反応をしたときに自分を戒めるためですが，その姿勢を大きく変えます。このエクササイズをしながら経験を観察するときには，いったいどうなっているのだろうと興味を持って眺める姿勢で不安に注目してください。目標は，起きている反応の全体を観察して注意を向けることで，反応を批判したりコントロールしたりすることではありません。不安とこのように新しい姿勢でつき合っていくと，やがて，不安を感じていることを示すサインがそれほど危険だとも，耐えられないとも感じなくなるでしょう。

不安障害の種類ごとに見られる問題

全般性不安障害

・広くさまざまなことを慢性的に心配します。

・筋肉が緊張して，他にも身体に症状が表れます。

・はっきりした恐怖の対象がないけれども，心配だと言って，人生の大事な領域で感じる辛さと向き合うのを避けます。

強迫性障害

・注意をとらえて離さない不愉快な恐ろしい思考やイメージが頻繁に浮かびます。そうした思考やイメージは，ただ単に心配と呼ぶには強烈過ぎて集中的です（ストーブを消し忘れた，車で人をひいてしまった，致命的なウイルスに感染した，と

第1章　恐れと不安を理解する　　39

いったことの強烈な感じに襲われる，など）。

－時間を奪われているのがわかっているけれども起きるかもしれない災難を避けるにはどうしても必要と感じる習慣があります。心の中で特定のフレーズを何度も繰り返す，物を決まった順序に乱れがないように並べる，掃除の手順を厳密に決めて必ず従う，など。

・恐怖の対象は不快な思考，イメージ，衝動です。

パニック障害

・予期しないときにパニック発作に襲われます。急に強い恐怖または底知れない恐れの感じが高まって，強い身体感覚も伴います。

・発作が健康や安全や幸せといった面で何を意味するのかを心配し，将来にもまた発作が起きるのではないかと恐れます。

・恐怖の対象は身体感覚です。

・広場恐怖を伴う場合があります。広場恐怖は，万一パニック発作が起きたときに逃げ出しにくいまたは助けを求めにくい場所を避けることと関連します。

心的外傷後ストレス障害

・恐ろしい危険な出来事に曝された後に起きがちで，多くの場合に出来事の瞬間には無力さまたは犠牲になった感じを経験しています。

・恐ろしかった出来事の記憶が絶えずよみがえってきます。それがどこからともなく突然だったり，または夢の中だったり，あるいは出来事を思い出させるきっかけに反応してだったりします。記憶には，強い恐怖と，逃げ出したい衝動が伴います。

・出来事を思い出すきっかけとなることや出来事に関連した自分の思考や気持ちを避けやすく，物事全般に興味が持てずに，周りの人とも距離がある感じになりがちです。
・慢性的に緊張してイライラした感じがあります。
・恐怖の対象はトラウマを負ったときの出来事を思い出させる事柄で，内面的なもの（記憶や気持ちなど）も周りの環境のもの（目に入るものや音など）もあります。

社交不安障害または社交恐怖
・社交的な場面で不安が強くなり，人の目が気になります。
　－とても具体的な状況（人前で話すなど）の場合も，もっと全般的な場合もあります。
・他の人からマイナスに評価されたり判断されたりするのを心配します。
・恐怖の対象は日常の社交的場面です。

特定の恐怖症
・特定の対象や状況（クモ，イヌ，稲妻と雷鳴，特定の医療行為，高い場所にいる状況など）に恐怖を感じて，苦しくなるか，活動を妨げられるか，またはその両方です。
・恐怖の対象は人によって違います。

第2章
不安に妨げられていませんか？

　階段を一気に五つ上り，踊り場でやっと一息つきます。エレベーターを使うほうがよほど簡単です。でも，ピーターは，その拷問に耐えられません。オフィスがある階までの朝のエレベーターは，大抵同僚でいっぱいで，お互いにスポーツ，天気，観たテレビ番組，週末の計画などについてお喋りしています。みんないかにも何気なく話の輪に入れるようですが，ピーターは，ちょっとした世間話をすると考えただけでも恐ろしくなります。

　月曜日の朝が最悪です。ピーターも，以前にエレベーターを使おうと努力した時期がありました。隅に立って，壁に張りついて，視線は床に落としてできるだけ目立たなくしました。ところが，3週間ほど前です。営業部門の大柄で人懐こいジョーが，ピーターを会話に引き込もうとしたのです。鳴り響く声でジョーが尋ねました，「君はどう，ピート？週末は何してた？」。注目されて，ピーターは完全に当惑しました。全員の視線を感じて，まるで顕微鏡にセットされた標本のように精査されている気分でした。頭が白くなり，口には真綿がつまっているようでした。数秒が何時間にも感じられてから，やっと，ジョーが笑いながらピーターの背中を軽くたたいて放免してくれました，「気にしない，気にしない。私の週末もどうってことはなかったさ」。全員がどっと笑って，ピーターは急いでエレベーターから降りると洗面所に駆け込み，廊下に誰もいなくなるまでそこにいました。今では階段しか使わないようにして，詮索されるのを避けたいと考えます。

「一体なんと答えればよかったというのか？」。恥ずかしかった瞬間を思い返しながらピーターは考えます。「週末はいつものようにアパートに独りでこもってテレビを観ていただけだ。僕のような変わり者と出掛けようと思う人なんているはずがない。赤面しないでつかえずに2分と会話を続けられないのだから。もう25歳だけど，ガールフレンドがいたことはないし，これからもできないだろう。必死に勉強して経営学修士をとったものの，職場の自分のブースを一歩出るのさえ怖くて，将来のない仕事から抜け出せない。救いようのない完全な失敗だ」

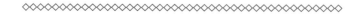

セリーナは，時計を見ます。さっき見たときから5分しかたっていないのが信じられません。仕事時間が終わるまでにはまだ4時間もあるというのに，あと30分耐えられるかさえ自信がありません。汗ばんだ手が肩に触れたかと思うと，玩具のトラックを握ったヤコブが，絨毯の床に散らかったものを踏み越えながらやってきて態勢を立て直したところで，そのまま隣に座りました。「ねえ，橋作ってよ。作ったら壊すから」とせがむヤコブのためにブロックを積み上げるのは，今日だけで100回目の気がします。玩具のトラックで橋を崩すと，ヤコブが誇らしげに顔を輝かせます。それから，嬉しそうに命令します，「もう1回」。セリーナは，半ばうわの空で協力しながら，心の中は自分を批判する思考でいっぱいです。「中学校の理科を教える仕事を断ってこの仕事を選んだのが信じられない。なんてバカだったのだろう。人生を台無しにしてしまっているわ。同期で卒業した友達は全員がそれぞれのキャリアを積み始めているのに，私は前に進めずにいる」

幼稚園の仕事が今の自分にぴったりだと考えたのは，たった数か月前です。幼稚園ならそれほどプレッシャーを感じずに教育職でいられて，元から苦しんでいた人前で話す恐怖を克服する問題に取り組めるはず，と考えました。好奇心旺盛な中学2年生たちの心をとらえる楽しい実験

を考える作業がない日々を，こんなに物足りなく感じるとは思いもより
ませんでした。幼稚園の仕事に就いたばかりのときには，自由時間を賢
く使うと心に誓っていました。クラスを指導しなければいけないプレッ
シャーと学術的な難しさがないのだから自己改善に使える時間はたっぷ
りある，と考えていたのです。夕方は科学雑誌に目を通して，授業計画
を立て，人前で話す恐怖を克服するために取り組むはずでした。ところ
が，いざ蓋を開けてみると，今の仕事に人生を吸い取られているようで
した。仕事が終わると何をするエネルギーもモチベーションも残ってお
らず，できることといえば，ソファーに座って夕食を食べながら，当て
もなくテレビのチャンネルを変えて面白そうな番組がないか探すくらい
でした。

　最後の橋を崩したヤコブがよちよちと寄ってきて，遊び疲れてセリー
ナの膝に崩れ込みます。セリーナは姿勢を少し変えてヤコブを受け入れ
て，再び時計をちらりと見ます。人生はあの時計と同じで遅々として進
まず，行き詰まっていると認めるほかないようです。

　恐怖と不安を避けようと悪戦苦闘するときには，感情面だけに注目し
て考えがちです。不安を掻き立てそうなサインに警戒して，感情をコン
トロールする方法をあれこれ探します。でも，そうして悪戦苦闘してい
ると，人生の時間を奪われますし，ストレスの元になって疲れます。
日々の生活でも不安を避けることばかりに気を取られ，感情面以外にも
さまざまな形でもっと大きなものを失いかねません。

　不安とそれに関連する感情を避けるために私たちがする選択にははっ
きりそうとわかるものがあって，選択が人生に及ぼす影響も見えやすい
でしょう。でも，もっとわかりにくい形のものもあります。そうした
ケースでは，自分では気づかずにしているさまざまな選択が，価値を感
じる方向から私たちを少しずつ遠ざけて，大切なものとの結びつきや自
分らしさをだんだんと蝕んでいます。マインドフルネスを実践して，

日々の生活の中でしている沢山の微妙な譲歩や妥協をこれまでとは違った新しい視点から眺め始めると，人生を取り戻す方向への重要な第一歩を踏み出せます。

不安を避けると失うもの

恐怖と不安に関連して私たちに起きる反応の中でも「**行動の回避**」は大きな要素です。それは不安を掻き立てる状況から離れようとすることです。例えば，脅威に結びつくかもしれないと想像したときに状況や活動を避けることを選ぶかもしれません。また，怖さや不安を感じているのに気がつくと，あれこれ方法を探してその状況から「**逃げる**」かもしれません。あるいは強烈な感情が湧くと「**凍りつく**」ことも含まれます。これは，動かない，または動けなくなって，脅威やストレスの元が過ぎ去るのをただ願う状態と言えます。

そうした動きは，進化のプロセスで獲得してきた生存本能と一貫して，自分の身を守ろうとしているのは明らかです。でも，よく観察すると，中には，生存本能というよりもむしろ人生をより良くしようとする信念を反映しているケースがあります。恐怖に限らず悲しみや怒りでさえそうですが，そうした感情を引き出す場所や活動を避けると安全で穏やかでいられると頭で考えて，それを前提にそう行動している場合です。不快な気持ちを避けると人生が穏やかになると考えるのはもっともでしょう。また，穏やかで平和な状態になるのがよい人生への近道とも確かに言えそうです。

でも，引っかからないでください。このもっともに思える前提を再検討しようとするところが，不安との悪戦苦闘をうまくかわして人生を取り戻そうとするプロセスでは一番わかりにくく，先に進もうとする妨げになりがちな点です。恐怖と疑いを克服するのがよい人生への鍵だとする信念は，一見すると論理的です。でも，その論理に従う行動こそ，私

たちを罠から抜け出せなくして
いる原因そのものの場合もある
のです。罠から抜け出るための
大きなステップは，不安のない
人生を賢く論理的に設計してい
るはずの今の行動から本当のと

> 不安のない人生を設計してい
> るつもりでも，本当のとこ
> ろ，何を失って，何を得てい
> るでしょう？

ころ何を失って何を得ているかを，慎重に客観的に観察することです。

　先ほどご紹介したピーターもセリーナも，不安を寄せつけないでおこ
うとして貴重なチャンスを諦めているのを自覚しています。セリーナ
は，意識的に選んだ結果として，魅力がはるかに落ちるほうの仕事を，
人生で感じる不安とストレスを少なくできると願って引き受けました。
ピーターは主に社交を避けています。経験から，周りに人がいると不快
な身体感覚，自分の短所や失敗についての思考，また苦しい感情が起き
るのを知っています。そのため，日頃から生活の中でする一つひとつの
選択で，行動すると恐怖を感じるかどうかを判断基準にしています。
ピーターは，近所の人に会わないですむように，10分早めに建物を出
ます。人と目が合うのを避けて，会話のきっかけを作りません。ランチ
を持参して，同僚に誘われても断る理由に困らないようにします。グ
ループでプロジェクトに取り組むときには，一番つまらなくて好ましく
ない課題を引き受けて，必ず独りで作業ができるようにします。電話は
全て留守電のメッセージを先に聞いて，誘われる機会を避けます。

　セリーナもピーターも，不安を感じさせる状況を避けるともっと楽に
なり，ストレスが減って，ゆくゆくは豊かで満ち足りた人生になると信
じています。でも，人生を先に進み始めるには，二人とも，決定的とも
言えるくらい重要な点を二つ認めなければいけません。一つは，回避し
ても辛さと苦しさがどうやら減っていない点。もう一つは，回避する
と，同時に大きな何かを確実に失っている点です。

　ピーターは女性に魅力を感じますが，話をしません。実際，デートを

したこともありません。ピーターが女性を避けるのは，一緒にいて心地悪く感じたり女性から評価されたりしたときの拷問のような経験が嫌だからです。でも残念ながら，女性を避けたところで心地悪さや苦しさはなくなりません。ピーターは，自分でする選択を絶えず自分で非難しています。不安と抑うつから解放されるときがほとんどありません。容赦なく自分を評価して，自分には価値がないと結論します。そのうえ寂しさも感じて，誰かとつながり合いたい，親密になりたいと思っています。自分を守る名目で社交を避けるピーターの選択は，明らかに逆効果になっています。ところが，ピーター自身は，恐怖を避けると人生がよくなるという前提を疑いませんし，恐怖や信じられない部分があってもそれはそのままにして人間関係を築いてみるという方法を考えません。ひたすらいつもの行動パターンに従おうとしています。避ける方法がうまくいっていないと認め，生活の質を高めてくれそうな別な方法を探すのではなく，うまくこなせない自分をただ責め続けます。

　セリーナもまた，ストレスがそれほどない仕事を引き受けると将来に備えられると信じていました。不安との悪戦苦闘をまず解消して，その後で本当に大切な価値に沿った仕事を引き受けたいと考えました。表面だけ見ると，合理的な意思決定のようです。実際によくあるパターンで，不安に取り組んで，自信をつけて，感情をコントロールできるようになってからでなければ，やり甲斐のある仕事を引き受けたり新しい人間関係を始めたりできないと考えます。理屈としては，今のうちに時間を割いて不安の問題に取り組んで克服しておけば，未来のよりよい人生への道が拓ける，ということです。残念ながら，セリーナも気がつき始めていますが，本物の人生をいったんお預けにしてその間に自己改善に集中するという設計は，思ったようにはいっていないようです。気持ちを満たしてくれない課題をこなすのに連日時間を費やしていると，生きる力を吸い取られるようで苦痛です。やり甲斐があって個人的な意味を感じられる活動に打ち込める機会があまりに限られていて，気持ちが沈

第 2 章　不安に妨げられていませんか？　　　　　　47

みます。それに，中学理科を教える仕事に就くのを遅らせる選択をしたのは，元はといえばそれが不安の問題に直接向き合って解消するベストな方法だと考えたためでした。しかし不安が一向に解消される見込みがないので，だんだん，不安は決して解消されずに，本当にやりたい仕事にもこのままずっと就けないのではないかと心配し始めています。まるで，自分の人生の無力な傍観者になった気分です。

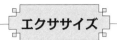

不安が選択の幅を狭めている様子を，まずは眺めてみましょう

　仕事，人間関係（家族，友人，パートナー），地域活動や余暇活動などの領域で，あなたがこれまでにしてきた選択の中に恐怖または不安を避けたい感じに突き動かされていただろうとわかるものはありますか？　それぞれの領域で，怖いという理由からたぶん諦めているだろうと思ったことはありますか？　ノートを取り出して，恐怖か不安が原因で人や場所や活動を避けているかもしれないと思いあたることを全て書きましょう。この問いは，以下でも引き続き本書を通じて考えていきます。回避が生活の一部になっていても，そうと気がつくのはとても難しいものです。生活や人生で何かを回避している証拠に気がついたら，このリストに書き加え続けましょう。

避けている？　それとも選んでいる？

　ビビアンは，少なくとももう 10 年はショッピングモールに足を踏み入れていません。娘のマーガレットが赤ちゃんだった頃は，ビビアンも，水曜日ごとに友人たちとフードコートで待ち合わせて，ウィンドウショッピングを楽しみながら，赤ちゃんたちがバギーで昼寝をしてい

る間に近況を報告し合ったものです。そんな頃，ある土曜日の午後に，ビビアンは，独りでちょっとした買い物に出掛けました。ショッピングモールの中央にある店に，結婚祝いの品を取りに行かなければならなかったのです。初めてお願いするベビーシッターに娘を預けていたので，彼女が昼寝から目を覚ます前に家に帰りたいと思って急いでいました。レジで苛立って時計をちらちら見ながら，店員がギフト包装された包みを仕上げるのを待っていたときです。突然，強い恐怖と不安が押し寄せてきて，ビビアンは不意を突かれました。心臓が激しく打ち，喉が締めつけられる感じがして，過呼吸になり始めました。身体が浮き上がる感じとめまいがして，店から駆け出し，モールからも逃げ出そうとしました。新鮮な空気がどうしても必要でしたが，モールの出口を探しているうちに方向を見失って混乱しました。迷路のような巨大なモールの中をやみくもに走るうちに足がもつれて動かなくなるのを感じたかと思うと，床に崩れました。店員が飛んできて，救急隊員を呼びました。救命救急室で一連の検査をされた後に，パニック発作を経験したのだと伝えられました。

　その後，信頼する友人か家族につき添われて，何回かモールに出掛けようとしました。でも，立ち並ぶ店舗が遠くに見え始めるたびに，くるりと向きを変えて自宅に戻りました。その年のクリスマス，ビビアンは，全ての買い物をインターネットですませました。季節の行事を沢山逃しているのに痛いほど気づいていました。娘のマーガレットをショッピングモールへ連れて行ってサンタクロースの膝に座らせたのは夫でした。友人たちが華やぐ街へウィンドウショッピングに出掛けるのにも参加しませんでした。

　あれから10年が過ぎて，ビビアンは，今ではすっかりインターネットを使いこなして賢く買い物をするようになりました。ほしい物リストに登録してある品物がセールになると必ず通知がくる設定にしてあり，好きなお店の割引クーポン券をインターネットで提供するサイトを25

か所以上ブックマークしてあります。ビビアンは，いまだにモールで買い物をする友人や家族を笑います。あんな混雑したところを押し分けて，誰もが同じものを着ているような展示品の服を定価で買ってくる人たちの気がしれないわ。私なら，心地よい自宅にいながら，いつでも好きなときに，誰も持っていない一点ものを見つけられるわ。

　ビビアンはインターネットで買い物をするようになってあまりに久しいので，ネットショッピングを回避行動とは思わずに好みだと考えています。ショッピングモールについて感じる強いマイナスの気持ちを，今ではもうパニック発作に襲われる恐怖と結びつけて考えません。モールに出掛けたがらない人は世の中にいくらでもいますし，出掛けるのを避けたからといって別に明らかにマイナスの結果もなさそうです。でも，最近になって，ビビアンは，近所に住むリタが日曜日に仲間たちとショッピングモールでパワーウォーキングをしようと誘ってくれたのを，仕方なく断りました。リタは最近引っ越してきたばかりでしたが，彼女とは親同士の苦労話で盛り上がって，コーヒーを飲みながら，出産のときに増えた5キログラムは子どもが思春期を迎えたはるか後までついて回ると笑い合いました。理由を言わずに誘いを断ったときに，リタががっかりして戸惑う様子が表情から伝わってきました。

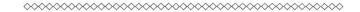

　スロアンは，どこから見ても人生を満喫しているように見えます。いくぶん静かで控え目で，経歴を同僚や知人にあまり話したがらない面はあります。でも，スロアンが大学時代にデートをしていてレイプされた後にどれほどの不安に苦しんだかを，たとえ周りの人たちが知っても，彼女は完全に回復したようだとほとんど誰もが認めるでしょう。

　大手製薬会社の研究員としてのキャリアで優秀な実績を積み，各地を旅行し，芸術の後援活動も日頃からして，妹であり親友とも言えるマージーと新しいレストランを探して楽しみます。仕事がとても充実してい

て，満足しています。研究成果を学会で発表する機会や，同じ分野の研究者たちとネットワークを作って情報交換しながら活動するのを楽しんでいます。また，医師たちの抱える一番複雑な症例について相談に乗るときは何よりもやり甲斐を感じます。

　スロアンは，都市部のおしゃれな褐色砂岩張りの家に独りで住んでいますが，週末と休日はよく，妹のマージー，その夫のスティーブ，彼らの子どもたちと過ごします。大人気の伯母で，いつでも時間を作ってぬいぐるみたちとティーパーティーを開き，砦を作り，姪と甥たちに寝る前の読み聞かせをしてあげます。でも，スロアンは，自分が親になりたいとは全く思いません。それだけでなく，親密な関係を育みたいとも思いません。家族や同僚がデートを設けようとしたこともありましたが，スロアンは，パートナーがいなくても自分だけで完全に充実して満足していると主張します。そして女性が満ちたりた気持ちになるにはパートナーが必要だと考える人を笑います。これまで何度も繰り返してきたその反応はあまりに説得力があって，今ではスロアン自身がそう信じるようになっています。でも，ごくたまに，数日間独りでアパートにいる機会があると，仕事で次々とふりかかる課題から思考が解放された瞬間に，普段は注意の範囲のすぐ外側にひっそりと住み着いて目立たないけれども，心に深い寂しさがいつでもあるのに気づきます。

　スロアンは，自分が弱いと感じる状況やレイプを思い出す状況は全て避けることで不安を寄せつけないでおこうとします。もっと若かった頃はデートもしてみましたが，背中を優しく撫でられるか，コロンの香りがするだけでも，レイプのときの記憶が溢れ出してくると知りました。自分の周囲を信頼できる家族で固めて砦を作り，キャリアに没頭して，新しい人間関係に伴う不確かさを避けることを選びました。その選択によって，スロアンは，新しい友人を作る機会と，人生のパートナーと深くつながり合う機会とを失っています。

第 2 章　不安に妨げられていませんか？　　51

　不安を回避しようとして自分で何かを犠牲にしていると痛感している
人たちは沢山います。ところが，時間がたつうちに，不安に関連した反
応は，行動の回避も含めてあまりに習慣化してしまって，気づきの範囲
外で起きるようになる場合があります。映画に夢中になっているといつ
のまにかマインドレスにポップコーンを一袋平らげていることがあるの
と同じで，方針があるわけでもなくほとんど考えずに，ランチの誘いを
断ったり，仕事で何かの機会を断ったり，心地悪い思いをしたくないた
めに隣人を避けようとして本来の生き方から外れた振る舞いをしていた
りするかもしれません。そして，回避が頻繁であるほど，そのパターン
にますます気づかなくなります。

　ビビアンやスロアンや，他にも似た人たちの話を聞くと，行動の回避
と好みとの違いは何だろうと疑問が湧きます。ショッピングモールで買
い物をするのが嫌いな人はいくらでもいますし，生涯独身でいると選ぶ
のも勿論何の問題もありません。行動の回避と好みの違いは複雑で，両
者を区別できるようになるには内面への気づきを鋭くしなければいけま
せん。それには，本書を通じて育んでいただきたい類のマインドフルネ
スが必要です。

　第 1 章の最後でご紹介したエクササイズ「感情と向きあう」（p.35）
に取り組むと，気づきが鋭くなって，本当の好みから行動しているの
か，それとも不安を引き起こす状況を避けようとして行動しているのか
が感じ取りやすくなるはずです。不安が関連している場合でも，状況や
活動でしたら，恐ろしかったり不安だったりするのは大抵わりと簡単に
思い当たります。でも，感情面の反応はとても複雑ですので，かなり注
意深く観察しないと自分が不安を感じていることを示す微妙な手がかり
を見落としかねません。本書を通じて新しいエクササイズを身につける
ことにより，そうした微妙なサインに気づいて，好みではなく回避に基
づいて行動しているときを見分けられるようになりましょう。

　例えば，「闘争」は恐怖に対する行動反応の一つで，闘争に関連した

振る舞いがあると，恐怖へとつながる脅威を感じていることを示す手がかりになります。ただし，よく注意を向けていないと見落としかねません。スロアンは，家族から最近デートしているのかと尋ねられるととても怒って苛立ちます。大抵，そのまま女性に対する固定観念についてのスピーチに突入して，質問者は女性が母親になった経験がなければ幸せではないと信じている，と非難します。その話題が出ると，スロアンは実は不安も感じているのですが，普通そちらの感情には注意が向きません。怒りと不安には，心拍数が上がる，身体がほてる，筋肉が緊張するなど，共通のサインがあまりにも多い[15] ので，時には二つの感情をほぐし分けてそれぞれに気づくのが難しい場合もあります。また，怒りと不安には，反比例する関係もあります。怒りが募るにつれて，不安は減りがちです。スロアンの場合，小さな脅威，弱点を曝すちょっとした動揺，微かな不安を感じると，それが合図となって自動的に怒りが引き出されて，弱さや恐れではなく，むしろ力と強さを感じるかもしれません。ただ，反応はあまりに自動的なので，それが起きるプロセスに気がつきません。スロアンが感情に注意を向け始めて，それが展開するままによく眺められるようになると，心に怒りと同時に不安があるのに気がついて，行動を回避しているのを自分でももっと意識できるようになるでしょう。

身体だけが動いている——辛さを少しずつ避け続けるとき

「パパの番よ！」娘のハナがイライラしながら叫んで，自分が取ったチェスの駒を全部床にこぼしたかと思うと，急に椅子を引いてテーブルから離れました。「やめた。パパとは遊びたくない。楽しくないもの」。ハナが痛癪を起こして，近々予定されている上司とのミーティングをどう切り抜けるかを考えるのに夢中だったエリックは驚きました。エリックの注意が「今，この瞬間」に戻ると，ちょうどハナが階段を駆け上

がって自分の部屋に入るところで，目には不満の涙をいっぱいためていました。エリックは深いため息をつきながら，だんだん強くなる緊張性頭痛を防ごうとしてこめかみを慎重にマッサージしました。8歳になるこの娘とのいざこざを何とかしないと，妻のローリーが帰宅したときに修羅場になります。

先週エリックとローリーは，エリックの仕事と，それが家庭に大きな犠牲を強いているという点について，大ゲンカをしました。エリックは，何とか自分を守ろうと，会社では夜遅くまで残業しなければいけないすごいプレッシャーがあるにもかかわらずいつも一番に帰宅していると主張しました。「早く帰宅したって意味ないじゃない」，ローリーが軽蔑たっぷりの声で言い返します。「だって，家に一歩足を踏み入れた瞬間からソファーで寝入るまで，スマートフォンに釘づけ。ハナと過ごす楽しい時間は，あなたの考えでは，ハナが『スポンジ・ボブ』を観ているときに隣に座ってメールをチェックすること。あなたが前回2階までたどりついてきちんと自分のベッドで寝たのがいつだったかなんて，覚えてもいないわ。あと5分だけと毎晩約束するけど，朝になってみると，大抵ソファーで寝ていて，何にしても寝入ったときのままの書類が表示されたノートパソコンの画面だけが煌々と輝いているわよ」

心の底ではローリーが正しいとわかっていましたが，エリックは，まるで板挟みになっている気持ちでした。職場では，期待がかかって大きなプレッシャーを感じていましたが，最近は夫としても父親としてもいたらない自分について反芻している時間が多く，ローリーが自分から去っていくのではないかと心配していました。そうした思考が湧くと，恐怖で動けなくなり，仕事がさらにどんどん遅れました。それなのに家に帰ると，今度は仕事を失うのではないかという心配で頭がいっぱいになって，何とかその日の遅れを取り戻して仕事を終えなければと焦りました。大ゲンカの後に仕事でも家でももっと頑張ろうと心に決めたものの，気持ちは絶望的で，自分の人生なのに傍観者になった気分で，身体

だけが動いているのを横から眺めているようです。

　ハナに申し訳ない思いと後悔とで，エリックは重い足取りで階段を上って娘の部屋まで行き，仲直りしようとします。「映画とアイスクリームの時間を僕と一緒に楽しみたい人はいるかな？」。無理に朗らかな声を作って聞きます。ハナが大喜びでうなずいて，ベッドから飛び起きます。普段は特別な機会にしかもらえないダブルのご褒美に機嫌を直しました。「ママには内緒だよ。僕たちだけの秘密だ」。ほとんど嘆願する調子です。ひとときのほっとした気持ちに緊張が抜けていき，テレビを前にして，ソファーで身体を寄せ合ってまん中にアイスクリームの容器を抱えて落ちつきます。でも，マナーモードのスマートフォンが震え出すと，ほっとした気持ちは消えて，新しい心配が一気に噴き出します。

　人や場所や活動を避けているのなら，大抵は簡単に恐怖と不安の影響を自覚することができます。ところが，人生で大切と感じる出来事に身体は参加していても，心の質が回避の影響でかなり落ちてしまっている場合があります。恐怖と不安への反応がそうした形で表れると，身体が動いているだけに，回避の影響に気づくのはそれほど簡単ではありません。表面だけ見ると，あたかも人生の重要な領域をいくつも一生懸命こなそうとしているように見えるかもしれません。長時間エネルギッシュに仕事をして，日頃から家族や友人たちと交わり，地域活動でも沢山のボランティアグループに熱心に参加しているようです。でも，丁寧に観察すると，生活そのものとも言える日々のそうした活動の一つひとつに，心から打ち込みきれていない，また細かいところまで注意が行き届いていない様子がわかるかもしれません。

　エリックの場合，仕事と家庭について感じている心配が，日々の活動に明らかに影響しています。社員として，配偶者として，父親として，それぞれの役割を果たそうとするときに妨げになっています。また全体としての生活の質，喜び，納得，目的といったものも蝕んでいます。エ

第 2 章　不安に妨げられていませんか？　　55

リック自身は，仕事の効率を上げようと努力しても，家族とつながり合
おうと努力しても，少しも効果がなくて苛立っています。上司は，仕事
がどんどん遅れているにもかかわらずエリックが毎日夕方5時に帰宅す
るのでますます懸念しています。ローリーは，エリックがまるで家族よ
りも仕事を優先しているように見えるので憤慨しています。こうした状
況でエリックの悪戦苦闘をよく理解するために，彼の不安と回避行動を
さらによく調べてみましょう。

　エリックは，バスを降りるとオフィスに向かって全力疾走しながら，
また遅刻したのを上司に気づかれる前に席に滑り込みたいと願いまし
た。勿論，遅刻の理由は昨夜も午前2時近くまで起きていたからで，今
日の夕方までに仕上げなければいけない四半期ごとの報告書が心配で寝
つけなかったためです。エリックはソファーで寝入って，目覚ましが
鳴ったときに妻のローリーはシャワーに入っていました。ローリーが
シャワーから上がって，エリックがソファーで寝ているのに気がついた
ときには，すでにいつものバスに乗り遅れていました。
　受付係が意味深長に時計を見やる横を，エリックは自分の仕事ブース
へと急ぎました。メーラーソフトを立ち上げるとメッセージがなだれ込
んできて，上司からの一通に「重要」マークがついています。汗が噴き
出すのを感じて，心臓が強く打ち始めます。すぐにメッセージを読むべ
きだとわかっていますが頭がくらくらしてめまいを感じます。メッセー
ジを読む代わりに，立ち上がって洗面所へ向かい，建物から走り出した
い衝動と闘います。冷たい水で顔を洗っていると，家族を思い出しまし
た。ハナに映画を見せたことに罪の意識を感じます。子どもにテレビを
見せることのマイナス影響についてローリーがいつも話しているからで
す。机に戻ると，メーラーソフトを最小化し，インターネットを検索し
て，テレビを観る習慣と学業成績との関連についての記事を探し始めま
す。ネット上にはさまざまな意見が飛び交っていました。あっという間

に夢中になり，そのまま１時間検索していました。読んでいるうちに，ハナの大学教育のための資金を十分貯めているかどうかが心配になり始めます。401K確定拠出年金の口座にログインして残高を確認し，学資ローンの選択肢について読みます。

　ちょうど正午ごろに電話が鳴ってエリックは驚きました。呼び出し人のIDを確認して，留守電になるままにします。ローリーからで，今日は，ハナの学芸会があるので，早く帰宅して携帯電話は持たずに一緒に観に行く約束になっていることを伝えていました。夕方５時きっかりに抜けられるように報告書に取り組むと秘かに決意します。午後の残り時間は何とか下書きを形にまとめようとしますが，その努力にも身が入りません。残された時間で質のよい仕事ができるはずがないと知っています。娘の学校行事に参加しなければいけなかったことを上司が理解してくれるように願うのみです。

　ローリーとホールの入り口近くで待ち合わせて，エリックは二人で素早く人ごみをかきわけて前列の座席を確保しました。ハナの演技を観ながら，誇らしい気持ちが溢れてくるのを感じます。ローリーがエリックの手をとって，ギュッと握ります。愛情と許しを伝える素朴な仕草です。ほんのひととき心が平和になって，こんなすばらしい家族に恵まれてなんと幸せだろうと感じます。でも，温かいプラスの気持ちは，二人を失う寸前だと考えると，あっという間に薄れます。仕事と家庭生活の間をしっかり線引きできない限りローリーは自分から去っていくだろうと改めて考えると，強い恐怖が急に高まります。ふいにドキリとして，上司のメールを読んでいなかったことを思い出します。それから後は，上司がメッセージに書いていたと考えられるありとあらゆる問題の可能性を考え続けて，注意はもはや学芸会どころではなくなります。

　一見すると，エリックが回避しているようには見えないかもしれません。仕事も家族もとても大切に感じていて，人生のどちらの領域につい

第 2 章　不安に妨げられていませんか？　　57

ても沢山の思考と心配事で頭がいっぱいです。でも，よく観察すると，
明確にわかる類とはまた別な，もっと目立たない微妙な形の回避があり
そうです。具体的に言うと，エリックは，考えられるけれども差し迫っ
ているわけではないマイナスの結果を頻繁に心配していて，それが目の
前の強い恐怖を避ける方法になっています。例えば，職場で恐怖を感じ
る課題に取り組まなければいけなくなると，家族のことを心配して，注
意を課題からそらして感情をコントロールしようとしています。心配も
マイナスの気分と結びつきますが，もっと差し迫った仕事関連の脅威に
反応して高まりつつあった強いパニックの感じを鈍らせてくれます。同
じように，仕事について全般的に心配していると，家族を失うことを考
えたときの強い恐怖と悲しさから注意をそらしてくれます。今起きてい
る状況に反応して強い感情を経験するよりも，むしろ未来に起きるかも
しれない出来事を心配するのは，「まだましなほうを取る」形の回避の
一種と言えます。そうした微妙な回避が起きているときに自分で気がつ
くには，不安と心配の性質についての思い込みや前提を手放したうえ
で，状況が展開していく中でそうした感情に対する自分の反応を注意深
く観察しなければいけません。

　もしもエリックがマインドフルネスを実践できれば，悪戦苦闘してい
る現在の状況がずいぶん変わるでしょう。まず，注意が「今，この瞬
間」から引き離されたときにそうと気がつくようになりますし，それた
注意を「今，この瞬間」に戻すために必要なスキルも身につけているで
しょう。また，仕事中に家族を心配して，家族といるときは仕事を心配
するのが，仕事も家族も大切に感じていて両方の領域で価値に沿って生
きたいと願う気持ちに突き動かされているからだ，という点が自分でわ
かるようになるでしょう。一方，マインドフルになると物事がはっきり
と見えてくるので，心配してもそうした領域を大切に感じているのを伝
える方法としてはほとんど効果がないともわかります。心配する代わり
にマインドフルネス・スキルを使うと，仕事と家庭のバランスをとるの

> マインドフルになると，回避
> している様子が自分でわかり
> ……不安をずっと管理しやす
> くなります。

が難しい現実を優しく受け容れら
れるようになります。すると心に
ゆとりが生まれるので，家族とい
るときには家族にだけ，職場では
仕事にだけ，とそれぞれの場に応
じてエネルギーと注意を向けられ
るようになります。最後に，マインドフルになると，混乱して無力に感
じるのではなく，大切に思うどちらの領域でも自分の影響力の手応えを
感じて，自らの行動に満足できるようになります。

　アニーは席で前のめりになり，指はノートパソコンのキーボードの上
で浮いたまま，目は黒板を見つめています。身体は教室で講義を聞いて
いる姿勢ですが，心では，つき合いの長いボーイフレンドのデイビッ
ドと今朝ほど交わしたやり取りを再生しています。週末の計画の相談
だったはずが，いつの間にか辛辣な口論になっていました。「夕食に人
を呼んだのは，完全に無責任だわ」アニーは独り心の中で怒りました。
「期末試験が近づいていて，大学院に進みたいなら最高点を取らないと
いけないわ。おまけに，今週はアパートの掃除も，洗濯もしていない。
このひどい散らかりようを誰かに見られたら，あまりに恥ずかしいじゃ
ない。今週末は社交している暇なんてないわよ」。アニーはそう結論し
ました。それなのに，デイビッドはあまりにも不合理で無責任でした。
計画をキャンセルするのが一番理にかなった行動だと理解できないので
す。アニーが理屈を説明しようとしたとき，デイビッドはただ首を振っ
て「君はどうしてしまったの？　まるで，楽しみ方を忘れてしまったみ
たいだよ」とつぶやくように言いました。
　教室では，教授が講義を中断して，評価のついた宿題を返していま
す。教授が通路を行き来している間，アニーはパソコンのデスクトップ
の背景にしてある写真に見入ります。アニーがデイビッドと写っている

最近の休暇のときの写真です。二人ともなんと若いのでしょう。アニーはふざけた笑いを浮かべて，デイビッドがカメラに向けてポーズをとるのを見ています。アニーは，心の中で今朝の口論を何度でも再生します。行動にはいつでも責任をもって，努力もしてきました。でも最近，確かに，身体だけが動いているようにも感じられました。次から次へと雑用を片づけて，全てを完璧にしておこうとしていました。焦点を見失わないように，道から外れないように努力をしていながら，ひょっとしたら一番大切に感じるものを危険に曝しているのではないかと気づいて，驚きました。

　高校時代は何事も簡単でした。学校の成績もよく，親しい友達のグループもあって，頼りになるボーイフレンドもいました。大学に入ると色々なことが変わりました。小さな池に住む大きな魚ではなくなり，クラスメイトに脅かされているように感じて，新しい友達関係がなかなか作れませんでした。アニーが取りたてて特別でも個性的でもない人間だと気づいたデイビッドが，別な関係を求めて自分から去っていくのではないかと恐れ始めました。

　人生で初めて，自分がとても弱く感じられて，世界の中の居場所がわからなくなり，将来を心配し始めました。アニーは，悲しさ，恐怖，疑いを急に感じ始めて恐ろしくなり，新しい環境に対して起きる自分の中のそうした反応をしっかり経験しようとしませんでした。将来への恐怖をいくらか抑え込んでおく方法として，他の些細なことを強迫的に心配し始めました。アパートの部屋はいつでも整理されて掃除が行き届いていなければいけませんでした。授業や約束の時間に遅れるのは耐えられませんでした。宿題，質問形式のテスト，試験，レポートは，どれも完璧でなければいけませんでした。社会生活や余暇活動さえ，そうした視点からアプローチするようになり始めました。例えば，好かれ続けるために週に一度はクラスメイトとランチに出掛けようとしました。デイビッドと一緒に，月に一度は食事か映画のダブルデートを他のカップ

> 回避していると何かを失いますが，マインドフルにならないと気づかないかもしれません。

ルとしました。元々好きだったハイキングやスキーなどのアウトドア活動は，月に一度だけにしました。

　小さくて達成しやすいこうしたゴールになら思いどおりに注意を向け続けられるようで，自分でコントロールしている気持ちにしてくれました。でもそうしていると，残念ながら，人生の瞬間ごとの素朴な楽しみ，大学生活の醍醐味とも言える挑戦する喜び，人間関係を楽しむ，といったことには注意が向かなくなりました。アニーは，学業は優秀でした。まじめで，責任感のある学生で，キャンパスでもいくつかの組織に所属して活動し，地元の病院でボランティア活動にも時間と労力を惜しみませんでした。自分を深く気遣ってくれる誰かとの長い関係もありました。でも，弱さと恐怖を感じるときの辛さを避け続けていると，表面上はいかにも満たされて，充実して，有意義に見える人生から，喜びが少しずつこぼれるようにして失われていました。回避すると，大抵何かを失うのです。

習慣になってしまう回避──守るつもりが制限してしまう

　恐怖は，脅威が差し迫っていると知覚したときに起きる自然な反応です。**回避**は，恐怖とそれに関連した不快な感情を減らし，脅威をかわして，生き残る可能性を最大にしようとする行動傾向です。ところがあまり意識しないで考えずに行動していると，恐怖や苦痛を避けようとするこの回避の行動傾向が，いつの間にか習慣や好みになって，人生全体に影響を及ぼし始めます。不安と悪戦苦闘すると，どのように時間を過ごすか，何にエネルギーを注ぐか，誰に心を開くかといったことが，恐怖を感じないようにしよう，弱さを曝さないようにしようとする傾向に衝

第 2 章　不安に妨げられていませんか？　　61

き動かされがちになり，有意義で個人的に価値が感じられる活動をした
いという願いがおろそかになります。

　回避が影響している様子は，より大きな選択の場合のほうが，むしろ
わかりやすいかもしれません。例えばどの仕事に就くか（営業にするか
経理にするか），誰かとの関係を続けるか別れるか，自由時間をどのよ
うに過ごすか（長距離ランニングのような孤独な活動をするか，教会で
ボランティアをするか）といったことに回避が影響しているのは案外気
づきやすいでしょう。それに対して，生活の中で瞬間ごとにする小さな
選択の場合は，一つひとつにそれほど注意を向けていないこともあって
回避が微妙に影響を及ぼしている様子に気づきにくいかもしれません。
喉が渇いたときに水をコップ一杯飲むのか，ソーダにするか？　今日は
ゆっくり朝寝するか，早起きしてジョギングをするか？　今晩は友達を
家に呼ぶか，テレビを観て過ごすか？　残業してこのプロジェクトを片
づけてしまうか，施設にいる祖父を訪ねるか？　パートナーと向き合っ
て話をするか，問題をそのままにするか？　日頃生活の中で刻々として
いるこうした選択は，一つひとつが小さいだけにそれほど注意を向けら
れませんが，実際には私たちの生活と人生の質に大きく影響します。

　ティアナは，運動することの大切さをほとんど毎日考えます。週に少
なくとも何回かは，朝起きたときにベッドの中で，どうしたら日課に
もっと運動を取り入れられるかを考えます。定期的に運動している友人
が何人もいるので，その一人に連絡したら，次のサイクリングクラスに
ティアナもついて行かせてもらえるかもしれません。夫のロイには，
YMCA のクラスへ一緒に通うことも相談しました。二人で参加すれば
お互いの絆が深まり，生活ももっと健康的になりそうです。子どもたち
が Wii を持っているので，Wii フィットやダンス・ダンス・レボリュー
ションも何回か試しました。「家族で楽しむ Wii の夕べ」なんてイベン
トを定期的に企画するのも，忙しい生活に運動を取り入れる簡単な方法

になるかもしれません。

　でも，友人の何人かがバス停の角まで子どもたちを送ってきて車から
降ろすところを見ると，ティアナは，邪魔になるかもしれないと怖れ
て，サイクリングクラスについて行ってよいかどうか尋ねるのをやめま
す。大体，友人たちはすでにしばらく運動を続けてきているのだから，
決して追いつけないだろうとも考えます。いつもながら，職場での一日
は忙しくてストレスでいっぱいです。上司とはどんないざこざも避けた
いので経費報告書の山を片づけ終わるまで残業をして，いつもの帰りの
電車を逃します。次の電車には何としても乗ろうと駅まで走る間に，夫
のロイに電話をかけて，帰宅途中にファストフードを買ってきてくれる
ように頼みます。今夜は手をかけて健康によい家庭料理を作っている時
間はありません。帰宅して家に一歩入ると，山のような用事が待ってい
ました。どうやら長女は翌日のクラブミーティングに手作りの差し入れ
を持っていく担当になったらしく，息子のほうは，テスト勉強でどうし
てもティアナの助けが必要だからといってまだ何もしていませんでし
た。手際よく，ティアナは，チョコレートケーキの生地を混ぜ始めなが
ら，息子に中東メソポタミア地域の歴代帝国について質問します。いく
らかつまみ食いをしましたが，ロイが帰宅したときにはお腹が空いてた
まらなかったので，キッチンカウンターの上に置かれたファストフード
の温かい袋の一つから塩味の効いたフライドポテトを一掴み食べます。
子どもたちの面倒を見終わって，猫に餌を与え，洗濯物もどんどん片づ
けたら，やっと一息つける「私」の時間です。エネルギーを回復しよう
と，ソファーに崩れ込みます。運動について考える気力さえ残っていな
いと感じて，代わりにテレビをつけて，活動しっ放しだった身体を落ち
つかせようとします。次の日の朝に，どうしたらもっと健康なライフス
タイルにできるかを考えながら，状況は絶望的で手に負えないと結論し
ます。

第 2 章　不安に妨げられていませんか？　　63

　ティアナは，どれほど沢山の細かい選択を重ねているかに自分で気づいていませんが，それが結局積もり積もって運動をしないという大きな選択になっています。今日はバス停でサイクリングの話をしないでおこうと決めるのは，その瞬間だけ見るとどうということもなさそうです。仕事をいつもの時間に切り上げようと考えてもみなかったのは，非難されないように，日頃から上司の指示には自動的に従っていたからでした。また，方針があるわけでも疑問を感じるわけでもなく子どもたちの希望を優先して自分の要求を後回しにしている点にも気がついていません。食べ物が身体の面でも心の面でも何かをしようとする気持ちに影響するところまで考えませんでした。ティアナは，不安を避けてストレスを減らすために，沢山の小さな選択をその時々でしています。でも，大抵その瞬間にそれが選択だとは思っていませんでしたし，どれ一つとして，健康なライフスタイルにしたいという願いと結びつけて考えてはいませんでした。

　回避は，私たちの選択と活動を大きく制限するだけでなく，その状況で効果的に振る舞うのも妨げます。全力で仕事に打ち込むときに感じる恐怖に直接向き合いたがらないエリックの姿勢は，そもそも仕事を続けられるかも，また結婚生活も脅かしています。アニーが完璧でいようと自分を律するのは，そうすることで安心でき，自分が愛され続けるはずと願うからですが，それも逆効果になっていて，守りたいと思っているまさにその人間関係の中に対立を生んでボーイフレンドとの距離を作っています。注意が脅威に集中してしまって，恐怖と苦痛を避けようとばかり努力していると，そうした回避行動の結果がどうなるかを鋭く感じ取れなくなります。そうなると，新しい反応または今までとは違った反

> 回避しているのに気づかないまま小さな選択を沢山重ねていると，積もり積もっていつの間にかしたつもりのない大きな選択になっているかもしれません。

応が必要だと思い出させてくれる重要なヒントを見落としかねません。回避すると，人生を良くしようとしているつもりでも効果のない戦略を使い続けて，いつまでたっても価値の方向へ動きだせなくなってしまいます。

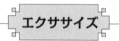

あなたが何を回避しているかをよく観察しましょう。それを避けることで，人生で何がどのように妨げられていそうですか？

　このエクササイズでは，あなたの一番深い思考と感情を自由に表現します[16]。こうなってほしいとあなたが願う人生を，不安と回避がどのように妨げていそうかを考えてください。

　以下でご説明する四つの違った主題を探りながら書き出しましょう。一日に一つの主題にしぼって，それぞれに十分時間をかけてしっかりと注目しながら取り組んでください。

　それぞれの日ごとに，妨げられずに20分間取り組める時間を選んでください。時間はタイマーを使って測るとよいでしょう。エクササイズをする場所は，人が来なくて，あなたが心地よくて，内面の深い部分の正直な感情と向き合っても安全に感じられるところにしましょう。

　これまでにご説明した次の大事なポイントを押さえながら，一日ごとに取り組みます：

● エクササイズをマインドフルに実践するには：
　―普段は避けている何かにしっかり向き合う
　―既によく知っていると思う反応も新鮮な視点から眺める（どうなっているのだろうと関心を向ける）
　―あなたに起きる反応を厳しく批判するのではなく，自分を優しく慈しむ（これができるようになるには練習が必要ですので，本書を通

じて今から取り組んでいきましょう。ひとまずできるだけ自分に優しく接してみてください）

●回避に含まれるのは：
－恐怖を感じさせる人，場所，活動を明らかに避ける選択
－行動上の微妙な変化。一見すると好みに見える場合もあるかもしれません
－身体だけが動いていて，重要活動なのに心から関わっていない状態
－苦しさを避ける方向へ小さな選択や妥協を重ねているけれども，そうした自分の行動にもその結果にもしっかり気づいていない状態

　書くときは，浮かんできた思考や気持ちをできるだけ丸ごと完全に体験しましょう。次に何を書いたらよいかがわからなくなったら，直前に書いた内容をもう一度書いて，新しい何かを思いつくまで繰り返しましょう。20分間書き続けることが大切です。誤字，句読点，文法などは気にしないで，心に浮かぶものをそのまま表現することが大切です。

<u>一日目</u>
　不安と心配があなたの人間関係（家族，友人，パートナーなどとの関係）をどのように妨げていそうかを書いてください。例えば次の問いから考え始めるとよいでしょう：
　・不安を感じたときにすることで，あなたの人間関係に影響しているのは何ですか？
　・不安と心配のために人間関係がどのように制限されていますか？
　・あなたは，人生で周りの人たちから何をしてもらう必要がありますか？　周りの人たちに何をしてあげたいですか？　必要なことをお願いしたり，何かをぜひしてあげようとしたりするときに，妨げになるのは何ですか？

・人間関係に関わる選択をするときに，何かを避けようとして選んでいますか？

・他の人たちと一緒にいるときには，心もしっかりその場にいて，つながり合っている感じがしますか？

二日目

不安と心配があなたの仕事，教育，トレーニングを，またはあなたが家にいる親でしたら家庭の運営をどのように妨げていそうかを書いてください。以下の問いを考えるとよいでしょう：

・不安を感じたときにすることで，あなたの仕事または学業に影響しているのは何ですか？

・不安と心配のために仕事や学業がどのように制限されていますか？

・人生のこの領域で変えたいと思うことはありますか？

・仕事，勉強，家事に関わる選択をするときに，何かを避けようとして選んでいますか？

・仕事，勉強，家事をしているときには，心もしっかりその場にいて，活動の手応えを感じますか？

三日目

不安と心配が，自分を大切にする力，さまざまな活動を楽しむ力，地域活動に参加する力などをどのように妨げていそうかを書いてください。例えば：

・この領域で，参加する時間がもっとほしいと思う活動は何ですか？

・不安と心配のためにどのように制限されていますか？

・余暇活動や地域活動に関わる選択をするときに，何かを避けようとして選んでいますか？

・余暇活動や地域活動に参加しているときには，心もしっかりその場にいて，活動の手応えを感じますか？

第2章　不安に妨げられていませんか？　　　67

<u>四日目</u>

　書き出す最終日ですので，いくらか時間をかけて，一日目から三日目までに挙げた問題に注意を集中していたときに何が心に浮かんだかを思い返しましょう。注意をもっと向けなければいけない大切な領域があると気がつきましたか？　どの領域にしても，不安が理由で回避している活動や状況があるのに気がつきましたか？　一日目から三日目までの三領域に関連して心に浮かぶことを，何でも自由に書いてください。

第3章
不安との付き合い方を変える
─新しい道へ踏み出そう─

　恐怖と不安は，人間なら誰でも感じるもので，本来は生きるうえで役立つ感情です。ただ，そうした気持ちと悪戦苦闘し続ける状態から抜け出せなくなってしまう人が沢山います。いかにも，不安になるかもしれない状況や活動を避けると人生の平和とバランスが保てそうです。でも残念ながら，その方法では，苦しさはそれほど和らがないようですし，人生を存分に満喫できなくなります。

　第2章でご紹介した物語からわかるように，不安と悪戦苦闘すると，身体の面でも心の面でも幸せが大きく妨げられて，人間関係もギクシャクし，人生全体で生活の質が下がります。不安と悪戦苦闘するエリックは，仕事にも家族にもしっかりと注意が向かなくなり，どちらの領域にもついて行ききれていないのを自分でも感じています。ティアナは，不安を感じないようにするために，友人のサイクリングクラスについて行ってよいかどうかを尋ねることから，仕事の締め切りが間に合わないと上司に伝えることまで，瞬間ごとの小さな経験を避けています。あまりに無数に避けているのですっかり気づかなくなっていますが，そうした細かい選択の一つひとつが積もって大きな選択となり，いつまでたっても健康なライフスタイルを始められずにいます。アニーも，未来への不安と，最近感じ始めた弱さを曝す感じとに妨げられて，人生で本当に価値を感じる生き方ができずに日々の生活を楽しめなくなっています。

　本書のゴールは，不安との悪戦苦闘から離れてあなたらしい人生を生き始めるためにマインドフルネスを使う方法をご紹介することです。次

の第4章で詳しくご説明するマインドフルネスは，私たち全員がすでに持っているスキルです。ただ，スキルは何でもそうですが，マインドフルネスも，練習をするほど使いこなしやすくなります。本章では，不安と悪戦苦闘し続けるときに起きる好ましくない結果から主なもの三つに注目して，マインドフルネスを実践するといかに直接的に好ましい方向へ人生を変えていけるかを学びましょう：

・恐怖から逃れようとすると，見るものの範囲が狭まり，周りが見えなくなります。そのため，しっかりした情報に基づいた選択もできなくなります。マインドフルネスは，一風変わっているとも言える仕方で周囲や内面に注意を向けます。私たちがマインドフルなときには，注意がどこに向いているかに自分で気づいていて，それを自由に別な何かへ移したり広げたりできます。このとき，注意の質も普段とは違います。先にもお伝えしたように，すっかりおなじみで知り尽くしていると思う反応も新しい視点から眺めます。優しく思いやりのある姿勢で，どうなっているのだろうと関心に満ちた眼差しを向けながらその瞬間の経験を受け止めます。

・不安とストレスを避けようとすると，経験をしっかりと感じたいと思わなくます。思考，感情，感覚，その他にも不安と関連するあらゆる反応を避けるようになります。でもそうしていると，いわゆる「お風呂の湯と一緒に赤ちゃんまで放り出す」ことになって，つまり好ましくないものと一緒に大切なものまで失ってしまいます。マインドフルになると，人生のどの側面も，難しくて辛い瞬間も含めて，味わってしっかり体験できます。マインドフルネス・スキルを使うと，日頃の活動を有意義にこなしながら経験を満喫できるようになります。

・不安を消そうと努力していると，エネルギーを使い果たして，やり甲斐を感じるはずの活動やそれに伴う喜びや充実感を経験している

第3章　不安との付き合い方を変える　　71

時間がほとんどなくなります。マインドフルネスは，本当に大切な
何かの方向へ進み続けながら自分らしく生きる手応えと喜びを感じ
る人生を促してくれます。

問題1──悪戦苦闘すると注意が妨げられる

　講堂の壁にかかった時計の秒針が時を刻んでいます。キーシャは，こ
の分だと今日発表できる生徒はあと二人で，自分が選ばれる確率は6分
の1と計算しました。口が乾いてパニックを感じますが，水筒の水を
今飲むか，それとも後で当てられたときのために取っておくべきかに
ついて考えが巡ります。そっと水筒に手を伸ばして少しだけ口に含もう
とすると，手が震えているのに気がついて愕然とします。部屋を見渡し
て，みんなの前に立つときに発表用メモを支えられるものがないか探し
ます。計画ではメモを手に持って発表する予定でした。でもこんなに震
えていては，クラス中に丸見えです。キーシャは手元のメモを眺めなが
ら考えます。念のために発表を頭の中で通してシミュレーションしてお
いたほうがよいかもしれない。でも，紙に書かれた単語が揺れるのを見
ていると不安がますます強くなってきたので，メモの束をひっくり返し
て，目をそらしました。

　今の発表者に注目しなければいけないのはわかっています。でも，
キーシャは，思考にすっかり没頭しています。このクラスのために毎週
何時間も資料を読んで勉強しているのに，成績はかろうじて平均のC で
す。想像の中で思い描く場面では，ぶざまな発表をしているうちにクラ
ス中がささやき始め，くすくす笑い，あきれ顔が見えます。キーシャが
不安に苦しんでいると知る友人は一人もいません。恐ろしいのは人前で
話をする状況だけで，受講科目を決めるときにはいつでも細心の注意を
払って発表がないのを確認してから科目を選んできたためでした。この
科目の教授も，これまで一度として発表の課題を出したことがありませ

んでした。それなのに，よりによって今年から授業内容を変えるとは。なぜあと1年待ってくれなかったのでしょう？　惨憺たる発表のニュースを聞いた女子学生クラブの仲間たちの反応を想像します。プレッシャーがかかっても落ちついていてクールというキーシャのこれまでの評判は，完全に吹き飛びます。

　讃える拍手が起きて我に返ると，ルームメイトのジョスリンが発表し終わったメモを集めて席まで戻ってくるところでした。「どうだった？」ジョスリンが期待を込めてささやきますが，キーシャは，教授と目が合わないようにするのに精一杯で，話しかけられたのには反応しません。ジョスリンの顔から笑みが消えて，彼女はあきれながら一人で考えます，「キーシャったら，自分のことしか考えていなくて，感じが悪いわ。私のことも，私の発表も，どうでもいいんだわ」。

　次に発表するのはアンドレです。アンドレとは時々授業の後に学生会館でコーヒーを飲んでいて，今週末に友人宅で開かれるパーティーに一緒に行かないかと誘ってみようと考えていました。アンドレは，前に進み出る途中で自信ありそうな笑みを送ってきます。発表の間もキーシャの視線をとらえようと，何回も試みます。発表の深さと質でキーシャを感心させようと思っているのです。でも，キーシャは無反応に前を見つめたままで，そのいかめしい表情を，アンドレは彼女が退屈して関心がないからだと誤解します。実際には，キーシャは，必死に記憶をたどって，不安をコントロールする方法を探していました。「そういえば高校のときに，みんなが下着姿なのを想像してみたけど，もっと恥ずかしくなっただけだったわ」と思い出します。

　どうにか残りの時間を過ごして，発表が次回に延びたとわかった瞬間に，ほっとした気持ちが溢れ出します。ジョスリンのほうを向きながら，お疲れ様のランチをご馳走するから街に出ようと話しかけようと思っていましたが，ジョスリンは冷たい怒った表情を浮かべて勢いよく歩き去ります。友人の反応に戸惑いながら，アンドレに追いつこうとし

ます。学生会館で一緒にランチを食べながら，チャンスをとらえて勇気を出してパーティーに誘えるかもしれません。アンドレがキーシャのほうをちらっと見たのでキーシャは微笑み返しますが，遅すぎました。くるりと向きを変えたアンドレは，もう別のグループと寮へ帰っていくところです。ほっとした気持ちがあっという間に消えて，寂しさと混乱を感じながら，キーシャは独りでキャンパスを歩きます。

注意の範囲が狭くなって，とうとう注目できなくなる

　脅威が差し迫ったときに感じる恐怖は，目の前の危険だけに注目させます。未来に脅威があると予想されるときに感じる不安は，環境に潜むかもしれない危険を絶えず探らせます。注意がそうして狭まってごく限られた範囲にしか向かなくなるのは，身の安全を守って生き残る可能性を高める働きではあるのですが，その代わり脅威と関係のない部分は気づかれずに対処されなくなります。例えば，コンビニで買い物をしているときに武装した強盗が押し入ってきたら，私たちの注意は強盗の動きの一つひとつにしか向かなくなります。そのケースなら，仮に牛乳が安売りされている事実に気がつかなくても結果は大して違わないでしょう。でも，場合によっては，怖さや不安から細かい部分を見落とすと，もっと大きな違いを生むかもしれません。

　第2章では，心配と不安で頭がいっぱいになってしまうと，日々の経験に伴うはずの喜びや楽しみを十分に味わえなくなる点を考えました。エリックははっきりと家族を大切に思っていて，一緒に過ごす時間を優先しようとしています。でも，身体はかなりの時間を妻と娘と過ごしていても，心配で頭がいっぱいで注意が向いていないために，妻と娘との人間関係がぎこちなくなって距離ができてしまっています。エリックの場合，注意の範囲が狭まったために，家族と十分につながり合えなくなっています。

　また，未来に考えられる脅威に注意が固定されてしまうと，現在の貴

重な情報を見落として，一番大切なものの方向へもっと効果的に行動するチャンスを逃すかもしれません。キーシャは，周りの人たちを大切に思っていて，周りの人たちにも受け入れて認めてもらいたいと感じています。周りの人たちと心を通じ合わせる一番よい方法は，不安をコントロールして，マイナスの評価を避けることだと信じています。ところが，キーシャの注意はあまりにも強く自分にしか向かなくなっているために，自分の行動が周りの人たちにどう影響を及ぼしたかに気づきません。不安をコントロールしようとするあまり，ジョスリンのすばらしい発表を褒めることも，アンドレの発表中に微笑んでうなずき返すこともできませんでした。皮肉にも，そうしたヒントを鋭く観察して効果的に反応できていれば，キーシャが願うように社会的につながり合って受け入れてもらえたでしょう。自分の行動とその結果にほとんど気づいていないので，キーシャは，クラスメイトの反応に困惑します。不安で注意の範囲が狭くなっているので，経験から学習できていません。おそらく，キーシャは，この次に社会的な脅威を感じたときにも，何とかして不安をコントロールしようとする効果のない同じ方法を夢中で使い続けるでしょう。

　　ベンは，携帯電話を乱暴に切ってから，怒りに任せて部屋の反対側に投げつけます。今回もまた，弟のデイビッドを説得できませんでした。飲酒をやめてリハビリプログラムに参加するように言い続けてきたのです。どうせこうなるのはわかっていたさ。ベンは心の中で怒ります。デイビッドはいつでも融通が利かなくて，頑固で，無責任だったのだから。

　　ベンとデイビッドの母は，二人がまだほんの子どもだったときに亡くなりました。それから2年間というもの，兄弟は親戚から親戚へと迷惑な荷物のようにたらい回しにされました。やっと父親が現れると，西海岸まで引きずるようにして連れて行かれて，部屋が二つきりの薄暗いア

第3章　不安との付き合い方を変える　　75

パートに三人で住み始めました。ベンは，その地獄部屋を抜け出すのが
待ちきれない思いでした。高校を卒業したその日にその足で地元の採用
担当者のところへ行き，海兵隊に志願しました。現在は，工学分野で大
学院の学位を取ろうと取り組んでいます。

　一方弟のデイビッドは，16歳になったときに高校を中退して，父親
と一緒に肉詰め工場で働き始めました。お金を手にするたびにすぐに使
い果たして，一銭たりとも手元に残せませんでした。ほとんどがお酒に
消えて，いくらかでも残れば競馬で失いました。二人の女性との間にも
うけた三人の子どもたちの養育費の支払いが滞って，四六時中裁判所へ
呼び出されていました。

　ベンは，月に一度はデイビッドをつかまえて，このままでは人生の先が
ないと話しました。弟を回復させることに，兄として責任があると知っ
ていました。でも，どれほど声を大にしても，叫んでも，ガミガミ言っ
ても，どうしてもデイビッドには通じません。先週などは，はるばるデ
イビッドのアパートまで車で出掛けて，顔を合わせて話し合おうとさえ
しました。それなのに，お酒をやめるように説得できなかったばかりか，
頑固でどうしようもない弟に，1週間も血を吐き続けているというのに病
院に行くことすら納得してもらえませんでした。

　いくら努力しても効果がないので嫌気が差して，ベンは，図書館へ
行って学校の宿題をしようと決めます。最初の問題一式を几帳面に解い
ているうちに，ふと気がつくと，胸が締めつけられているようで，腕や
脚がしびれて感覚が鈍くなった感じもします。だんだんパニックになり
始めます。家系には心臓病を患った人たちがいます。ベンは，心臓発作
だと怖れます。案内デスクに倒れ込むようにして図書館司書に助けを求
めたときに，自分が涙を流しているのに気づいて驚きます。「僕は一体
どうしてしまったのだろう？　気が変になり始めているに違いない」，
ベンは恐怖の中で考えます。

キーシャの場合，不安と悪戦苦闘し続けて注意が向く範囲が狭くなると，周りの環境を観察して反応する力，特に大切に思う人たちに反応する力が減りました。一方，注意の範囲が狭まると，周りもさることながら，内面で起きている経験を完全な形で気づけずに理解できなくなる場合もあります。機嫌が悪くて動揺しているといった大まかな部分はわかっても，感情面の反応に含まれる重要なニュアンスに気がつかなくなります。ベンは，デイビッドの振る舞いが自分を怒らせる点ははっきりとわかっています。でも，デイビッドを心配するあまり注意の範囲が狭くなっているために，自分の中に他にも，弟の健康と幸せを守れないことへの恐怖，悲しみ，罪の意識などの感情があるところまでは気がついていません。また，母を失ったことに関連する強い悲しみがあるのをなかなか認められず，弟が好ましくない選択をするのを止めさせられない深い寂しさを受け容れられず，頼れる家族がいないのを心から寂しく感じていますが，そうした機微にもなかなか注意を向けられません。ベンは，今経験している自分の感情がどれほど複雑かにほとんど気づいていないので，溢れてくる感情の強さに恐ろしくなり，混乱しています。

不安に注意を奪われている状態は，望遠レンズを通して前方の茂みを見ているようなものです。左側からお腹を空かせたライオンが近づいていても，右側から救助者が安全な場所へと手招きしていても，あなたには見えません。マインドフルネスは，視野が広い広角レンズをくれます。

気づいている感情の範囲がとても狭いので，ベンが選ぶ行動もいま一つ効果がありません。デイビッドとコミュニケーションするたびに強い怒りが影響を及ぼし，二人は大抵心が通じ合わないことになります。もしもベンが自分の弱さをデイビッドに伝え，心にある恐怖と悲しみをデイビッドにも感じてもらえるようになれば，二人の絆はもっと強くなるかもしれません。今

のところ，ベンが弟に働きかけようとして強い姿勢をとるたびに，デイビッドは攻撃されたと感じて心を閉ざし，毎回逆効果になっています。兄がどれほど恐れて悲しんでいるかをデイビッドが知っていたら，治療を受けるようにというアドバイスを聞こうと思いやすくなるでしょう。でも，兄弟は悪循環に陥っています。ベンの中では，弟を失うのではないかと心配して絶望的になればなるほど怒りも強まります。でもベンがデイビッドに強く当たれば当たるほど，二人の心がつながり合う見込みはますます少なくなります。

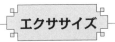

不安についてよくある思い込み

以下にご紹介する不安についてよくある思い込みの中に，あなたにあてはまるものはありますか？

- 「不安を感じるのは嫌です。なぜなら弱さの表れだと思うからです」
- 「必要もないのに神経質になると，自分に対して怒りを感じます」
- 「不安が強いと，自分にがっかりします」
- 「他の人が平気な状況で不安を感じるので，自分はどこかおかしいと感じます」
- 「不安には耐えられません」
- 「不安は危険かもしれません」
- 「不安は，私がどういう人間かを示していると感じます」
- 「不安をコントロールできるようになってからでなければ人生を先に進めません」
- 「私がもっと強い人間だったら，不安を感じないようにできるのに」

注意が引きつけられてどんどん反応するようになり，しかも自己批判的になる

　恐怖と不安との悪戦苦闘は，そうした感情があるときのドキドキする感じや呼吸の変化などが原因で実害が起きるわけではありません。そうではなくて，そうした感情とそれに伴う思考や感覚やイメージに，私たちが次々と反応することで起きます。ジムを例に考えてみましょう。ジョーとジムは，ともに，運転免許を取ったばかりの10代の娘がいます。ジョーもジムも娘の安全を心配しています。ジョーは，時々机に座ってパソコンで仕事をしているときに，ふと娘の安全への心配に注意を奪われているのに気がつきます。娘の車が大破して路肩にひっくり返っている場面が鮮やかで恐ろしいイメージとして心に割り込んでくる瞬間さえあります。自分が不安を感じていることを示すこうしたサインが表れると，ジョーは，そうした次々と起きる反応は10代の子の父親で子どもがかわいいなら誰にでも普通にあるものだと認めます。そのうち思考やイメージが自然に過ぎてゆき，他のことに打ち込めるようになります。

　ジムも，娘の安全を心配しますが，そうした感情に心をとても乱されます。合理的ではないとわかっていますが，迷信めいた気持ちが湧いてきて，娘の身に大変なことが起きる場面を想像したり娘の運転技術を疑う考えが浮かんだりすると，それが悪運を呼んで娘が交通事故に巻き込まれる可能性が高くなる，とつい考えてしまいます。ジムは，そうした思考をバカげていると思っていて，他の人，特に妻には，心配していることを知られたくありません。同僚のジョーにも，免許を取りたて

> あなたを傷つけるのは，恐怖や不安を感じるのを自分で非難する行動です。恐怖や不安そのものではありません。マインドフルになると，そうした自己批判を，自分を慈しむ姿勢へと変えやすくなります。

の娘がいます。でもジョーはいつも笑って，自分の子どもたちを冗談の
ネタにしています。つまり娘の運転の安全についてはちっとも心配して
いません。ジョーがあっけらかんとして無頓着なだけに，ジムは，自分
の心で起きているさまざまな反応を好ましくないとつくづく感じます。
とりわけ疲れたある日，娘を失う考えに涙を浮かべている自分に気が
ついて，ジムは考えました，「私は一体どうしてしまったのだろう？
大の男が，起きてもいないことに涙を流すなんて」。我ながら信じられ
ません。「私が実はどれほどおかしいかにみんなが気づき始める前に，
シャキッとしなければ」。じきに，ジムは，気持ちを落ちつかせるため
に毎晩ビールをいくらか飲む習慣がつきました。お酒を飲むと，気持ち
が少し落ちついて眠れるようになり，不愉快な思考とイメージを数時間
だけ心から締め出しておけるとわかったのです。

　不安に対するジムのような反応は珍しくありません。恐怖を感じるの
は人間として自然な反応ですが，多くの人が，社会的なメッセージか
ら，恐怖を弱さや不合理さや欠点を示すものと考えるようになっていま
す。また，ジョーも同じようにわが子を心配しているのがジムにはわか
らなかったように，他の人が恐怖と不安を経験している様子はなかなか
見えません。そのため，不安を経験しているのは自分だけだと信じ込ん
で，そこから，不安を感じるのは弱さや欠点を示すものと学びがちで
す。そうした学習をしてしまっているので，恐怖や不安があるのに気が
つくと批判的に決めつける姿勢で反応して，そうした感情を危険で耐え
られないものと考えます。感情は，内面や周りの出来事へのさまざまな
反応にすぎないのですが，私たちは自分の感情に対して個人的な責任が
あると感じて，コントロールできなければいけないと信じています。

人は感情体験で定義されがちである

　心理学者のスティーブン・ヘイズと同僚たち [17] は，思考や気持ちや
感覚に対する人間に固有の反応は，これらの体験とフュージョン（融

合）してしまうということを確証しています。つまり恐怖を，来ては過ぎ去る感情として見るのではなく，自分の本質的なパーソナリティの一部と見なすようにするのです。「私はだめな人間だ」という思考が浮かぶことくらい誰にだってあると認めるのではなく，その思考が浮かぶのは，自分が他の人とは違うか，どこか欠点がある事実を示している，と信じ込みます。

　悪いことに，恐怖と不安へのこうした反応はどれも影響し合うので，不安がどんどん強くなる悪循環ができて抜け出しにくくなります。例えば，クラウディアは，社交をすると恐怖と不安を感じるので自分はどこかがおかしいのだと考えます。パーティーに出席しようと計画していると，大抵，自分の姿を心配し始めるか，上手に雑談できるかどうかに不安を感じ始めます。クラウディアは，そうした恐怖と心配を感じるのは自分だけだと思っていて，自分の性格的欠点だと考えるのでとても苦しくなります。他の人が決して自分のようには苦しんでいないのは確かです。そんなこと，ほとんどの人がパーティー会場でいかにくつろいでいるかを見ればわかります。少なくともテレビで目にするパーティーではそうです。怖いものを避けたいと思う衝動が自然に湧きますので，どうしても，結局，何らかの言い訳を用意してパーティーに参加できなくて申し訳ないと連絡することになります。クラウディアは，不安を障害物と見なして，それがある限り友人を新しく作ったり関係を続けたりできないと思っているので，不安の感情が湧く度に，怒りを感じて苛立ち，絶望します。不安に関わる思考や気持ちをすっかり消し去ってしまわない限り幸せな人生を存分に生きられないと信じているのです。結果として，不安に関連した症状が現れるたびに，とてもがっかりして，気持ちがしぼみます。

マインドフルになると，不安があなたを表しているわけではないとわかります。

解決1 ── マインドフルネスは，気づきの範囲を広げて，
思いやりのある姿勢で経験を眺められるようにする

　マインドフルネスを実践すると，注意が今どんな状態になっているか
に自分で気づくので，焦点を絞る，逆に広げる，方向を変えるなどがで
きるようになります。また，心が現在から引き離されて，未来の恐ろし
い出来事を想像したり過去に動揺したエピソードに向いたりしたときに
もわかります。ですので，マインドフルな気づきを育むと，一番肝心な
「今，この瞬間」に注意を戻してきて人生をもっと存分に生きられるよ
うになると言えるでしょう。マインドフルになると，思考や感情の複雑
で微妙な部分やニュアンスがわかって，心で起きているさまざまな反応
をより深く理解できます。すると，どう行動するのがよいかの選択肢を
より柔軟に考えられるようになります。さらに，注意の範囲が広がると
自分の行動の結果にもよく気づくようになるので，経験から学びやすく
もなります。

　マインドフルネスは，心の経験とのつき合い方を変えます[18]。それ
が非常に大きな特徴です。不安があると不愉快な経験や辛い経験からは
目を背けがちですが，マインドフルになると，不安があっても，そう
した経験にも目を向けて，近づいていけるようになります。**マインドフ
ルネスは**，心の経験のあるものは好ましくて受け容れられるけれども他
は忌まわしくて受け容れられない，などと**批評しません**。そうではなく
て，全ての経験に，どうなっているのだろうと眺める関心と思いやりの
眼差しを向けます。マインドフルに眺めると，経験全体をそれに関連す
る思考や気持ちまで含めて丸ごと眺めてこそ，それを感じている人間と
してのあなたがどんな人かがわかるのだ，と理解できます。

　不安と悪戦苦闘するほど，私たちは習慣から反応しやすくなります。
新しい状況は恐ろしく見えがちですので，大抵自動的に回避で反応しま

> 苦痛を避けようとするのは自然です。でも，避けると，理解できなくなり，効果的に対処できなくなります。

す。マインドフルになると，どんな状況でも習慣に縛られずに新鮮な視点から眺められます。また，心が不安に反応してざわついていると気づいても，まるで新しい経験をしているかのように，関心に満ちた姿勢で，何だろう，どうなっているのだろうと探れます。そして，マインドフルネスを実践し始める前には見えなかった新しい選択肢を含めて考えられるようになります。

問題2──悪戦苦闘すると経験を避けたくなる

　友人か同僚かパートナーか，相手が誰であれ，人間関係が気まずくなってしまったという経験なら誰にでも一度くらいはあるでしょう。例え話をしましょう。あなたが経営者だったとして，雇っている社員のチェットとの関係が崩れていく状況を例に，人間関係がだんだん悪くなるときの段階を考えてみます。想像しましょう。あなたがこれまでに接してきた経験では，チェットが特に役立っているようにも積極的に会社の利益に貢献しているようにも見えません。あなたには会社にとってのチェットの価値が見えません。とりたててスキルや特技があるわけでもなさそうです。じきに，チェットに会うたびにすぐに気に障って苛立つようになります。どうも，チェットはあなたの怒りのツボをことごとく押すようです。チェットがする間違いの一つひとつが目につくようになって，何とかしたほうがよいと警告したにもかかわらず，働きかけるたびに，なぜか物事がさらに悪くなるようです。チェットの性格的な欠点だと思うことに，どうしてもきつく批判的になってしまいます。人間関係が悪くなるにつれて，あなたは，チェットを避け始めます。ランチの時間に休憩室にチェットが居そうだと思えば，机で食べます。誰かと

話をしていてそこへチェットが加わると，歩き去ります。洗面所へ行くにも，チェットの机の横を通りたくないので毎回遠回りをします。計画的にチェットを忙しくしておいて，毎週のスタッフミーティングに彼が出席できなくします。思いがけず関わることになってしまうと，その後はチェットの無能ぶりに何時間も怒りが収まりません。まもなく，チェットに対処するために膨大な時間と心のエネルギーを取られていて，彼を避ける努力が，あなたが仕事に集中するのを実際に妨げていると気づきます。ついに堪忍袋の緒が切れます。もう沢山。あなたはチェットを解雇することにします。彼の姿を二度と見ませんようにと願いながら。

　誰かとの関係は，断ち切るのが難しいものです。たとえその人の価値がわからなくて，会うたびに癪にさわって，その人が絶対に変わらないと確信していてもそうでしょう。でも，不安やその他の感情や思考や感覚との関係ともなると，そもそも断ち切りようがありません。不安とあなたの関係が心地よいものではなく，不安がどんどん強まり，批判的で，まるであなたがどんな人間かを示しているようでしたら，「別れ」たいと思うのももっともでしょう。それが不可能である以上，ひょっとしたら，ベストを尽くせることとして，どんな犠牲を払ってでも不安を感じる経験を回避するのがよいと考えるかもしれません。

　ところが，不安（不安に関わる思考，関連する感情，緊張して興奮してくるときの身体の感じ）を回避したいと考えるのは，悪戦苦闘の大きな原因です。もがけばもがくほど，不安を避けるために，注意をそらす，ポジティブ思考の力を使う，ワインをグラスに一杯（またはそれ以上）飲む，アイスクリームを大容器ごと食べる，心を何時間でも麻痺させてくれるテレビ番組を観る，といった方法を使いたくなります。本書で後から考えますが，こうした努力は大抵逆効果で，さらに苦しくなり，人生を妨げます。

　また，不安に関連した経験を避けようとすると注意の範囲も狭く限定

的になって，それも悪戦苦闘の一部と言えます。注意を苦しい感情から
そらし続けていると，そうした感情が心にあるときに気がついて理解で
きるようにはなかなかなりません。思考やイメージを押しのけるのに心
のエネルギーを使い果たしていると，「今，この瞬間」に何が起きてい
るかに注意を向けようとしても難しくなります。

解決2──マインドフルネスは，経験を決まりごとのように　自動的に避けてしまわないようにする

　困った社員チェットとのどんどん気まずくなる関係に戻って考えま
す。想像してください，チェットを解雇する前に，あなたは人事部の
ウィルマに相談しようと決めます。ウィルマは，これから数週間かけて
定期的に三人で面談しながら，気まずくなってしまった人間関係を修復
してみようと提案します。無駄だ，とあなたは考えるかもしれません。
何しろ，すでにずいぶん長い間何とかしようとしてきて効果がなかった
のです。それでも，最後にもう一度だけ試してみても悪くないと考えて
同意します。

　早速ウィルマがチェットの従業員ファイルを回してきます。書類に目
を通しているうちに，チェットが実際には会社にかなり役立っている
と知って驚きます。近くにいるとやはり嬉しくはないけど，それでも
チェットが何らかの形で職場に貢献して価値と個性を発揮していると認

めます。チェットを以前よりもよく知ってくると，風変わりなところも理解できるようになり，それがチェットなのだと受け容れ始めます。

マインドフルになると，不快な感情でさえ，それが本当は何を伝えてきているのかがわかるだけの間，経験していられるようになります。

　ウィルマが勧めるので，チェットが仕事でミスをしたときに，あ

なたは新しい技法を使って対処してみます。これまでは、やる気を出してほしいと願ってきつい言葉で批判してきました。だってそういうものでしょう、解雇するぞと脅されれば誰だってもっと頑張ろうと動機づけられるでしょう？　でも、ウィルマが提案する方法では、何が起きたのかをまず理解して、それから、この次は別な方法を使ってみるようにとチェットを励まします。ひょっとすると研修のときに間違って教わっていただけかもしれませんし、ただ単に大変な一日だったのかもしれません。つき合い方を変えてみてその社員について新しい何かがわかると、思いやりを持てると同時に、仕事の能率を上げるように励ませるようにもなります。ウィルマの助言を受けて、あなたは思い切って、思いやりがあるけれどもしっかりとしたこのアプローチを試します。すると、チェットの能率が安定して上がってくるのを見て、嬉しくなるとともに驚きます。

　チェットとの関係で起きた変化を、不安との関係でも、それ以外にも日頃から避けたいと感じている感情との関係でも起こせると考えましょう。そのためには、経験から逃げるのではなく、経験と向き合って、知り尽くしていると思う反応にも新しい視線を向けます。チェットに優しい関心を向けたら驚くべき側面をいくつか発見したのと同じように、すっかり嫌悪の対象となっている不安にも優しい関心を向けると、何かを発見できるでしょう。チェットを人としての欠点も含めて思いやりをもって接することができたのと同じように、あなた自身と、あなたの自然で本能的な恐怖反応にも、思いやりをもって接することができます。

　その結果、チェットとの関係が変わって、もうどんな犠牲を払ってでも彼を避けなければいけないとは感じなくなります。何も親友になったり、わざわざ彼を探し回ったりする必要はありません。あなたはただ、休憩室にいるときにチェットが入ってきたら、少し横にずれて彼のための場所を空けて、後はそれまでしていたことを続けるだけでよ

いのです。

　同じように，マインドフルになると，不安や他の内面的な経験とのつき合い方が変わるので，そうした経験を避けたいと感じる衝動も減ります。不安や他の感情の価値がわかり，思いやりと理解のある視点から経験を眺められるようになり，不安があなたがどんな人間かを表したりあなたをコントロールしたりするわけではないと気づき始めます。すると，不安に関連した反応が以前ほど危険にも脅威にも見えなくなります。勿論，辛い思考やマイナスの感情をそれそのものとして積極的に求めることは生涯ないでしょう。でも，あなたにとって本当に価値のある方向へ生きる中で時折苦痛が伴う状況も起きるのでしたら，そういう瞬間にマインドフルネスを実践すると，ちょっと横にずれて場所を空けられるようになります。

問題3——悪戦苦闘すると本当に大切な方向へ進めなくなる

　内面の経験とたえず闘って，不安に関連した思考や気持ちや感情を避け続けていると，膨大な時間を取られて疲れ果てます。そのため，悪戦苦闘の真っ只中にいるときには活動が妨げられます。友人や家族とつながり合う，人間関係を広げる，キャリアの面で上を目指す，特技や興味を伸ばす，スピリチュアルな面を深める，地域活動に参加するといったことが全て後回しになります。「この悪戦苦闘に勝つまでの辛抱だ」と自分に約束しているかもしれません。「けりがついたら，すぐに自分らしく生き始めよう」。

　一見，合理的に見えます。一度しっかり時間をとって，一気に労力をつぎ込んで，不安の問題を徹底的に片づけてしまうのです。完全に片づいたところで，すっきりとした気持ちで本当に大切なものに向かって自由に生きるほうがよくないでしょうか？　これは，問題解決の手法です。それでうまくいく類の問題もあります。例えば，翌日にレポートの

第3章　不安との付き合い方を変える　　87

締め切りがあるのなら，課題が完全に片づくまでテレビを観ないと決めるのは理にかなっています。全自動洗濯機に洗濯物を放り込んでスタートボタンを押すまでは散歩に出掛けるのを我慢するのも合理的です。

> 恐怖と不安を完全に拒否すると，思いもよらない仕方で人生を狭めかねません。

　ところが，この方法を使って不安をコントロールしようとすると，問題が発生します。なぜなら，恐怖や不安，弱さと不合理な思考，不快な身体感覚は，人間として生きる状態には本質的につきものだからです。本質的な部分ですから，いくら決心しても，動機づけても，律しても，治療しても，薬を飲んでも，人間らしさを克服できるはずはありません。つまり，問題解決の方法で不安を先に全部片づけてしまおうとすると，人生が保留状態になったまま，決して達成できないゴールを追い求めている状態から抜け出せなくなります。

　仮に運がよくて，本当に大切と思うもののいくつかは保留しないでいられたとしても，不安や心配と悪戦苦闘していると，心から楽しめないので経験を味わえなくなります。何もかもが「とりあえずこなさなければいけないもの」に思えてきます。身体だけは動かしているけれども本当の醍醐味を味わえない感じです。不安との悪戦苦闘から抜け出せなくなると，人生の傍観者になった気分になります。

解決3──マインドフルになると人生にしっかり参加できる

　マインドフルネスを実践すると，不安を避けようとする行動が自分らしい人生を生きるのを妨げている様子が，目に見える形のものも，もっと微妙な形のものも，気づきやすくなります。それだけではありません。マインドフルネスを実践すると，自分にとって価値が感じられて生きる力や充実感をもたらしてくれる人生の方向性を誠実に判断できるよ

> マインドフルになると，不安を避けようとしてどれほどのものを諦めてきたかが見えて，人生で本当に取り戻したいものが何かもわかります。

うにもなります。辛い思考や気持ちをマインドフルに眺めると，気持ちの強さが和らいで，人生を妨げる力も弱くなって，価値を感じる方向に進みだせます。マインドフルネスは，自分らしく生きるときの手応えの全体とそれに伴う思考や感情や感覚を不快なものも含めて丸ごとしっかり経験したい，と思わせてくれると言えるでしょう。

　本章のはじめでご紹介したキーシャがマインドフルネスを実践し始めると，注意が不安に集中してしまって大切に思う人たちとのつながりからむしろ引き離されている様子に気づきました。キーシャは，人間関係が自分にとってとても大切だとずっとわかっていました。実際，社交的な場面で完璧に振る舞わなければと強く感じるのも，周りの人たちから愛されて受け入れられたいと願うからこそでした。自信があるように見せるのが友達を引きつけておく一番の方法だろう，自分の内面の「欠点」をなくす以外に受け入れてもらう方法はない，と考えていました。キーシャは，その方法で必ずうまくいくと強く信じていたので，はじめは，自分の行動をもっとよく調べるために「初心」（マインドフルネス・スキルの一つで，第5章でご紹介します）を使う気にはなりませんでした。でも試すとすぐに，「欠点を直す」ことに注意を集中すればするほど周りの人たちとますますつながり合えなくなっている現実がわかって驚きました。キーシャがマインドフルになると，沢山の変化がありました。まず，自分の行動とその意図しない結果に気づきやすくなりました。また，昔からの習慣がぶり返して自己反芻し始めると，すぐに自分で気づくようになりました。反芻し始めると，注意が自分に引きつけられます。でも，気づきの範囲を意識して広げられるようになって，例えば太鼓判を押してもらいたがっていたジョスリンや，関心を引こう

としていたアンドレのような人たちからの微妙な合図が見え始めました。さらに，社会的な場面で自分自身に起きるさまざまな反応の全体をよく感じ取れるようにもなりました。クラスメイトたちと一緒に座って発表の順番を待っていると，恐怖と心配を感じましたが，心には他にも自分への思いやり，仲間意識，誇らしさといった感情が同時にあるのにも気がつきました。マインドフルになって気づきが高まると，こうして周りの人たちとつながり合っている瞬間が自分にとってどれほど大切かがよくわかりました。そして，不安に気を取られて自分だけに注意を向けるのではなく，友人の合図に反応することを選び取ることができました。キーシャの注意が周りの人たちとの関係に向くと，心地悪さや寂しさの感じが減って，前よりもずっと充実して満たされた人生になりました。

新しい道への出発

　本書では，マインドフルネスの考え方をご紹介して，不安とそれに関連する感情，思考，身体感覚とのつき合い方を変えるためのエクササイズをご提供します。ここまででは不安を感じたときにあなたに起きる反応の性質を理解し，よく観察し始めただけですが，すでに不安とのつき合い方が変わりつつある手応えを感じていらっしゃるかもしれません。勿論感じていなくても大丈夫です。マインドフルネス・スキルは粘り強く誠実に実践していると，どんどん自動的に自然に使いこなせるようになります。第4章では，幅広く沢山の実践をご紹介しますので，この新しい気づきの形を身につけ始めましょう。

　第4章では，まず，さまざまな身体感覚に気づく練習から始めます。息を吸ったとき，筋肉を緊張させるとき，リラックスするときなどの感じです。また，周りで何が起きているかに，今までよりも注意深く好奇心に満ちた目を向けます。何かを食べるときにはどんな感じがするか，

どんな音に気づくか，不安が初めて浮かんだ瞬間がわかるか，などです。第4章のエクササイズは準備運動のようなものですが，私たちのクライエントは（また他の人たちも）この段階でさまざまな発見をします。そうした発見をしておくと，後からもっと本格的にマインドフルネスを実践して，例えば不安や他の辛い思考や感情に対して関心と思いやりに満ちた眼差しを向けようとするときに，取りくみやすくなります。

以降の章では，自分らしい人生を生きるときに感情が何の役割を果たしているか，また感情をコントロールしようとしても苦しさを増やすだけだ，といった点について，心理学分野の最新の研究から何がわかっているかもご紹介します。マインドフルネスを高める取り組みの中で折に触れて見ていきましょう。また，あなたにとって何が一番大切かを探し，人生をのびのびと生きようとするのを不安と回避がどのように妨げているかを調べて，あなたが価値に沿って生きるのを妨げるものをなくしていくための計画を立てましょう[19]。

私たち著者の経験では，マインドフルネス・エクササイズに時間を使って沢山取り組むほど，より多く効果を引き出せます。不安に苦しむ人には，大変忙しい方が沢山います。ただでさえ忙しい生活にこれ以上一つでも上乗せしたら押しつぶされてしまう，と感じるでしょうか？でも思い出しましょう，不安との悪戦苦闘はこれまでに時間をかけて身につけてきた習慣です。新しい習慣を身につけて，これまでの悪戦苦闘の習慣と替えようとするのですから，どうしてもいくらか時間と練習が必要です。ですので，ぜひ時間を作って，本書を読み，エクササイズを最後までこなし，マインドフルネスを実践してください。じきに，日々の生活に新しい技法やスキルを自然に取り入れ始めていることに気がつかれるでしょう。

本書のはじめでもお伝えしたように，たとえなじみがなくていかにも不格好に思えても，心をひらいて，どうなっているのだろうと眺める関心を向けながらエクササイズに取り組みましょう。役立つはずがないと

思えても，一つひとつのエクササイズを試しましょう。一通り試したら，早速その新しい観察スキルと経験とを使って，あなたにとって一番効果がある戦略や方法がどれかを決めましょう。

　忘れないでください。不安が今どれほど強くても，また不安の症状にこれまでどれほど長く苦しんできたとしても，価値に沿った自分らしい有意義な人生を生きるために必要なものをあなたはすでに全て持っています。本書でご紹介する戦略や方法は，私たち著者が不安とマインドフルネスの分野で日々研究と臨床に取り組む中で開発しました[20]。ぜひそれを使って，不安とのつき合い方を変えて，新しい道をたどり始めてください。

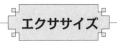

これまでとは違った眺め方をしよう

　第1章では，自分の反応を観察する，という考え方をご紹介しました。不安や恐れを感じ始めていると気づいたときに，その状況であなた自身がどのように反応するかを眺め始めました。いくらか試されていましたら，あなたは既に，マインドフルネスの一番簡単な形を実践しています！もしまだでしたら，今から始めましょう。いつでも小さなノートを持ち歩いて，不安を感じたときにあなたにどんな反応が起きるかをその場で記録します。日に少なくとも一回か二回は記録しましょう。第1章では，日付と状況，それに不安に関連して起きた反応なら何でもひとまず記録するようにお伝えしました。さて，ここからは，不安に関連した反応をよく観察して，要素に分けます。不安が強くなってくるのに気がついたら，少し時間をとって，あなたに起きる反応を，**思考，感情，身体感覚，行動**の領域にそれぞれ分類しながら書き留めてください。領域ごとに分けて探ると，不安に関連した反応の微妙な部分に気づいているかどうかがとてもわかりやすくなります。忘れないでください，観察するときは，

普段なら避ける何かに向き合って，すでによく知っていると思う反応も新しい視点から眺めます。 さらに，不安への自分の反応を**批判**する思考が浮かんだら，なるべく**優しく思いやりのある気持ち**で眺めなおしましょう。思い出しましょう。不安を感じるのは人間として自然で，実際に不安を感じたときにそれにどう反応するかは学習しながら身につけた習慣にすぎません。反応は，あなたの弱さや欠点を示すサインではありません。自分を慈しむそうした姿勢は，本書を通じて取り組みながら育んでいきます。ですので，優しい気持ちにすぐになれなくても苛立たないでください。ともかくこれまでとは違った眺め方をして，何が見えてくるかを観察しましょう。

第4章
マインドフルネスへのご招待
―元々あなたの中にあるスキル―

　いくらか雪が降った月曜日の朝です。息子のサムが通う小学校が積雪を理由に休校になりました。まずいことに，私（S. M. O.）が教鞭をとっていた大学は普段どおりに授業があって，その日は午前中に講義をしなければいけませんでした。夫と相談した結果，サムが私と一緒に大学へ行くのが一番理にかなっているという結論になりました。息子は日頃から私が教えるのを「手伝う」のが楽しいと話していますし，私が大学にいなければいけない時間が終わったらすぐに二人で帰宅できます。少し走り回って必要なものをまとめると，サムを連れて電車の駅へ向かいました。

　サムはボストン行き列車の窓越しの座席に陣取りました。私は，サムに，これから講義の準備をしなければいけないから私が仕事をしている間は本を読むか静かに座って窓の外を見ているようにと伝えました。隣の空いた座席にバックパックを放り出すと，本，ノートパソコン，シリアルバー，水筒を引っぱり出し，チケットをスロットに通して今日の印を刻んでから，朝のルーチン作業に入ります。電車に揺られながら，その日の講義のために読んでくるようにと生徒たちに伝えてあった数章に目を通し，パソコンで講義用メモを作りながら，朝食を詰め込みます。次の停車駅で別な乗客が乗り込んできたのでしぶしぶ荷物をどかしてサムの隣に移動する間も，キーボード操作を一つも間違えません。サムは独り言をぶつぶつ言いながら，窓越しに見えるものを，氷に覆われた湖，冬の間は防水シートをかけられたヨット，駅近くの建設現場に置か

れた巨大な機械などと淡々と表現し続けます。講義ノートを確認しなが
ら仕上げているときにサムが膝立ちしながら窓の外を見ているのに気づ
いたので，座席には正しい姿勢で座るようにとしっかり念を押します。
ほどなく降りる駅に滑り込んで，朝の旅は成功です。私は朝食をすま
せ，講義の準備もすっかりできて，息子は旅を楽しんでくれてまずまず
のお行儀だったと言えるでしょう。

　でも，ちょっと立ち止まって考えてみましょう。姿勢を少し変えるだ
けで，この朝の通勤は，また違った経験になっていたかもしれません。
想像しましょう。例えば，シリアルバーを食べるときにバーに注意を集
中していたら……さまざまに伝わってくる舌触りと香りには沢山の食材
がまざり合っています。麦はカリカリして，レーズンからは果汁が広が
り，アーモンドは素朴な香り……一口食べるたびに，今日一日を過ごす
ための滋養とエネルギーが身体に流れ込んできて……水を飲むと喉の渇
きが癒されるのがわかります。

　次に，仕事に注意を集中したとします。クラスを活き活きとした議論
で盛り上げられる授業計画ができたときの満ち足りた気持ちを，もっと
強く感じたかもしれません。

　その朝，ささやかながらも心を豊かにするコミュニケーションもでき
たかもしれません。チケットを切ってくれた車掌と目を合わせて，私に
向かってうなずいてくれた瞬間を逃さないで笑顔を返していたら，彼女
の朝の仕事を少しだけ楽しくできたかもしれません。隣に座った年配の
紳士は，ボストンへ電車で行くのが少し心配そうでした。紳士に注意を
向けて，それとなくお互いの存在を確認する程度の挨拶をしていたら，
通勤列車から地下鉄へ乗り換える方法を聞かれたかもしれません。紳士
の悩みを解消して彼がほっとする表情を見たら，私の心も喜びで一瞬軽
やかになったかもしれません。

　サムに注意を集中して，思いがけず学校が休みになった日の列車の旅
で見えたものを味わい尽くそうと目を輝かせる表情の驚きと興奮を見て

いたら？　普段の息子は，スポーツとビデオゲームが大好きなやんちゃ
な10歳児です。そんな日頃の姿からはうかがい知れない一面を目にし
て，列車の旅で刻々と見せる反応に注意を向けていたら？　どれほどの
愛おしさと誇りと思いやりを感じたことでしょう。

マルチタスキングと自動操縦──めまぐるしい21世紀を満喫するのか切り抜けるのか

　一見しただけでは，二つの通勤風景がそれほど大きく違って見えない
かもしれません。通勤電車の中でマルチタスキング（多機能）するのが
当たり前になっている人は大勢います。マルチタスキングしたからと
いって人生に実害があるわけでもあるまいし。それとも，あるでしょう
か？　大体，起こることを刻々とありのままに観察したからといって実
際，どれほどのメリットが本当にあるでしょう？　これだけ沢山の問題
を抱えながら現代社会に暮らす中で，観察する程度でどれほどの違いが
生まれるでしょう？　何よりも，そうしたこと全てが一体不安とどう関
係しているのでしょうか？　本章ではこうした問いを考え始めます。第
5章以降も本書を通じて，考え続けましょう。

　マルチタスキングは，今ではすっかり私たちの生活の一部になってい
ます。10代の子は，テレビの前のソファーから動かずに，膝に乗せた
ノートパソコンで宿題をし**ながら**，おやつをつまみつつ，化学のクラス
で初めて見かけた女の子について友人とチャットでお喋りします。母親
は，むずかる子どもを片腕に抱いてあやし**ながら**，火にかけた鍋の中で
煮え立つソースをかき回し，同僚が顧客からの問い合わせに答えるのを
電話越しにアドバイスし**ながら**助けて，時々テレビもちらりと観ます。

　目立たない形でマルチタスキングしている場合もあります。何かの作
業をし**ながら**別な何かを考えているのです。第2章でご紹介したエリッ
クを覚えているでしょうか？　エリックが娘と二人で過ごす時間を楽し

> 作業を一つしかしていなくても，同時に他の何かを心で心配していることでマルチタスキングしているかもしれません。

めなかったのは仕事の心配で頭がいっぱいだったからですが，逆に仕事の時間になると大切な家族を失うのではないかという心配で頭がいっぱいで仕事にも集中できていませんでした。価値を感じる活動に関わろうとしながらさらに別な大切な活動を心配している，という状態が起きます。このプロセスは，私たちがコントロールできないところで起きる場合もありますが，複数の要請に何とか応えようとして起きている場合もあります。考えてみましょう，10代の娘の部屋の入口に立つ父親が，娘が学校について愚痴をこぼすのに共感的にうなずこうとしつつ，そうする間も電車を逃して仕事に遅刻するのではないかと心配して気もそぞろです。あるいは，待ち望んでやっと実現した「ディナーデート」のときの女性が，パートナーを気遣う様子を一生懸命見せようとしつつも，その日に上司からきつく批判された内容を反芻してしまいます。

　マルチタスキングをして注意が行き届かなくなると，必ずいくつかの領域で自動操縦とも言える状態になります。ソファーに座って四つの活動を曲芸のようにこなそうとしている10代の子は，始まったばかりのテレビ番組に夢中になるかもしれませんが，番組が終わったときにおやつに何の食材が含まれていたか，またどんな味だったかを説明できないでしょう。電話で話している母親は，香辛料を食品戸棚のどこへしまったかを思い出そうとするときに，一瞬同僚には注意が向かなくなるでしょう。一つひとつの行動をそれほど考えずに複数同時に実行できる力は，便利な場合もあります。初めてマニュアル車の変速レバーの使い方を学ぶときにはクラッチとアクセルを協調させながら動かすのにかなり注意を取られるので，知らない土地を運転するのは難しいでしょう。でも，考えずに同時に実行できる力があるからこそ，運転歴が長くなればほと

第4章　マインドフルネスへのご招待　　97

んど注意を向けなくてもよくなって，ギアチェンジをしながらでも，道路標識を簡単に見たり，同乗者と話をしたりできるようになります。

　マルチタスキングは必要悪だと考える人もいます。これだけ多くをこなすように求められる現代の生活ですから，忙しい人生を他にどう上手に生きようがあるでしょう。ところが，実際には，マルチタスキングには大きな欠点があります。運転ではうまくいったことでも，人生の他の領域では必ずしもうまくいくとは限りません。マルチタスキングが日常茶飯事で，特に自動的で習慣化していると，ストレスが増えて生産性が落ちます。私たちが注意を向けて記憶できる情報の量には限りがあって，刺激が多くなりすぎるとその量がさらに減ります。クロスワードパズルを解くときに，背景にやわらかなクラシック音楽が流れている分には問題ないでしょう。でも，研究からは，マルチタスキングは効率が悪くて[21]，マルチタスキングする人はそうでない人と比べて認知と記憶に関連する課題で成績が落ちることが示されています。マニュアル車のクラッチペダルをほとんど意識しないで踏んだり離したりしながらくらいでしたら交通状況の情報を取り込んで判断できるかもしれませんが，携帯メールを打つ，携帯を持って話す，携帯ゲームでモンスターを追いかけるなどしながら運転すると，悲劇になりかねません！　マルチタスキングすると，社会的にも人間関係の面でも何かを失います。多忙な母親と電話で話していた同僚は，はっきりしたアドバイスがもらえなくて苛立つかもしれません。愚痴っている娘は，父親がたいして気遣ってくれていないか問題を真剣に受け止めてくれていないと感じるでしょう。パートナーとディナーに出掛けた女性も，食事が美味しくて楽しい晩だったと満ち足りた気持ちにはならないでしょう。私たちは沢山の要請に応えようと果敢に頑張るかもしれませんが，マルチタスキングをしても，結局大抵は満足のいく結果にはなりません。

　集中力と生産性を妨げて周りの人とのつながりを弱めるだけではありません。マルチタスキングしながら自動操縦で人生を生きていると，人

生を方向転換したいと思っても，肝心なときに妨げになりかねません。物心ついて以来ずっと社交不安に苦しんできたルアナを例に考えてみましょう。ルアナは，新しい仕事に就いたばかりで，同僚たちとの人間関係を築きたいと思っています。周りから観察されて評価されるのを絶えず恐れていますが，他の人たちともっと深くつながり合いたいと切に願っています。独身で友人も少ないルアナは，寂しさを感じています。

　初出勤の２週間前から，ルアナは同僚たちと社交するのはどんな感じだろうと想像を膨らませました。会社が終わってから飲みに出掛ける場面を想像しました。ひょっとしたら職場仲間で週末に映画を観に行く機会さえあるかもしれません。実際に仕事を始めてからも，数日は期待と不安でいっぱいでした。一緒に出掛けるには年を取り過ぎているとか，つまらない，なんて思われないかしら？　世間話で話しかけられたら，うまく会話を続けられるかしら？　そんなある日，机の上に複雑な表計算を広げて理解しようと集中していたときです。ふいに扉のところに現れてこちらを覗き込んだ営業部の女性二人に驚きました。「近場でランチでも一緒にいかが？」，若いほうが気さくに尋ねました。行動を意識する間もなく，ルアナは，言い訳をする自分の声を耳にしました。「やめておくわ」とどもりながら言っていました。「いつもランチを持参して，昼休みも仕事をするの」。わずか数秒の出来事です。ルアナの中で恐怖が急に高まり，習慣化した回避反応が起きて，ほっとしたかと思うと，まもなく悲しさが押し寄せてきました。ルアナは社会的なつながりに価値を感じているにもかかわらず，心地悪い状況を避けたいと思う気持ちに妨げられ，恐怖と不安を進んで経験するのを難しくしています。

　ルアナに似た状況は珍しくありません。誰だって，重要な何かをしたい思いがあっても不快は感じたくありません。そこで回避を選びます。そのときに感じる安堵感があまりに強いので，習慣がどんどん強まります。そうして恐怖が回避につながり，回避がさらに回避につながる悪循環ができるのですが，普通，私たちはそれに気づいていません。

でも，思考や感情や思わず避けたくなる衝動によく注意を向けると，もしかしたら悪循環を断ち切れるかもしれません。思い出しましょう，感情は行動を引き起こすわけではありません。ある仕方で行動したいという強い衝動を感じさせるだけです。その強い衝動を，実際に行動する前にはっきりと意識できれば，衝動に振り回されなくなって行動の選択肢が広がります。でもよく注意を向けていないと，回避の習慣が出てしまいます。マルチタスキングしながら自動操縦に任せて生きていると，何を目指すのかを基準に人生を自分らしく築いていく部分よりも，何を避けているかで人生の形が決まってしまう部分が多くなると言えるでしょう。

マルチタスキングで明らかにまたは潜在的に失うもの

注意と記憶の問題

・学校の成績や職場での仕事の効率が落ちる。

・家で雑用をこなすのが難しくなる。

・周りの人たちが言葉以外の形で伝えてくる微妙なメッセージに気がつかない。

・刻々と行動していく中で一つひとつの行動の結果を感じとって知る力が制限されるため，経験から十分学ばなくなる。

人間関係がぎこちなくなる

・大切に思う人たちと十分一緒に時間を過ごしていると思っていても，彼らはしっかり向き合ってもらっていないと感じるかもしれない。

・そのつもりはなくても，相手の人に関心がなくて，大切に思っていないというメッセージを伝えているかもしれない。

・大切に思う人たちが言葉以外の形で伝えてくる微妙なメッセージ

に気がつかないと，その人たちを傷つけたり，誤解を生んだりするかもしれない。

仕事，人間関係，趣味などの領域で気持ちが満たされず，欲求不満になる

・身体だけを動かしていて，心が伴っていないと感じる。
・自分の人生なのに傍観者になった気分になる。
・人間関係，仕事，余暇活動の楽しい側面に注意が向かなくなり，経験を満喫できなくなる。
・成しとげたい何かよりも，避けたい何かのほうが大事になる。

混乱を招いて希望を失う

・相反する期待のバランスをとりながら何とかしてそれぞれに応えようと努力しているのに，見合った結果が得られない感じがする。
・状況をどのように改善するのがよいかがわからなくなって途方にくれる。

マインドフルネス──一歩下がって人生をもっと　満喫できる方法

　本章のはじめにお伝えした二つの通勤風景の違いは，二つ目の風景では私がマインドフルネスを実践していた点です。マインドフルネスという言葉から思い浮かべるイメージや意味は，みなさんさまざまです。仏教のスピリチュアルな伝統と関連づけるかもしれません。大衆文化やニュー・エイジの流行だと考えるかもしれません。あるいはマインドフルネスが健康によいと聞いて，もっと知りたいと関心を持たれたかもしれません。それとも，何のことだかさっぱりわからないでしょうか。

第4章　マインドフルネスへのご招待　　　101

p.103 に「マインドフルネスについてよくある質問と気がかりな点」をまとめましたので，参考にしてください。

> 心地悪さを避けたいと感じる衝動によく注目すると「恐怖→回避→安堵→窮屈な人生」の悪循環を崩しやすくなります。

　簡単に言うと，マインドフルネスは，物事に注意を向ける方法の一つです。**注意の範囲を意識的に広げて**，心の中で経験している思考や気持ちや身体感覚と，身体の外側の環境で起きていることとの両方を注意の範囲に取り込んできて眺めます。それだけではありません。そのときにどんな注意を向けるかもとても重要です。マインドフルネス実践では，心の経験に対して，どうなっているのかを**ありのままによく観察**しようとする**優しい誠実な関心**を向けます。おなじみで知り尽くしていると思う思考や人や状況も，新しい視点からまるで初めて経験するように眺めます。

　マインドフルネスを実践するときに使うスキルの中でも一番難しいのは，自分への思いやりです。私たちは，経験することを片っ端からレッテルを貼って決めつけがちですが，そのときにどんな思考プロセスをたどってそうしているのかについてはほとんど考えもしません。オフィスに座った状態で，私は，さまざまな音を耳にして瞬時に分類します。車のクラクションの音——やかましい，救急車のサイレン——危険，笑う同僚——楽しいといった感じです。心の経験に対する反応も同じで，片っ端から分類します。「ドライクリーニング屋さんに行かなければいけない」という思考が浮かぶ——気が散っている，悲しさ——好ましくないから避けなければいけない，緊張する感じ——イライラする。マインドフルネスには，このように反射的に判断をしてしまうのも人間が進化の中で獲得してきた適応的な性質なのだと理解することが含まれます。当然です。だって，牛乳が酸っぱいと感じたときに即座に嫌だと決めつけるほうが生き残るうえで有利ですし，怖いと感じるものを脅

> 自分への思いやりを持つと，姿勢を変えやすくなります。心地悪さを拒否しないで，普段よりもほんの少し長いだけでいいので経験を受け容れていられるようになります。

威で危険と判断するにしてもそうです。また，マインドフルネスには，変えられないものは受け容れて，優しく歓迎さえする姿勢も含まれます。コントロールできないものを何とかコントロールしようと悪戦苦闘はしません。

ですので，思いやりをこめて自分の反応を受け止めるのは，内面に思考や感覚や感情があるのに気がついても，自分になるべく優しく接して，そうした反応も人間らしさの一部で自然であると忘れないことだと言えるでしょう。たとえ好ましくないと思う感情でも，それが心に浮かんでしまったことを非難しません。そして，恐怖や疑いや，他にもさまざまな心の経験に対してどうしても批判的に反応してしまったら（何しろ批判は学習しすぎた習慣で，それも人間らしさの一部ですから），自分を批判するその反応もまた優しく共感的に受け止めます。以下の章でさらに深く見ていきますが，不安がどんどん強くなるようでしたら大抵，大元に反応と批判の悪循環ができています。自分への思いやりを持ち続けると，その悪循環を破れます。また，不快な経験を避けようとする習慣も崩せますので，人生をもっと自由に手応えを感じながら生きられるようになります。

マインドフルネスについてよくある質問と気がかりな点

マインドフルネスは仏教の一部ではないのですか？　仏教とは違う宗教的信条やスピリチュアルな信念があってもよいのですか？

マインドフルネスという用語は仏教から来ていますが，心理学の分野では，宗教的な文脈を取り去ったマインドフルネスを使って心と身体の健康を改善できると認められ始めています。本書でご紹介

する考え方には東洋の哲学や伝統と一致するものが沢山あります。でも，私たちはマインドフルネスの宗教的な部分には注目しません。また，私たちのアプローチがあなたの宗教的またはスピリチュアルな考えにかかわらずお役に立てるものと信じています。実際，マインドフルな気づきを実践する宗教的伝統は東洋に限らず沢山ありますし，そうした気づきはそもそも宗教とは無関係に実践できます。

マインドフルネスは何らかのニュー・エイジ的な流行ではないのですか?

マインドフルネスは今では大衆文化の一部になったともいえますが[22]，本書でご提案する実践法は，私たちも含めて大勢の研究者たちが10年以上かけて行ってきた研究に基づいています。

マインドフルネスを実践している時間がありません。

健康面や人生全般で効果を実感し始めるまでにマインドフルネスをどれほど実践しなければいけないかについては，心理学分野の中でもいくらか意見が分かれています[23]。私たちのものも含めていくつかの研究からは，マインドフルネスは実践すればするほどメリットがありそうだとわかっています。ただ，しっかりとした集中的なマインドフルネストレーニングプログラムをした後でしたら，日中に呼吸に注目するくらいの簡単な短い実践だけで，身につけたものを維持できる人もいます。私たちの経験では，マインドフルネスを実践するのは，お得な時間の使い方だと言えます。なぜなら，マインドフルネスを実践すると，生活の中でマインドフルネス以外の課題ももっと効果的にこなせるようになり，日頃のあらゆる活動が心を満たしてくれるようになるためです。

マインドフルネスが自分の性格に合っているとは思えません。

　私たちのところへ来てくれるクライエントたちも，ただ座って注意を向けるという考えを紹介されたときに自分に合っていると感じた人はいませんでした。そんなクライエントたちでも，他のどんな新しい習慣を身につけるときとも同じで，マインドフルネスも実践しているうちに習慣と呼べるまでになると気づくことができました。あなたが不安やストレスと悪戦苦闘しているのでしたら，呼吸を観察したり，他にも時間を取ってする類のマインドフルネス・エクササイズを実践したりしたときに，闘わないのが少し不思議に感じられるかもしれません。でも，不安に対処するためにあなたがこれまで一生懸命（でも効果なく）使ってきた方法に似た技法をお伝えしても，おそらく役に立たないでしょう。

ヨガのクラスでちょっとしたマインドフルネスをしました。この本のマインドフルネスと同じですか？

　答えは「はい」でもあり「いいえ」でもあります。瞑想やヨガの実践はここでお伝えするマインドフルネス実践の類と確かに一致する部分があり，勿論矛盾はしません。ただ，私たち著者は不安を専門に研究する心理学者としての立場からもお伝えしています。本書では，マインドフルネスを使って自己批判を減らし，マイナスの気分の状態を和らげて，人生の満足感を高める方法をお伝えします。

マインドフルネスはリラクセーションと同じですか？

　この問いへの答えも，「はい」でもあり「いいえ」でもあります。マインドフルネスを実践すると心が静まって気持ちが穏やかになる場合もありますが，必ずそうなるとは限りません。マインドフルネスは，「今，この瞬間」に注意を戻してきます。「今，この瞬間」が苦しいのでしたら，マインドフルネスはその苦しさを取り除

第4章　マインドフルネスへのご招待　　105

きません。ただ，マインドフルネスは，同じ苦しい状態でも今まで
とは違った視点から経験できるようにして，人生の傍観者になるの
ではなく，苦しさを感じていても人生に主体的に参加できるように
します。

マインドフルネスとは [24]

1．気づくこと

・思考，気持ち，身体感覚，イメージといったものを全部含めた経
　験全体に気づく

・周りの環境の細かい部分まで全てを観察する

2．新しい経験も，知り尽くしていると思う経験も，興味と関心に満ちた視点から眺めること

・開かれた姿勢で経験を受け止める

・出来事を「ありのままのものとして」眺める。「知っているもの
　として」や「こうなってほしいものとして」や「こうではないか
　と恐れるものとして」は眺めない

3．自分を思いやること

・経験に思わずレッテルを貼りたくなったとき，決めつけたくなっ
　たとき，また反応したくなったときに，衝動に駆られているのに
　自分で気づく

・心に起きる反応は人間らしさの一部だと認める

・コントロールできないものはそのまま受け容れる

・自分に（ゆくゆくは他の人にも）優しく接して気遣う

・経験に優しく接して気遣う

マインドフルネスの話を続ける前に，ここでちょっとした呼吸のエク
ササイズをしましょう。数分ですむ簡単なものですが，これをしておく

と，本章の内容がずっと理解しやすくなります。ですので，以前にマインドフルネスを試した経験があっても，読み進める前にぜひ取り組んでください。5分間妨げられずに座っていられる静かな心地よい場所を見つけましょう。紙と筆記用具を用意して，経験について気づいたことや反応を何でもメモできるようにしておきましょう。時計や携帯電話でタイマーを忘れずにセットして，5分たったときにわかるようにします。以下でご説明する手順に目を通したら，本を脇に置いて，実践しましょう。

マインドフルネス・エクササイズを実践するときの座り方

実践を始める前に座り方に注意を向けて無理のない姿勢にしましょう。そうしておくと，マインドフルネスを実践しているときに身体の心地悪さに不必要に気が散らなくなります（勿論何かしらの身体感覚には気がつきますが，それは実践の一部です）。

床に座る

・**あぐらの姿勢**。床の上であぐらを組んで座る方法があります。お尻が少し高くなるように，クッションを一つか二つ使うとよいでしょう。あぐらの姿勢に脚を組みます。体重は，お尻と両膝が作りだす面に均等にかかるようにして，お尻が脚よりも高い位置にあるのを確かめます。そうすると，お尻と膝の高さが同じ状態よりも，膝にかかる負担がずっと軽くなります。背筋を伸ばして，肩を落とし，心地よくまっすぐな姿勢になってください。手は，太ももの上に休めるか，身体の前で指先を合わせておくか，どちらでも心地よいほうでかまいません。

・**支えを使った正座の姿勢**。クッションを使ってお尻を高くした状態で正座する方法もあります。伝統的な瞑想用クッションを使っているのでしたら，クッションを立てて太ももの間に置

き，ちょうどクッションの縁の上に座る感じにすると使いやすいでしょう。手は，手のひらを下にして太ももの上におき，身体が前のめりにもならず，後ろに反った感じにもならない心地よい位置に休めます。このときも，背筋を伸ばして，バランスよく気分がすっきりする姿勢で座りましょう。

椅子に座る

まっすぐな背もたれのある類の椅子に座る方法もあります。両足は正面の床につけましょう。背筋を伸ばしてまっすぐ座り，背もたれには寄りかかりません。手は，手のひらを下にした状態で太ももの上におき，肩の力を抜きます。

姿　勢

マインドフルネス・エクササイズを実践し始めるときには，必ず**姿勢に注意**を向けて意識してください。誰でも猫背になったり腰のあたりから前のめりになったりしがちです。どちらも心地悪さの原因で，そうした不快な身体感覚があると実践が難しくなります。エクササイズを実践した後に身体のどこかに痛みを感じるようでしたら，次に座るときには，身体のその位置に注意を向けて，不必要な歪みのない楽な姿勢になっているのを確かめましょう。座り始めるときに想像の中で頭のてっぺんから紐で真上に引っ張られている様子をイメージすると，まっすぐに伸びた背筋の感じをつかみやすいかもしれません。ただ，覚えておきましょう，背筋がまっすぐに伸びていても，腰のあたりには自然な湾曲がありますので，それまでなくそうとしないでください。繰り返しているうちにこの姿勢も習慣になって，それほど考えなくても座れるようになります。

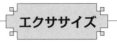

呼吸のマインドフルネス

1. 目を閉じるか，視線を目の前の床の一か所に軽く固定します。

2. 身体のどこに呼吸を感じるかに気づいて，その位置に注意を固定します。お腹でも良いですし，喉の奥，または鼻孔でも良いでしょう。

3. **呼吸に集中し続けます。**息を吸い始めてから吸い終わるところまで呼吸の「感じに注目し続け」，吐き始めてから吐き終わるところまでも同じようにします。呼吸の波に乗るイメージです。

4. 心が呼吸から離れてうろつき始めたのに気がついたら，そのたびに優しく連れ戻して，呼吸を感じ，吸って吐く息を感じる身体の位置に再び注目します。

5. 心がさまよっていくたびに，心を呼吸までただ優しく連れ戻して，それを何度でも何度でも繰り返します。

6. エクササイズを正しくできていない，上手にできない，などと思考が浮かんでいるのに気がついたら，そのままただ気づいておいて，注意を再び呼吸に優しく連れ戻し，それを繰り返しましょう。思考はただ単に思考にすぎません。思考が浮かんだからといって，エクササイズのやり方が間違っていることを意味しません。

おめでとうございます！　以前に試されたことがなければ，あなたはたった今，初めてマインドフルネスを実践しました。このエクササイズ

の何が素朴または簡単だったかを考えてみましょう。まず，時間がそれほどかかりませんでした（どれほど忙しい人でも5分なら時間を取れるでしょう）。特別な道具を使ったわけでもありません。日頃からしていることをするだけです。そう，呼吸です。課題はたった一つで，呼吸に注意を向け続けるだけでした。謎めいた点も何もありません。

　これほどあっさりと簡単なエクササイズですが，案外難しいと気がつかれたのではないでしょうか。マインドフルネスを実践するときの経験はみなさんそれぞれですが，よく見られる反応もいくつかあります。呼吸のエクササイズをしたときにみなさんがよく気づかれることを，以下に箇条書きにします。あなたの経験にあてはまるものがあるでしょうか？　また箇条書きに含まれていない経験があったかどうかも，考えてみましょう。

呼吸のエクササイズでよくある反応

- 「正しく呼吸できていたかどうかが自信ありませんでした」
- 「呼吸がとても浅くなりました」
- 「息が苦しくなりました」
- 「呼吸をむやみに意識してしまいました」
- 「5分間が永遠に感じられました」
- 「何度も目を開けて時間を確かめてしまいました」
- 「落ちつかなくて，そわそわしました」
- 「課題に集中できませんでした」
- 「呼吸とは別な，やり終えなければいけない色々なことについて考え続けてしまいました」
- 「『これは時間の無駄だ』という考えが浮かびました」
- 「『こんなことをして何の役に立つのだろう？』という考えが浮かびました」

- 「『正しくできない』という考えが浮かびました」
- 「不安で心地悪く感じました」
- 「『マインドフルネスが役立つ人は多いかもしれないけど，私には だめだ』という考えが浮かびました」

マインドフルネスを実践すると何がわかるか

　ほとんどの人が，呼吸に５分間注目するのがとても難しいと発見します。だからこそ読み進める前にぜひエクササイズをしていただきたいのです。実際に試してみるまでは，５分間呼吸に注目するのはとても簡単そうに思えるでしょう。

　さて，初めてマインドフルネスを実践すると，みなさん大抵「成功した」かどうかを決めようとします。あなたも，そうした考えが浮かんだでしょうか？　私たち著者は，あなたにお会いしたことがなくて，あなたがたった今どんな経験をされたかも勿論わかりませんが，それでも，あなたは成功したと自信をもってお伝えできます。なぜでしょうか？マインドフルネスを実践していて失敗する方法がそもそもないためです。勿論，注意がそれたときにすぐに気づいてすんなりと課題（呼吸，食事，会話など）に戻す力がつくのは，呼吸のエクササイズ（また他のマインドフルネス実践全般）を続けるメリットの一つです。それはマインドフルネスの中でも実践を積むほどどんどん身についてくる部分です。でも，マインドフルネスがプロセスだという点を理解することも大切です。完全で最終的なマインドフルネスの状態というものを達成する人はいません。マインドフルネスは，来ては去っていく一つの瞬間をどう生きるかの姿勢とも言えるでしょう。実際に，マインドフルネスとは注意が100回それて101回戻すことだ，とよく言われます。

　マインドフルネスを実践し始めたばかりの人は，注意を５分間（もしかしたら５秒間さえ）呼吸に固定しておけなかったときに自分をマイナ

第4章　マインドフルネスへのご招待　　　111

スに評価しがちです。でも，マインドフルネスを実践するメリットは，注意を広げたり固定したりできるようになることだけではありません。とても重要な第二のメリットは，呼吸に注意を向けようとしたときに何が起きるかにありのままに気づいていられるようになる点です。注意深く観察すると，心がどのように作用しているか，また心が私たちの行動にどう影響を及ぼしているかなど，多くがわかります。

　日頃から私たちは生活の中でさまざまなことを考えています。心は，実に忙しくて，テーマからテーマへとどんどん飛び移ります。ところが，私たちは，自分が考えていることにほとんど注意を向けていませんし，思考がめまぐるしく心の中を通って行くときに観察もしません。つまり，「耐えられない」と考えるかもしれませんが，「『耐えられない』という思考が浮かんでいるのを観察している」と普通は考えません。「不安だ」とは考えますが，「不安な気持ちを経験している」とは考えません。大抵，思考や感情や身体感覚が自分そのものだと思ってフュージョンした状態で暮らしています。マインドフルになると，少なくとも一瞬でも，心で起きていることを一歩離れたところから眺めるチャンスが生まれます。

　マインドフルネスを実践する間にも心は忙しく「ランチに何を食べようかな」「帰る途中にあの店に寄らなければ」などと平凡な思考を生み出しているわけですが，ただ，そうした中に，p.109でご紹介した類の批判的な思考も大抵混じっています。平均的な人が呼吸に注目しただけでこれだけの批判的反応に気がつくのですから，不安を恐る恐るありのままに受け止めるか，弱さを曝す感じをそのままにしながらマインドフルネスを実践しようとする人の心にどれほどの批判的思考が浮かぶかは推して知るべしでしょう。

　こうした批判的な思考は，どこからくるのでしょう？　一つには，それは私たちの文化の一部だと言えます。自分を批判的に眺めて「厳しく」接するのは好ましくて，頑張ろうとする気持ちを促す，というメッ

> 考えるだけではなくて，考えているその思考を一歩離れたところから観察すると，今までとはまた違った反応の仕方を選ぶための時間を稼げます。

セージを私たちは周囲から頻繁に受け取ります。ですので，例えばミラは，自分に向かって怠け者だ，意志が弱いと厳しく批判することで体重を減らす目標を達成できると考えます。また，ゲイブは，人前で話すときにすくみ上るのがほとほと嫌になって，自分にますます「厳しく」接して恐怖の気持ちを克服しようとします。そうした方法はミラにもゲイブにも役立っていませんが，二人とも，「気をゆるめる」と状況はさらに悪くなると考えています。自己批判すると好ましい方向へ変わろうとする気持ちが高まって維持されるなどという研究結果はほとんどないのですが，大勢の人がいまだにそのはずだと頭で考える言語的ルールに従って暮らしています。二つ目として，批判的で決めつける類の考え方を個人的な経験から取りこんでくる場合もあります。家族，先生，友人，上司，同僚，パートナーといった人たちと交流する中で，ある種の感情や思考や振る舞いはよくないと学んでしまっているのです。

マインドフルネスからわかる重要なポイント

・心は，ともかく忙しくうろちょろします。
・私たちは思考や感情や身体感覚に注意を向けられるのですが，普段は特に注意を向けずにただ心に抱いています。
・私たちは大抵内面の経験とフュージョン（混同，融合）しています。
・私たちの思考は大抵辛辣で批判的です。

不安を感じているときに，マインドフルネスはどのように役立つ？

　ストレスや不安に苦しむ人は，マインドフルネスを，気持ちを穏やかにしてリラックスするための技法だと考えがちです。呼吸のマインドフルネスや他のエクササイズがときに心を鎮めて束の間平和にしてくれるのはそのとおりです。でも，マインドフルネスはもっとスケールが大きなものです。本書でお伝えしていきますが，マインドフルネスは，自分をもっとよく理解できるようにして人生そのものを方向転換しやすくするので，納得して満ち足りた気持ちにつながります。少しも生産的ではない習慣を崩して，選択肢の幅を広げます。ただ，マインドフルになるには経験全体に注意を向けて開かれた姿勢で受け止めなければいけないので，経験の中には苦しい気持ちも含まれていて必ずしもリラックスできるとは限りません。

　ひょっとして，今考えていませんか？「ご親切に，アドバイスをありがとう。でも，自分についてのマイナスで批判的な考えなら，もう痛いほどよく気づいている。特にストレスがかかったときにはね！」。果たしてお金を出してまでこの本を買った意味があったのかどうかを疑い始めているかもしれません。同じ金額を，もっと癒されるような，例えばほのぼのとしたロマンチック・コメディ映画のチケットにでも使ったほうがよかったと思っているかもしれません。だって，この本を買ったのは，そうした苦しい思考に煩わされなくなるためで，もっと注意を向けるためではなかったはずです。でも，ここで本書を投げ出さないでおつき合い下さい。大丈夫です。苦しい思考でも，マインドフルに注意を向けて経験するのは，私たちが普段経験する心の動きとはかなり違うと必ずおわかりになります。

　ナタリーを例に想像しましょう。とても強いストレスを感じて心配に

なったときにはどんな心の動きがあるでしょうか。ナタリーは，郊外の小さな街で中学校の教師をしています。ある金曜日の夕方近くです。その日の仕事を終えて帰宅するために荷物をまとめていると，校長のフリードマン先生から電話がかかってきました。フリードマン校長は，ナタリーが担任をしている生徒の一人の親から連絡があってナタリーの宿題の出し方とフォローアップがきちんとしていないと苦情を言われたと伝えました。そして，状況を相談するために校長室まで来るようにと言いました。フリードマン校長は，ナタリーが宿題を出すときの方針，生徒と親の不満について担任のナタリーがどう考えるか，この苦情をナタリーとしてはどうしたいか，について聞きたいと考えています。ナタリーは，パニックが急に高まるのを感じます。急いで電話を切ると，教室を飛び出し，廊下を急ぎます。

　校長室へ向かう間，ナタリーは，心の中を忙しくめぐる台詞に夢中です。「なんてこと，これが自分の身に起きるなんて信じられない。あの生徒は我慢ならないわ。それなのに親も好きにならなければいけないなんて。子どもは甘やかし放題で，四六時中テレビゲームをさせて，教育には少しも関わろうとしないくせに，言いたいことだけはしっかり言う。最低。宿題の内容を最後の瞬間に変えなければよかった。なぜいつもの社会科カリキュラムのままにしておかなかったのかしら。まったくバカだったわ，今日のニュースをテーマにした宿題が楽しくて創造的なおまけになると考えるなんて。ベテラン教師ならこんな間違いはしなかったはずね。それか，宿題を出すにしてももっと早くからしていたわ。まったく，生徒にしても親にしても，なぜ私に直接連絡してこないのかしら？　私は話しかけにくい雰囲気かしら？　校長は，私が自分のクラスさえ面倒を見られないと考えているに違いない。こんなこと，校長にしても金曜日の午後には一番対処したくない類の問題のはず。どうしたらよいかしら？　あまりにストレスで，ちゃんと考えることさえできない」

校長と机越しに向き合って座ったナタリーは，明らかに緊張して，肩に力が入って手は震えています。「あの生徒は，いつもクラスで問題でした」。ナタリーが話し始め，声がだんだん大きくなります。「宿題を期限までに出したためしがありませんし，ノートはいつもまるで落書き帳です。親御さんは大切な息子が通知表にCの成績をもらってきたのが嬉しくなくて，これが彼女の仕返しの方法なのです。最近の子どもは，よい成績を取るには努力しなければいけないとは考えません。教室に来てさえいればAをもらって当然と考えています。問題の生徒が最近のテストで落第したときに，母親はどこで何をしていたでしょうか？　少なくとも，息子の勉強を助けなかったし，成績を上げる計画を立てるために私に連絡してくることもありませんでした」

校長は見解を伝えようとしますが，ナタリーは自分の思考に気を取られ過ぎて，校長が何を話しているかに注意が向きません。ナタリーは，自分が攻撃されているように感じます。「ともかくここから出てリラックスしなければ」としか考えられません。おまけに，校長がどう反応するかなんて，考えるまでもなく，これまでの経験からわかりきっています。校長は教師には必ずカリキュラムに従ってほしがり，校長の目にはいつでも親が正しいと決まっているのです。いくらか唐突に，ナタリーは，親に電話をして問題を話し合う機会を設けることに同意して会話を終えます。でも，教室に戻ると，感情が高ぶり過ぎてとても対応できる状態ではないと感じて，帰宅することにします。帰りがけに校長に電話を掛けて「連絡してみましたが，誰も電話に出ませんでした。留守番電話にメッセージを残しておきました」と伝えると，すぐに気分がよくなりました。車に乗り込み，駐車場を出て，問題は置き去りにします。

残念ながら，その晩，ナタリーは眠れませんでした。頭で今日のシナリオを何度も再生しながら，緊張して苛立っているのを感じます。とうとう起き出して睡眠薬を二錠飲み，テレビをつけて，気持ちを和らげてうとうとさせてくれるのを期待します。でも，学校での出来事の思考が

いつまでも頭の中をめぐって，月曜日になったら対処しなければいけないのを恐れ続けました。

　この状況で，ナタリーは，苦しい思考や気持ちがあることに明らかにいくらか気づいていました。でも，どう見てもマインドフルネスを実践していませんでした。このシナリオが別な展開をたどったかもしれない状況を考えてみましょう。

　フリードマン校長から電話をもらったときに，ナタリーは，数分後に校長室に行くと伝えます。強い感情が湧くのを感じて，思考が駆けめぐるのに気づいたので，ちょっと立ち止まって，内面で何を経験しているかに注意を向けることにします。「生徒と親への怒りがあるのは明らかだわ。私に直接連絡するのではなく校長に苦情を言ったことについて。でも，他にも悲しさと，恥ずかしさと，恐れの気持ちもいくらかある。勿論，考えも沢山めぐっていて，苦情を言われるのは私がよい教師ではないからだ，校長は怒っているか私に失望しているに違いない，などの思考もある。でも，この状況に置かれればどんな教師でもそう考えるはず。他にも，生徒が無責任だ，親はとても厄介だ，という思考もある。意外でも何でもないわ。これはよく知っているパターンだもの。弱さを曝している，脅かされていると感じると，心が色々な思考を生み出して，何とか責任を周りに押しつけて苦痛から自分を守ろうとする。ちなみに，怒りが高ぶってくると強くなった気がするわ。まあ，少なくともその瞬間にはね。ただし，これも経験から知っているけど，その怒りに任せて行動して，他の行動の選択肢をよく考えずに，本来はどんな教師に，職員になりたいのかという価値観に沿わない選択をすると，大抵逆効果になる」

　ここで，思考が早くなり始めます。「それにしても最低だわ。宿題の内容を最後の瞬間に変えなければよかった。なぜいつもの社会科カリキュラムのままにしておかなかったのかしら。まったくバカだったわ，今日のニュースをテーマにした宿題が楽しくて創造的だろうと考える

なんて。ベテラン教師ならこんな間違いはしなかったはずね」。少しの間，ナタリーはこうした思考から抜けられなくなります。考えたり，感じたり，決めつけたりしている内容とフュージョンして，心のプロセスを観察していません。でも，そこで何が起きているかに気がついて，観察者の視点に戻ります。「もう少しでいつもの筋書きに陥ってしまうところだったわ」と認めます。

校長室の机越しに向き合って座りながら，ナタリーはあえて注意を鋭くし，心で起きる経験とフリードマン校長の両方を観察します。思考が浮かびます，「校長が親の味方をするのはわかりきっている」。でもそこでその思考に捉われるのではなく，ナタリーは，注意を状況にそっと戻してきて，校長が実際に何を話しているかを観察します。校長が話すときに，顔の表情に表れる心配そうな様子に気がつきます。見解を話すときの口調の誠実さを聞きとって，今の状況を，親が息子の教育にもっと関わり始めるチャンスにする方法がないかを思案しているのが伝わってきます。校長と一緒に問題に対処する方法をあれこれ考えているうちに，心にあった強い感情が和らぎ始めたのに気づきます。はじめ，校長に頼んで怒った親に対処してもらうのがよいという思考が浮かびました。でも，こんな教師になりたいと考える方向に進むには自分で直接親と話をしなければいけない，と気づきます。

生徒の親に電話をするために教室に向かいます。恐怖の感情が高まってくるのがわかって，考えが浮かぶのに気づきます，「感情が高ぶり過ぎてとても対応できる状態ではない」。また，ひとまず問題を置き去りにして週末を越してから対処したいという強い衝動があるのにも気づきます。でも，それは昔からのパターンだとも気がつきます。難しい状況を避けて，心地悪さを減らそうとしているのです。ナタリーは，しばし立ち止まって，そうした思考や気持ちや衝動を批判したりそれに反応したりしないで，ただ観察します。すると，気持ちや衝動が膨らんできて，ピークに達して，やがて少しだけ引くのがわかりました。苦しい思

考や感情をまだ経験しているのは明らかでしたが，それでも電話を掛けると選びます。親とのやりとりは難しいものでした。でも，状況の中でベストを尽くしたので，ナタリーは，納得した気持ちで学校から出ました。

はじめの一歩を踏み出そう

　ナタリーの例には，マインドフルネスを実践するとどんな効果があるかがよく表れています。経験に注意を向けやすくなり，どう反応したいのかを考えて選びやすくなり，苦しい思考や気持ちがあってもそれを取り除こうと悪戦苦闘しないでそのままにしようと思いやすくなります。本書の残りの部分では，不安を少しずつマインドフルに眺められるようになってあなたらしく生きる方向へ進むのを一歩一歩ご案内します。そのプロセスの第一歩目として，毎日行うあなたのマインドフルネス実践を作りましょう。みなさん大体そうなのですが，おそらくあなたの最初の反応も，「ちょっと待って，毎日が既に盛り沢山過ぎてこれ以上何かを押しこむ時間なんてない」でしょう。でも，朗報です。マインドフルネスは忙しい生活にもとても簡単に組み込めます。

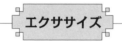

マインドフルネス実践は自己投資

　ぜひ，今日から1週間かけて一日当たり5分間を「自分のため」に投資してください。具体的には，「呼吸のマインドフルネス」エクササイズを毎日少なくとも5分間行って，それを1週間続けましょう。

エクササイズをするときは，思考，気持ち，身体感覚などに注意を向け続けて，後から書き留められるようにしておきましょう。どうなっているのだろうと，気軽な好奇心に満ちた目で経験を眺められるでしょうか？　ゴールは，どれだけ長く呼吸に注意を向け続けていられるかを知ることでも，恐怖や心配を和らげることでもありません。そうではなくて，忙しい日常の中でペースを落として呼吸したときにあなたに何が起きるかを，投資した5分の間によく知ることです。心が，どう動いて，どこへ漂っていきたがるかがわかるでしょう。練習をしながら，心が実にちょこまかと徘徊したがるのを認め，なにかにつけ心配性で，批判的だというところも認められるようになりましょう。そして，それた注意を呼吸へ戻してくるときには，まだ遊びたがる幼児を公園から家に連れ帰って休ませるときのように優しく導きましょう。

マインドフルネスを実践するときに忘れないでおこう

1. 内面の反応と周囲の世界の両方について，そこで起きている全てを細かい部分まで含めて丸ごと気づくようにします。

2. 注意の範囲が狭くなったときにそうと気づきます。注意の範囲を広げましょう。

3. 注意を忍耐強く「今，この瞬間」に向け続けて，先へとどんどん急ぎたがる衝動に気づきます。

4. 物事を「よい」「悪い」，「正しい」「間違っている」と決めつけているそのときに気づくようにします。

5. ある種の感情（喜び，穏やかさなど）にはしがみつき，別な類の感情（悲しさ，心配など）は遠ざけようとする衝動に気づきます。

6. 何かについてすでにわかりきっていると考えたくなる衝動に気づきます。もう知っていると考える代わりに，物事をありのま

まに観察しましょう。
7. こうした反応がどれも人間らしさの一部だと受け容れられるようにします。

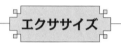

恐怖と不安にマインドフルに注目する

　引き続き，不安を感じたときにあなたに起きる反応を，実際に不安を感じている最中に観察して記録しましょう。不安を観察するときには「呼吸のマインドフルネス」エクササイズで使ったものと同じスキルを使いましょう。はじめの不安と一緒に浮かぶ思考，気持ち，感覚に注意を向けて気づきます。さらにそれに反応して表れる決めつける類の思考にも気づきます。そして，不安へのそうした反応は人間らしさの一部だったと思い出して，自分を思いやります。

第5章
マインドフルネス・スキルを育む
―生活の中で優しく注意を向け始めよう―

　朝の短いマインドフルネス実践を終えたジョセッテは，気分も穏やかに階段を下りました。キッチンへ行くと，マルコが汚れた食器をシンクに置きっぱなしにしているのに気がつきました。またもや，です。すぐに苛立ちを感じて，考えました，「何度も頼んでいるのに，どうして食器洗い機に入れられないのかしら？」。思考が素早くつづきます，「バスに間に合わなくなる。今はこんなことに対処している時間なんてない。職場に行ってプロジェクトを終わらせないといけないのに。プロジェクトが終わらなかったらどうするの？　上司をひどくがっかりさせてしまうわ」。肩と首が緊張して，呼吸が速くなりました。でも，そのときに気がつきました。感情の反応が急で，思考が次々と浮かんできて，身体に変化を感じています。そこで，ジョセッテは大きく深呼吸をし，ニッコリ微笑んで，食器を軽くすすいでから食器洗い機に入れました。些細なきっかけに反応して気分がこれほど急に変わって思考がどんどんめぐるのも驚きでした。温かいお湯を肌に感じながら食器を眺めて，そういえばこの家にマルコと二人で住み始める前に食器を一緒に選んだのが楽しかった，と思い出しました。バスを待っている間に，マルコが普段から家のためにしてくれるさまざまな作業を考えて，食器洗いくらい自分がほとんど引き受けてもいいかもしれないと思いました。

　ジョセッテの経験からわかるように，マインドフルネスを日常的に実践していると，自分の内面や身体に起きる反応や，ストレスがどんどん

高まっていく様子に気づきやすくなります。マインドフルネスを実践しても，不安，苛立ち，怒り，悲しみなどの感情そのものやそれに関連した思考や反応はなくなりません。そうしたものは人間らしさの一部だからです。でも，マインドフルネスを実践していると，そうした人間らしい反応が起きているときに注意を向けられるようになります。そして，反応がさらに反応を呼ぶのを抑えて，苦しさが私たちの人生と幸せを妨げるほど強くなってしまわないようにできます。もしジョセッテが自分に起きている反応に気づけなかったら，心理的，感情的，認知的な反応がそのまま強くなり続けて，状況に対してどう行動するかを選ぶのが難しかったでしょう。心が反応しやすくなっている状態では，もしかしたら状況をさらに悪くする振る舞い方をしていたかもしれません。例えば，結果として出勤がさらに遅れて，マルコとケンカになり，しかもマルコに対して本来感じているプラスの気持ちには全く気がつかなくなっていたかもしれません。そうなると，ジョセッテの反応は，彼女自身が大切に思う活動（例えば仕事で活躍など）をする力を妨げていたでしょう。自分に起きている反応がわかって注意を向けたので，ジョセッテは，悪循環を止められて，元々大切に感じて選んだはずの生き方に戻ってその方向へ進み続けられました。

　ジョセッテの物語では，あたかも彼女がほとんど自動的に，これといった努力もしないでマインドフルな気づきの状態になったように見えるでしょうか？　おそらく，実際にそうだったでしょう。ただし，それができたのは，ジョセッテが，(1) マインドフルネスを日頃から実践していたからで，また (2) 私たちの誰とも同じようにマインドフルになる力を元から持っていたからです。第 1 章でご紹介した自己保存本能と認知力のおかげまたはそのせいでというのか，私たちには日頃から安定してマインドフルでいる習性はありません。でも，意識的に実践し続けると，元から持っているその自然な力を引き出して，スキルとして強めて，ジョセッテのように生活の中で使いこなせるようになります。

第5章　マインドフルネス・スキルを育む　　　123

　本章では，マインドフルになるスキルを実践して強める方法を何通りかお伝えして，その新しいスキルを生活に組み込もうとするときにぶつかりがちな問題をいくつか考えましょう。第6章以降では，マインドフルネスを実践すると感情に関連した反応をより上手に利用できるようになる点，苦しい経験から逃げるのではなく向き合えるようになる点，もっと納得のゆく自分らしい人生を生きられるようになる点をみていきます。こうしたスキルを強めていくうちに，あなたも，ジョセッテのように，それほど努力しないでも自動的にマインドフルネスを使えるようになります。

　日頃の活動にマインドフルネスを組み込めると，不安にそれほど振り回されずに人生をもっと自由にのびのびと生きられるようになります。でも，大抵の人が，恐ろしい心配や不快な身体感覚に心を開いて招き入れるのをとても難しいと感じます。内面の経験をマインドフルに受け容れる姿勢を身につけるまでのプロセスでは，不安や他の感情を眺める視点をがらりと変えて，同時にマインドフルネスの柱とも言えるスキルをいくつか実践しなければいけません。状況が非日常的で苦しいと，当然このプロセスがとても大変です。それだからこそ，マインドフルネスの基本スキルを育み始めるときには少しでもとっつきやすくするために，日常的で，中立で，もしかしたら退屈にさえ感じるくらいの状況の中で始めます。日常の中でできるようになっておくと，実際に不安を掻き立てる状況や苦しい状況で実践しようとしたときにマインドフルネスを使うのがずっと簡単になります。

　本章でご紹介する実践は，運動選手が競技に備えて行う基礎練習と考えるとよいでしょう。試合本番では臨機応変に使わなければいけない一連のスキルですが，基本形をそれほど難しくない状況で練習しておくのです。また，やはりバスケットボールやフットボールについて言えるのと同じように，そうして練習をしておくと，コートやグラウンドなどの高度なスキルが必要な場面に限らずそれ以外でもスキルが役立ちます。

マインドフルネスを日頃から練習しておくと，実際に大きなストレスを感じる場面で使い始めるよりもずっと早くから，色々な場面でさまざまなメリットを感じるはずです。多くの研究からマインドフルネスを実践するメリットが実際に知られていて，例をごくいくつかだけ挙げると，よく眠れる，身体の痛みが取れる，免疫機能が高まる，人間関係でも満足できる，などがあります。

マインドフルネスを実践すると**減らせる**と研究からわかっているのは[25]：

- ・不安
- ・不眠
- ・ストレス
- ・冠動脈疾患のリスク
- ・物質使用
- ・タバコを吸いたい衝動
- ・うつ病の再発
- ・慢性の痛み
- ・線維筋痛症

マインドフルネスを実践すると**高まる**と研究からわかっているのは[25]：

- ・生活の質
- ・人間関係から得られる満足と親しさ
- ・性機能
- ・注意
- ・免疫機能
- ・乾癬がある場合の皮膚状態
- ・糖尿病の自己管理
- ・介護施設入居者の寿命と健康

第5章　マインドフルネス・スキルを育む　　125

　日頃からマインドフルネスを実
践していると，人生全般で不安と
心配が減るので，大きな困難に
遭っても向き合いやすくなりま
す。それだけではありません。日
頃からマインドフルネスを実践す

> マインドフルネスは，人生で
> ストレスや不安を全般に減ら
> すだけでなく，平凡な経験も
> 味わい深い瞬間に変えます。

ると，人生の一つひとつの瞬間に注意を向けてより深く関われるように
なります。一番退屈な経験も，刻々と味わえるようになります。

　ゾイエが仕事を終えて車で家路についたときには，心は，その日に
あった苛立たしい出来事の記憶と，今から夜までの数時間のめまぐるし
い予定とで，フル回転していました。何とか急いで夕食を整える計画を
立てて，子どもたちと一緒に食事をしてから夜のクラスに出掛けようと
考えました。職場のミーティングで発言した内容を何度も思い返して
は，論点がずれていなかったかどうか，また発言がどんな好ましくない
形になって自分にはね返ってくるかを考えました。帰宅すると，二人の
娘が我先にと話しかけてきて，そうしているうちに電話も鳴りました。
ほとんど心ここに在らずで夕食の材料をかき集めながら娘たちに部屋を
片づける指示を出しました。そのときです。毎日マインドフルネスを実
践すると決めたことを思い出して，そういえば今朝は実践しなかったの
に気がつきました。時計をちらりと見て，素早く計算すると，実践のた
めの時間を5分とっても夜のクラスに間に合います。そこで，娘たちに
5分間だけ話しかけないように頼んでから，寝室の片隅に用意してあっ
たクッションの上に落ちつきました。呼吸に注意を向け始めても，心は
まだ，その日の出来事を考えて，夜に向けて計画していました。何度
も，繰り返し，注意を呼吸へと優しく連れ戻しました。そのたびに心が
あっという間に漂い去っては忙しく徘徊しだすのに注目しながら，微笑
ましく眺めました。呼吸が深くなるにつれて肩から力が少し抜けるのを

感じて，思考の速さも，少しだけ緩やかになりました。セットしてあったタイマーが鳴ったので，もう一度だけ深く呼吸をして，それから娘たちを呼んでキッチンでお喋りを聞きました。みんなの食事を用意してから，娘たちがその日にあったことを話すのに耳を傾け，その若々しい捉え方に微笑みました。料理から立ち上る香りが部屋に広がると，ゾイエは満ち足りた気持ちになって，日頃からマインドフルネスを実践していなければ気づかずに逃してしまうところだった今日のこの瞬間を堪能しました。

マインドフルネス実践には，フォーマルな（正式な）ものとフォーマルではない（正式ではない）ものの二つの形があります。フォーマルな実践では，そのための時間を取って定期的に行います。フォーマルでない実践は，生活の中で日課をこなしながらマインドフルに注意を向けて，そのときに内面にある経験と周囲で起きていることとを意識します。どちらの実践でもマインドフルネス・スキルを身につけられます。それも，運動選手が速さや強さを高める基礎練習を通しても練習試合を通してもスキルを身につけられるのと同じです。

フォーマルなマインドフルネス実践を始めよう

フォーマルなマインドフルネス実践は，そのための時間を作って，毎日または週に何回か定期的にマインドフルネスを実践します。第4章で試した「呼吸のマインドフルネス」は，フォーマルな実践と見なされて，瞑想やヨガと同じです。フォーマルな実践では，自分を大切にするためにわざわざ時間を確保します。時間と効率を求められる現代の生活では決して簡単ではありません。でも，フォーマルな実践をすると，心が働く仕組みを直接知ることができてとても役に立ちます。

研究は実践スタイルと効果が関連することを示していて，日頃から実

第5章 マインドフルネス・スキルを育む 127

践するほどマインドフルネスの効果をより多く引き出せるとわかっています[26]。ですので，日に少なくとも5分から10分はフォーマルに実践するのがよいでしょう。もっと長時間実践されたいのでしたら勿論何よりです。多くの人が，日頃から15分，25分，45分と実践するととても効果的だと気づきます。一方，そんなに時間をかけたくないという思いが生じるかもしれませんが，それは私たち著者もとてもよくわかります。わかったうえでお伝えするのですが，どうか心に決めて試してみてください。しっくりこなくても大丈夫です。普段からなじみのある取り組みではありませんし，役に立つかどうかもわかりませんし，時間の無駄にさえ思えるかもしれません。でも，私たちの経験では，一度真剣に試してみると，フォーマルなマインドフルネス実践があなたの人生に役立つかどうかを正確に判断するのがずっと簡単になります。

　定期的にフォーマルに実践すると，マインドフルネス・スキルが身について人生で使いこなせるようになります。何であれ新しい習慣（デンタルフロスをかける，定期的に運動する，健康によい食事をするなど）を身につけようとするときと同じで，人生に何かを新しく取り入れるのは難しいものです。なるべく日頃の活動の一部に組み込んで毎日同じ方法で実践できるほど，新しく身につけた習慣を生涯にわたって続けやすくなります。

フォーマルなマインドフルネス実践を日頃の生活に取り入れ始めるコツ

・一日の中で実践をする時間を決めましょう。

- 日頃の活動の何かと結びつけて実践すると始めやすいでしょう。例えば，朝起きたとき，朝のシャワーから上がったとき，ランチの前後，夕食の前後，ベッドに入る前，などは新しく習慣づけやすいでしょう。

・場所を決めましょう。
- なるべく妨げられにくい場所を選びましょう。
- しっかり区切られた場所がないようでしたら，部屋の隅や壁に向かう場所でもかまいません。
- 決めた場所に特別なものを置くと気持ちを切り替えやすいかもしれません。壁に絵を飾る，お香をたく，ロウソクを灯す，気持ちが安らぐ音楽を流す，間接照明などの柔らかい光で照らすなど工夫すると，実践と関連づけられた雰囲気ができます。こうした小道具は，先々もマインドフルネスを実践するときの合図となって，習慣を維持してさらに強めていくときに役立つでしょう。

・タイマーか，携帯電話などのアラーム機能を使うと，実践しているときに時間を気にしないですみます。
- 何よりも大切なのは，自分で決めた時間を最後までしっかりと実践し通すことです。ですので，5分と決めたらその5分間を全身全霊でマインドフルネスを実践し通すほうが，15分と決めて12分で中断するよりも効果があります。途中でやめようと思う考えや衝動がたとえ何回浮かんできてもそれに妨げられずにはじめの方針を貫くのも，実践の一部です。
- 初めてマインドフルネスを実践するのでしたら，まず5分か10分の実践から始めて，もう少し延ばしたいと感じたら時間をだんだん長くしていく方法をおすすめします（5分から始めるのが長すぎるようでしたら，1分か2分から始めてもかまいません）。マインドフルネス実践が初めてではない方は，もう少し長めの25分や30分から始めます。あなたがちょうどよいと感じる長さを選びましょう。いずれにしても，長時間の目標を立てていつも途中でやめてしまうよりも，短い時間でも定期

第5章　マインドフルネス・スキルを育む　　129

的に最後まで実践し通すほうが効果があります。マインドフル
ネス実践は，長い時間を割くよりも，日常生活に5分から10
分をうまく組み込んでしまうほうが簡単です。

・毎日実践してそれを少なくとも1，2週間は続けると心に決めま
　しょう。

　−不安に苦しむ人は誰でもそうですが，あなたも，これまでずい
　　ぶん長い間，不安を強めてしまう仕方でさまざまな状況に反応
　　し続けてきたわけです。ですので，新しい習慣を身につけるに
　　は時間と練習がいくらか必要です。でもそれほど時間はかかり
　　ません。勿論，スキルをだんだん身につけて効果が見えてくる
　　ところまで定期的に実践するのだと心に決めなければいけませ
　　んが，じきに新しいマインドフルネス実践が役立っているのを
　　実感し始めるでしょう。

　−生活で何かを変える場合は大体そうですが，新しい習慣を身に
　　つけようとするときも，はじめの一歩を踏み出すのが難しいか
　　もしれません。でも，何かを心に決めて，それを生活にうまく
　　取り入れられると，気持ちが豊かになります。

　−自分の幸せのために時間をいくらか割くと，必ず何かしらのメ
　　リットがあります。自分のために実践しているけれどもいずれ
　　は周りの人たちも幸せにする，と考えるとよいでしょう。

・実践するのを忘れないための方法を工夫しましょう。

　−すでに日課にしている何かのすぐ後に続けて実践するとよいで
　　しょう。歯を磨く，サプリメントを飲むといったことに結びつ
　　けると忘れにくくなります。

　−目に見える合図で，例えば特定の色のシールを目立つところに
　　貼っておくなど工夫すると，シールが目に入るたびに思い出せ

ます。本書を朝一番に目に入るところに置いておくと，朝に忘れずに実践しやすくなるでしょう。

– 実践する予定をスケジュール帳に記入しておくのも忘れないためのよい方法で，確実に時間をとれるようにもしてくれます。

・誰でもそうですが，実践しないための言い訳を毎日いろいろと思いつくはずです。それは自然です。言い訳を思いついたら，気づいておきますが，ひとまずそのままにして，それとは別にともかくマインドフルネスを実践しましょう。そのときに，気分が乗らないまたは実践しないもっともな理由があってもマインドフルネスを実践するとどんな感じがするかを眺めます。

– 心に浮かぶ妨げに注目してください。おそらく，同じ妨げがあなたの人生の他の領域でも浮かんでいるはずです。妨げが浮かぶたびに書き出して「実践しない理由」のリストを作ると，自分の中にあるあらゆる言い訳に気がつきます。全部に気づいておいて，それとは別にともかくマインドフルネスを実践しましょう。

– 忘れないでください，実践は楽しくも心地よくもないかもしれません。エクササイズのゴールは，あえて時間をとって，その間は注意がどこへさまよっていっても優しく連れ戻す作業をくり返すことです。マインドフルネス実践に間違ったやり方はありません。苦しくても実践していると必ず役立つ点については，p.132 の「マインドフルネスを実践するときの難しさ――不安になる」の部分でさらに詳しく考えましょう。

– つい実践しないですませてしまった日があっても，自分を責めずに優しく接して，出発点に戻って，毎日実践するのだと心に決めてください。

– どんな習慣でも，それを変えようとするプロセスで特に大きな

障害となるのは，行動をうまく変えられなかったときに自分を責める反応です。ダイエットや定期的な運動や禁煙に取り組んだ経験がある人でしたら，うっかりまたはつい決意を破ってしまう「脱落」や古い習慣がよみがえる「再発」が珍しくないと知っています。行動を上手に変えていくコツは，そうしたことがあっても自分を許して，何度でも決意しなおして，目指す方向へ行動し続けることです。このスキルを，マインドフルネス実践の中で練習しましょう。実践するのを忘れてしまったらむしろチャンスと考えて，明日から忘れないようにするにはどうしたらよいか，新しい方法を探しましょう。

・実践の記録をとって経過を観察しましょう。
  – 実践の記録をとると役立ちます。ノートを用意して，実践するたびに，エクササイズをしていた時間と，している間に気づいて覚えておきたいと感じたことを何でも記録しましょう。

まずは呼吸から

マインドフルネスを実践し始めるときにもっとも一般的なのは，第4章でご紹介した呼吸に注目する方法です。呼吸に注目する方法は，一生続ける人たちもおおぜいいて，いくつかやり方があります。息を数える方法から始めましょう。

心地よく，気持ちがすっきりとする姿勢でクッションか椅子に落ちついたら（第4章でお伝えした座り方です），呼吸を身体のどこに感じるかに注目し始めましょう。お腹，胸，喉の奥，鼻孔のいずれでしょうか？呼吸を感じる位置に注意を固定しつつ，息を数え始めます。1から始めて10まで数えたら，次に逆に数えて1まで帰ってきます。注意が漂っ

ていったのに気づいたら，その度に注意を呼吸に戻して，数もはじめに戻って改めて1から数えます。戻ってばかりでいつまでたっても1だけを数えているかもしれません。それでかまいません。10まで数えなければいけないルールはありません。数を数えるのは，ただ単に注意が漂っていったときに気がつくためです。例えば，12まで数えているのに気がついたのでしたら，注意が徘徊していた確かな証拠でしょう！　注意がさまよっていくたびに，優しくそっと導いて呼吸へ連れ戻し，そのときに吸う息に合わせてまた1と数え始めます。このプロセスを，あらかじめ設定した時間がくるまで続けます。タイマーが鳴ったら，もう一度だけ注意を向けながら呼吸をして，日常生活に戻る準備をします。

マインドフルネスを実践する際の難しさ──不安になる

　マインドフルネスを実践し始めたばかりの頃は，不安に関連した症状にますます敏感に気づくようになる場合が珍しくありません。そうなると，症状がよくならずにかえって悪くなっていると感じがちです。気持ちが落ち込むので，自然に実践をやめたくなります。しかも，気づきが広がると，決めつけや批判がますます増えるかもしれません。「どうして呼吸に集中し続けられないんだ？　なんて下手なんだ！」など。私たちの誰もが苦しい事柄から目を背けることにいかに慣れているかを考えると，その段階でマインドフルネス実践を本能的にやめてしまうのも理解できます。でも，そこで諦めずに，実践をやめないで苦しさをそのまま観察し続けると，はじめの苦しさが大抵は和らいで，経験が強くなっては引いていくのがわかり始めるにつれて苦しさや不安も耐えやすくなります。マインドフルネスを実践し始めたばかりの時期に向き合うことになるこうした難しさを乗り越えるには，いくらか勇気と思い切りが必要かもしれません。それだからこそ，1，2週間は定期的に続けて，マイン

第5章　マインドフルネス・スキルを育む　　133

ドフルネスを実践しているときに受け止められる経験の幅がどれほど広いかをつかみ始めていただきたいのです。

　不安を感じていることを示す身体的，感情的，認知的なサインに気づいたら，初めて見るものを観察するときのように，どうなっているのだろうと関心を向けましょう。胸を締めつけられる感じと一言で言っても，よく観察すると実際にはどんな感じですか？　流れ出してくる批判的思考は，よく眺めるとどんな経験ですか？　また，そうした苦しい経験を抱えた自分を慈しみましょう。そして，注意を優しく呼吸へ連れ戻します。今までとは違う新しい注意の向け方でそのまま観察し続けると，心の経験が変わってくるでしょう。

　一方，中にはマインドフルネスを実践するとはじめはとてもリラックスする人もいて，自然にどんどん実践したいと感じます。でも，そうした人たちも，いずれは心地よい段階を過ぎて，苛立ちや悲しさや恐怖といった気持ちがあってめまぐるしく混み合った不安な心でマインドフルネスを実践するときが必ずきます。始めが心地よかっただけに，そうなると気持ちがとても落ち込み，実践が「効果を発揮」しなくなったと信じ込んで諦めたくなるかもしれません。そこでも思い出しましょう，マインドフルネスは生きる姿勢ともいえますので，ありのままを受け容れるのです。心地よければ何よりですが，実践しながら苦しさや不安を経験するのも，とても役立つ場合があります。苦しいときにもマインドフルネス実践を続けて経験に注意を向けたままでいられると，不安について，またあなたが不安にどう反応しているかについて，大切な情報が得られます。そこで学ぶ何かは，これからいくらでも経験するであろう不安を掻き立てる実際の状況の中でマインドフルネスを使いこなしていこうとするときに，とても役立ちます。クッションまたは椅子の上で不安を感じながらマインドフルネスを実践しておきましょう。そうすると，生活の中で不安を感じたときにも上手にマインドフル

になって，人生を妨げられずに自由に進み続けられます。また，マインドフルネス実践のときに不安を経験するのは，「今，この瞬間」にい続ける練習にもなります。練習を積んでおくと，以前なら「今，この瞬間」からも人生からも注意を引き離されてしまいがちだった反応があるときでも，そのままでい続けやすくなります。第6章では，納得できる充実した人生を生きるには感情を不快なものも含めて全て経験しなければいけない点を考えます。ある条件のときにしか経験を完全に受け容れようとしないのでは，人生が私たちに用意してくれる豊かさの大部分を，必ず見逃してしまいます。

お腹で呼吸する（腹式呼吸）

　伝統的なマインドフルネス実践では，普段どおりに呼吸することを強調して，呼吸法を変えません。でも，私たち著者が不安に苦しむクライエントと取り組むときには，マインドフルな腹式呼吸をお伝えして，気づきを育むと同時に，めまぐるしく活動する心も優しく落ちつかせます。この方法に興味がありましたら，まず普段どおりに呼吸してください。

　息をお腹よりも胸で感じますか？　面白いことに，私たちは子どもとしてまずお腹で呼吸し始めます。ところが，だんだん主に胸で息をし始める人が増えます。仕事が山積みになっていると感じたり，脅威があると感じたりすると，お腹よりも胸で息をすることが珍しくありません。そうした呼吸法は交感神経を活性化するので，戦うか逃げるかしなければいけないときにはありがたいものです。でも，目の前の課題がそれほど活動的でない場合にはあまり役に立ちません。呼吸の反応と神経系の活性化は普通は自動的に起きて意識されませんが，呼吸を意識的に腹式に変えて副交感神経を活性化することもできます[27]。忙しさや脅威などの刺激から普段のペースを取り戻すのを助けてくれる神経系を，意識し

第5章　マインドフルネス・スキルを育む　　135

てわざわざ起こすのです。

> 心がめまぐるしく活動するのは不安症状の一つですが，お腹の底から呼吸すると落ちつきやすくなります。

　少し動きを止めて，お腹に手を当ててください。お腹まで息を吸いこめるかどうか，息が胸を通ってお腹へ入ってきて，また同じ道を通って出ていくかどうかを感じてください。

　そのように呼吸するとなんだかぎこちない感じがする，または身体がいくらか緊張しているようだ，などと気がつくかもしれません。普段から浅めに胸で呼吸している人にとっては，そうした経験は珍しくありません。新しい深い呼吸の感じに慣れるには，いくらか実践が必要なのです。無理はしないでください。優しく息を導きながら遅めに呼吸して，いつもよりも少しだけ深く吸います。また，浅いままでなかなか深くならなくても，それも大丈夫です。呼吸のスピードを落とそうとするとストレスが強くなるようでしたら，一つ前にご紹介した方法へ戻って，まずは呼吸に注目して数えましょう。

◇◇◇◇◇◇◇◇◇◇◇◇◇◇◇◇◇◇◇◇◇◇◇◇◇◇◇◇◇◇◇◇◇◇◇◇◇

　ゾイエは，もう何週間もマインドフルネスを実践してきて，生活の質が変わるのに気づいてとても喜んでいました。友人や家族と過ごす時間をもっと楽しめるようになり，仕事も以前より充実して感じられました。すばらしく効果があるように思えたので，実践のために時間をとるのは少しも苦になりませんでした。ある日，いつになく心がざわついて動揺する感じに気づきながら実践のために座りました。同僚の一人に怒りを感じていて，うまく進んでいないプロジェクトを不安に思っていました。マインドフルネスを実践すると気持ちが楽になるだろうと期待して，喜んで座って呼吸に注目し始めました。いつもながら，心は大忙しです。注意を優しく呼吸まで導き戻して，それを何度も繰り返しま

た。これまで実践しながら何度も経験してきたように心が平和で穏やか
になるのを待ちました。ところが，なかなかそうはなりません。やり方
の何がまずいのだろうと考え始めて，もっとマインドフルに，思いやり
をもって，受け容れなければ，とさらに努力し始めました。心がますま
す忙しくなって，動揺する感じも強くなりました。ゾイエは考えます，
「どうして正しくできないのかしら？」。本当に必要なときに「効果を
発揮」させられるほどにはマインドフルネスを上手にできていないのだ
ろうか，と考えました。座っているのがとても心地悪くて，設定した時
間が早く終わってほしいと感じているのに気がつきました。そのとき，
ふと，たとえ物事が心地よくなくてもありのままに受け容れることに
ついて読んだのを思い出しました。そして，微笑みながら，「マインド
フル」になろうと一生懸命になるあまり，自分にも自分の実践にも批判
的になってしまって，ありのままを受け容れずに別な形を求めていたの
だと気づきました。実践の残り時間は，動揺する気持ちと，心が楽にな
らないのにがっかりしている気持ちとに注意を向け続けました。自分に
慈しみを感じました。動揺する気持ちは消えませんでしたが，はっきり
と眺められるようになると以前ほど怖くも破壊的にも感じなくなりまし
た。その日は，このときに新しく学んだマインドフルネスの効用を味わ
いながらすごしました。

マインドフルネス・スキル

　マインドフルネスを日頃から実践してスキルをいくつか身につけ
ると，理想に沿った人生を生きやすくなります。

気づき

　・注意がどこに向いているか，またどれほどそれやすいかに気が
　　つくようになって，実際に注意がそれたときには元々注目して

いたところに優しく戻してくる力を強くします。

・注意の範囲を広げて，経験全体を眺められるようにします。心に不安があると，気づきの範囲が狭くなって脅威の可能性しか見えなくなりがちです。マインドフルネスは，注意が向く範囲を広げて，不安に関連するもの以外にも状況の他の側面や感覚や感情なども眺められるようにします。

「今，この瞬間」

・心を優しく「今，ここ」へ連れ戻します。クッションに座って息を吸って吐きながら，心が過去の記憶，未来の計画や心配へと漂っていくたびに，「今，ここ」へ導いて連れ戻します。

自分への思いやり

・マインドフルネスを実践しているときに浮かぶ思考は，大抵決めつけや批判の類です。「なぜたった10までさえ数えられないんだ？ なんて下手なんだ。絶対に身につけられない。ここで時間を無駄にしている」。そうした思考が浮かぶのに気づいたら，自分とその経験に優しく接しましょう。そのときに気をつけてください，何かを決めつけている自分をよくないとさらに決めつけないようにします。決めつけたり批判したりするのは自然ですし，習慣にもなりやすいものです。あなたの中にそのパターンがあるのに気がついても，ああ心が悪戦苦闘しているのだなと思いやって，批判しないままでいられます。

初　心

・マインドフルネスを実践すると，呼吸を観察するたびに，また心が漂い去るたびに，あたかも初めてそれに注意を向けるかのような気持ちで経験を受け止められます。この姿勢を「初心」

と呼びます。初心の視点から眺めると，こうなるだろうという期待や予想に惑わされずに，物事の全体をありのままに観察しやすくなります。同じマインドフルネス実践をしていても，経験が毎回違うと気づくかもしれません。心が思考から思考へととても忙しく動き回るときもあれば，落ちついているときもあるかもしれません。そうした状態の一つひとつを，前の日と同じだろうと考えてしまわないで，その時々の状態でありのままに注目できるようになります。

物事をありのままに受け容れる

・どのマインドフルネス実践をしても，ほぼ必ず，好ましく思える経験（穏やかさ，リラックス，平和などの感じ）と好ましいとは思えない経験（忙しい心，緊張する感じ，溢れ出してくる心配事など）の両方に気がつきます。実践をくり返すうちに，好ましく思えるかどうかにかかわらずそうした経験の一つひとつを実践の一部としてそのまま受け止めやすくなってきます。ありのままに受け容れてみると，忙しく心配する心は，「今，ここ」にあるものがそうだというだけになります。平和な心と比べて本質的によいわけでも悪いわけでもありません。その瞬間にそうなっているだけの話です。ありのままに受け容れて反応すると，物事の状態が別だったらと願うことが原因になって次々と起きる反応の連鎖を減らせます。何が起きても優しい眼差しを向けられるようになります。そうした姿勢をフォーマルなマインドフルネス実践のときに繰り返し経験していると，日常生活で何が起きても，避けられない心配事やストレスの元も含めて受け容れやすくなります。

・物事をありのままに受け容れるのは，諦めるのとは違います。何かをありのままに受け容れて，そのうえで，「今，ここ」で

の在り方を変えるために行動すると選べます。詳しくは，本書のもう少し後でまた考えましょう。本章のはじめにご紹介したジョセッテは，使った食器をマルコが食器洗い機に入れてくれないのを受け容れたかもしれませんが，そのうえで，マルコがそうしてくれることが自分にとってやはり大事なら，もっときちんと入れてくれるように働きかける方法を探そうと決めるかもしれません。同じように，心が忙しくストレスを抱えていると気づいて，それがその日の状態なのだと受け容れたうえで，そうした状態になる頻度を減らすために生活を工夫して変えようと決められます。結果として，例えば仕事の量を減らすかもしれませんし，生活の中にマインドフルネス実践をもっと沢山組み込むかもしれません。

音のマインドフルネス[28]

呼吸に注目して1，2週間ほど定期的に続けると，フォーマルなマインドフルネス実践でもまた新しい種類を始めたいと感じるかもしれません。勿論そのまま呼吸に注目し続けてそれを日頃の実践にすると決めてもかまいません。呼吸を数え続けてもかまいませんし，または呼吸を錨のように使って，注意が徘徊し始めるたびにそこに連れ戻す方法にしてもよいでしょう。

でも，また少し違った実践を試すのもよいかもしれません。私たち著者がよく使うものに「音のマインドフルネス」があります。ジンデル・シーガル，マーク・ウィリアムズ，ジョン・ティーズデールが研究するマインドフルネス基盤の認知療法から引いてきたものです。以下にご紹介しますので，自分で実践されてもかまいませんし，本書のウェブサイト（「はじめに」のp. xviii に URL を記しました）にアクセスして，実践のときに聞く録音をダウンロードしてもかまいません［訳注：英語で

す]。実践を始めたばかりの時期には大抵録音がとても役に立ちます。ただ，録音を使わない方法でも時々実践しましょう。そうすると，録音に頼らず，スキルを完全に身につけられます。

　「呼吸のマインドフルネス」と同じ方法で始めましょう。座っている状態に注目してから，注意を優しく導きながら呼吸に向けます。しばらく呼吸に集中したら，注意の焦点を耳に移します。注意の範囲をだんだん耳から広げていって，どんな音がしても，どこでしても，気づきの範囲に入るようにしましょう。探しまわったり，特定の音に耳を澄まそうとしたりするのではなく，できるだけただ心をひらいて，どんな音でも，どの方向からでも，入ってくるようにします。気づくでしょうか，近くの音，遠くの音，前方からの音，背後からの音，横から，上から，下から。注意を広げて周囲のあらゆる音を聞きましょう。はっきりした音もあれば，微かな音もあるのに気がつくでしょう。

　こうしたさまざまな音が気づきの範囲に流れ込んでくるままにしながら，ただの感覚として注意を向けていられるでしょうか？　考え始めて，音にレッテルを貼ったり，決めつけたりしているのに気がつくかもしれません。気がついたら，そのたびに注意の向け方をエクササイズを始めたときと同じに戻して，できるだけ音の感覚を直接感じましょう。音が何を意味するか，また何を伝えているかよりも，音の高さ，質，大きさ，長さに注目します。

　注意がそのときに聞こえている音から離れてさまよいだしたら，そのたびに優しく認めて，それから注意を導いて音に連れ戻しましょう。刻々と聞こえてきては過ぎていく音を意識し，決めつける思考が浮かぶのにただ注意を向けて，それからまたありのままの音に注意を戻します。

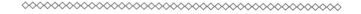

スキが「音のマインドフルネス」を実践すると，音が聞こえてくるとすぐにレッテルを貼って決めつけているのに自分で気がつきました。トラックがバックする音は苛立たしい，鳥が鳴く声は美しい，鳴きやむと残念。何度も実践しているうちに，環境にあふれるさまざまな音をただの音程や音質として聞くのがいかに難しいかに気がつきました。心がすぐに自然に反応して，音源にレッテルを貼り，音を評価し，ある音はもっとほしいと願いつつ別な音は退けたがっていました。また，そうした傾向があると物事にありのままでは満足できなくなる点もわかり始めました。音のマインドフルネス実践を続けてありのままの音（音の意味よりもむしろ音程や音質）に注意を向け続ける力がついてくると，一つひとつの音を，それほど引きつけられたり遠ざけたくなったりしないで初心で眺めやすくなったのに気がつきました。スキは，このスキルを人生の他の領域でも使い始めました。すると，通勤のときの交通状況，幼い息子が眠っている間の静けさなど，生活の中のさまざまなことについて好ましいか好ましくないかをすぐに決めつけているのがわかりました。出来事をありのままに経験するスキルを実践すると，もっと欲しいか欲しくないか，ひどいと思うかすばらしいと感じるか，などの気持ちに巻き込まれないですみました。そうすると，例えば息子が思ったよりも早く昼寝から目を覚ましても，それほどストレスを感じずに，気持ちがどんどん高ぶることもなく落ちついて反応できるとわかりました。

マインドフルネスを実践する際の難しさ──何も起きない！

マインドフルネスを実践していると，何も起きていないからこの実践が役に立つはずがない，といった思考に気がつくかもしれません。あなただけではありません！　マインドフルネスのプロセスはゆっくりしていて，変化は微妙で表れるまでに時間がかかります。そのため，マインドフルネスを実践しても何も変わっていないと感

じて，諦めたくなりがちです。実践そのものは大抵退屈です。心にとっては，じっと座って呼吸に注目するよりももっと面白くて役立つと感じる活動が他にいくらでもあるでしょう。それでも，退屈と感じる瞬間にも人生に刻々と関わり続けていられるようになるのはとても価値がある経験ですし，退屈だと感じる気持ちが高まっては引いていく様子を眺められるようになるのもとても意味があります。その瞬間に心から没頭したいと思う活動だけをしていられる人などほとんどおらず，大抵誰でも退屈な作業をいくらかはこなさなければいけません。ぜひやりたいと思うわけではない課題に取り組むときにどんな思考や感情が浮かぶかに気づく機会を経験しておくと，その場は退屈ですぐに満足できるものではなくても長い目で見ると価値を感じる方向に結びついていくような作業に取り組みやすくなります。例えば，20回目の双六を一緒に遊ぶのは，子どもにとっては実に幸せな時間ですが，大人にとっては実に退屈でしょう。何も起きていないように感じられても忍耐強い姿勢でいられると，取り組みが人生にどのように役立つかが見え始めるまで投げ出さずにマインドフルネスを実践し続けられます。また忍耐のスキルそのものもどんどん高まりますので，人生の他の領域でも使いこなせるようになります。

　何かもっと大きなもののためにとりあえず退屈で好ましくないことをするときの経験をよく表すお話として私たちが時々使うメタファー（たとえ）は，ジャイマル・ヨギスの『海水ブッダ』から引いています[29]。著者は，サーフィンをするときに感じる悟りを語っています――サーフィンをする日は，ボードに立って波に乗るのがゴールです。でも，その日は，かなりの時間を沖へ「漕ぎ出す」ために費やしています。次の波がきたときにそれをうまくとらえられるよい場所にいるためです。沖へと漕ぎ出しながら時間を過ごしたいと感じてサーフィンをする人は誰一人としていないにもかかわ

第5章 マインドフルネス・スキルを育む　　143

らず，漕ぎ出しているその時間は，サーフィンのプロセスには本質と言えるくらいつきものです。生きるのも同じで，もっと自分らしい人生を生きたい，心の反応に気づいて行動を選べるようになりたいと思うのでしたら，フォーマルな瞑想に時間をとるのは，その瞬間には何もしていないように感じられたとしてもとても役に立つのです。そして，一見すると退屈で無駄にも思える何かを実践し続けて，やめてしまいたいと感じる思考や衝動には注目するだけで反応しないままでいられるようになると，「漕ぎ出す」作業が人生でいくらか必要になったときにはそのスキルが大きく役に立つでしょう。やり甲斐のある仕事につながる難しい試験のために勉強しなければいけない時期や，心から愛せる誰かにいずれめぐり遭うために沢山の初デートに出掛けなければいけない人生の季節などに。

　ジェイビッドが定期的にマインドフルネスを実践し始めたのは，不安の症状を和らげるかもしれないと何かで読んだからです。ジェイビッドは，毎朝 15 分間座って呼吸に注目し続けると心に決めました。スケジュールを守って，毎朝，1 週間にわたって実践しました。実践がとても難しいのに気がつきました。焦点がそれて，呼吸に向いているはずの注意がそこにあり続けた試しがありません。身体中の痛みや辛さだけでなく，頭をよぎる不安な思考の数々や，不安を掻き立てる身体感覚にも一つ残らず気がつきました。山積みになった仕事についての思考が繰り返し浮かんできて，座ってなんかいないですぐにも仕事に取りかかりたい衝動を感じました。知人たちはマインドフルネスを実践するとリラックスすると話していました。ジェイビッドはなぜ自分の経験が違うのだろうと不思議でした。実践をやめようかと何度も考えましたが，それでも，不安の症状に何の変化がなくてもともかく実践し続けました。すると，ある日，実践しているときに心がふらふらと漂っていって未来への

心配に入り込んだのに気がつきました。そして一瞬でしたが，そうした心配があたかも正確な予測や差し迫った警告に見えても結局は自分の心に浮かんだ思考にすぎないとわかりました。ジェイビッドは，微笑みながら注意を呼吸に戻して，心がいかに素早く破壊的な予想へと飛躍できたかに感心しました。束の間，心が平和で穏やかでした。穏やかさはすぐに消えて，心がまた徘徊し始めました。でも，あの一瞬を経験していたので，マインドフルネスをこのまま実践し続けるとどんな変化が期待できるかがわかっていました。その日の実践を終えたジェイビッドは，ここしばらく何年となかった希望を感じながら仕事へ出掛けました。

身体感覚のマインドフルネス

不安に苦しんでいると身体にもさまざまな感じがあって，私たちはそうした感覚にも強く反応しがちです。身体感覚があるのは元々自然ですが，それをマインドフルに感じられると，これまでとは違った仕方で反応できます。読み進める前に，少し時間をとって，次にご紹介するエクササイズを実践してみましょう。日頃から実践するためのフォーマルなマインドフルネス実践スケジュールの計画を立てるときには，他のさまざまな実践と併せて「身体感覚のマインドフルネス」も時々組み込むときっと効果的です。

　目を閉じるか視線を落とすかしながら，背筋を伸ばして心地よい姿勢で椅子に座り，座っている状態に注意を向けます……椅子の上にある身体の感じ……椅子に触れている身体の部分に。呼吸に注意を向けて，身体のどこに息を感じるかに注目し，そこから気づきの範囲をだんだん広げながら身体に起きるどんな感じも注意の範囲にとらえましょう。筋肉が緊張した感じや痛み，空気が肌に触れる感じ，お腹がすいた感じなど，身体にどんな感覚が湧いても注目します。感覚が表れたら気づいて，レッテルを貼ったり決めつけたりしないで，ありのままに「ここに緊張した

第5章　マインドフルネス・スキルを育む　　145

感じがある」「このあたりが冷た
い」などとただ注目します。決め
つける思考が浮かんだら，それも
注意を向けてから，気づきの焦点
を再び身体へ，そのときに経験し
ている感じへと戻します。一つひ
とつの感覚を受け容れつつ，どれ
ほど長くつづいてもそのままにし

かゆいときに何も考えずに
自動的に掻いてしまう習慣
を破れるのなら，不安を感
じたときに何も考えずに自
動的に避けてしまう習慣を
破れるでしょうか？

て，ただ注意を向けながら気づきの範囲を広げたままにします。

　この実践を続けると，身体に起きる反応がよくわかるようになりま
す。第1章でお伝えしたように，不安に関連した気持ちは身体に影響し
がちで，筋肉を緊張させたり，痛みを感じさせたり，感覚を過敏にした
りします。そして身体にそうした感覚があるのに気づくと，私たちは大
抵決めつけてどんどん反応します。「なんでまた不安なんだろう？　ど
うしてリラックスできないのだろう？」。身体感覚に優しく注意を向け
るマインドフルネス実践を続けると，生活の中で起きるそうした悪循環
を断ち切り始められます。

マインドフルネスを実践する際の難しさ——身体が心地悪い

　一定時間を動かないでじっと座っていると，大抵身体のどこか
に，例えば首や背中や肩が痛い，足や腕がしびれるといった感覚が
起きます。実践するたびに同じ痛みを感じるようでしたら，姿勢を
変えなければいけません。クッションを一つ追加する，膝の上に乗
せていた手をそれぞれ脚に乗せる（肩の痛みが減るかもしれませ
ん）などするとよいでしょう。一方，身体を傷める恐れのない一時
的な足のしびれや皮膚のかゆみなどの感覚がある場合は，なかなか

興味深い観察の機会になります。

　日頃，そうした身体感覚があると，反応して何かしら対処するのが普通です。そのときに，私たちはほとんど考えずに行動しています。でも，そこでちょっと考えて，あえて反応しなかったらどうなるでしょう？　かゆいときに，優しく気づくだけにして，かゆさの身体感覚とそれに伴って湧いてくる「脚を掻かないと気が狂ってしまう」などの思考や衝動も含めて，全てにただ注目するだけにすると？　マインドフルネスを実践すると，思考や衝動があっても必ずしも従う必要はないとわかります。衝動に気づいても自動的に反応しないでいられるのは，実際にとても助けになる非常にありがたいスキルです。人生のもっと難しい領域でそのスキルを使いこなすと，はかり知れないくらい役立ちます。大事な局面で心に衝動や気持ちの高ぶりがあっても必ずしも反射的に反応しないでいると，そこからどう行動するかの選択肢が広がります。

　かゆみや他の不快な感じに反応しないでいるのは，はじめは難しいでしょう。なぜなら，何か対処して楽にならなければ感覚がどんどん強くなっていずれ耐えきれなくなる，と予想しがちだからです。ところが，面白いことに，そうとも限りません。身体に何かの感覚があるときに，それを注意深く観察して，争ったり衝動的に反応したりしないでいると，感覚の頻度や強さが思いがけない変わり方をする場合があります。かゆい感覚をそのままにしてただ観察していると，はじめは不快さがさらに気になるかもしれません。ところが，忍耐強く，好奇心をもってしげしげとかゆみに注目し続けると，身体の感覚が高まっては引いていくのが珍しくないとわかるでしょう。

　念のためですが，マインドフルなときに，かゆい箇所を掻く，緊張した筋肉を伸ばす，不安を掻き立てる対話を（勿論不安を掻き立てないために）避けるといった行動を絶対にしてはいけないとお伝

えしているのではありません（マインドフルネスと不安を専門にする著者や研究者だって時にはそうします）。ただ，そうした感覚があってもそのままにしてマインドフルでい続けられると，私たちがいかに頻繁に，出来事や経験に対してどんな行動の選択肢があるのかもわからないうちに自動的に反応してしまっているかがわかります。ですので，マインドフルでいられると，自動的に反応する代わりに，立ち止まって行動を選ぶ機会を作り出せます。この点については，以下に続く章でもまた考えましょう。

マインドフルに力を抜いていく漸進的筋弛緩法

身体感覚への気づきを広げる方法には，マインドフルネス基盤の漸進的筋弛緩法，または MB-PMR（mindfulness-based progressive muscle relaxation）と呼ばれるものもあります。このマインドフルネス・エクササイズの元と言える漸進的筋弛緩法（PMR）[30] は，身体のさまざまな筋肉を系統立てて順に緊張させては力を抜いていきます。マインドフルネス基盤の漸進的筋弛緩法には，ゴールが二つあります。一つは，身体のさまざまな部分が緊張しているときに，微かなサインにも気づけるようになることです。肩や背中が緊張してきてもなかなか気がつかず，あまりの辛さにやっと気がついたときにはいつの間にか肩が耳につかんばかりに凝り固まってしまって，すでに専門のマッサージ師でなければほぐせない段階になっていた，といったことがよくあります。マインドフルネスを実践すると，そうした緊張を示すサインがまだ微かな早いうちに気がつけるので，対処も簡単ですみます。こうして，エクササイズの二つ目のゴールへとつながってきます。すなわち，早いうちに緊張に気がついたときに，自分で力を抜けるようになることです。マインドフルネス基盤の漸進的筋弛緩法は，振り子の原理に似ています。振り子は，動かしたいと思う方向とは逆に引っ張ってから手を離すと，目指す

方向へただ軽く押し出すよりも遠くまで振れます。それと似て，マインドフルネス基盤の漸進的筋弛緩法でも筋肉をまず少し緊張させてから力を抜くと，ただ抜こうとするよりもはずみがついて，もっと力が抜けます。

　マインドフルネス基盤の漸進的筋弛緩法をするときに気をつけなければいけないのは，それぞれの筋肉グループを緊張させるのはせいぜい5秒程度で，緊張もわずかに優しくして，力を入れ過ぎてはいけない点です。時々，あまりに強く力を入れ過ぎて，かえって筋肉が緊張してしまう人がいます。それは目指すところではありません！　痛みを感じたら力が入り過ぎています。感じるのは緊張だけです。次の説明を読んでから，エクササイズを試してみましょう。

　　この実践をするときは，心地よくリクライニングされた椅子か床に横になって，身体を支えるために使う筋肉がなるべく少ない状態にしましょう。他の実践と同じ座った姿勢でもできますが，身体が完全に支えられている状態のほうがやはり実践しやすいでしょう。はじめに，注意を呼吸に向けます。それから身体の中の感じに移します。しばらくそうしてから，今度は首の筋肉に移して，緊張を感じるかどうか注目します。次に，頭を胸に押しつけるように垂れるかまたは椅子や床に押しつけるかしながら，首をいくらか緊張させて数秒そのままにします。それから緊張を一気に抜いて，椅子や床に頭と首を完全にまかせながら優しく呼吸し，首の筋肉が伸びてほぐれていくときの感じに注意を向けます。そうして30秒ほどただ注意を向けます。それから，もう一度5秒間だけ筋肉を緊張させて，また力を抜いて45秒ほどその部分の感じを観察しながら筋肉が伸びていくままにします。

　　次に，注意の焦点を肩と背中上部の筋肉に移します。肩を上や後ろにすぼめて，そのあたりの筋肉を緊張させてどんな感じかに注目します。それから一気に力を抜いて，椅子に深く身体をまかせ，肩と背中上部の

第5章　マインドフルネス・スキルを育む　　　149

筋肉がゆるんでいくままにします。緊張が抜けていくときに身体に起き
るどんな感じにも注意を向けて，そのまま30秒ほど観察します。また
短く緊張させては45秒ほど力を抜くプロセスを繰り返します。それか
ら，身体の残りの部分を全体に次々と注意を向けていって，緊張してい
る部分があるか調べます。顔（特に顎），腕，手，脚，足に力が入ってい
ませんか？　緊張に気づいたら，その筋肉に注目し，少しの間緊張させ
てから力を一気に抜いて，筋肉がどんどんゆるんでいくままにするとき
の感じに注目します。このプロセスを繰り返して，身体の筋肉を一つ残
らず伸ばしてほぐしましょう。

　マインドフルネス基盤の漸進的筋弛緩法が役立つと感じて，もっと本
格的に実践したいと思われたら，実践を導く録音を本書のウェブサイト
で沢山ご提供していますので利用してください［訳注：英語です］。一番
長い録音では筋肉を16のグループに分けて45分かけて力を抜きます。
毎日実践するとよいでしょう。続けるうちに「七つの筋肉グループ」の
バージョンに減らしても効果を維持できるようになり，いずれは「四つ
の筋肉グループ」でも十分になります。ですので，身体の筋肉を順にゆ
るめていくエクササイズにかかる時間は，どんどん短くてすむようにな
ります。

動きを加える

　フォーマルなマインドフルネス実践は動かずに座ってするものが多い
のですが，動きながら実践する方法もあります。試してみたいと感じる
方には「マインドフルに歩く」エクササイズがおすすめです。

　　円を描いて歩きやすい場所を見つけます。ゆっくりと考えながら歩い
　ても人目が気にならない場所がよいでしょう。はじめに，足が地面につ
　いている箇所と，身体をまっすぐに支えている感じとを意識します。ひ

とまず呼吸に注意を向けて，立ちながら息を吸ったり吐いたりしている感じに注目します。では，息を吸いながらゆっくりと足を持ち上げて，地面から離れるときにどんな感じがするかに注目します。次に息を吐きながら足を再び地面に降ろして，体重をかけます。このプロセスをもう一方の足でもします。ゆっくり歩き続けながら，一歩ごとに息を吸って，吐きます。身体にある感じに何回でも気づきを連れ戻しながら，普段は無意識のうちにしているこの単純な運動を続けます。

ゆっくりと身体を動かすジェントル・ヨガも，動きながらマインドフルネスを実践するにはよい機会です。ヨガのクラスやビデオは，マインドフルな気づきを育みつつ同時に身体を動かすにはぴったりと言えるでしょう。ヨガをすると，心にいろいろと決めつけが浮かんできて，それが自分でもよくわかります。私たちはあまりに頻繁に「なぜもっと身体を伸ばせないのだろう？　隣にいる人のほうが私よりも上手に伸ばしている。なんて不格好なのだろう。昨日のほうがよほど柔らかかった」などと考えます。ヨガでなくても，似た類の思考は生活の中でさまざまな活動をしているときにも浮かびます。「トニーみたいに愉快な人間だったらよかったのに」「どうして初対面の人を避けてしまうのだろう」「家事がなんて下手なのだろう。前はもっと上手にできたのに」。ヨガを実践しているときにそうした思考が浮かぶのに気づくと，思いやりをもって経験を受け止められます。注意を元々の意図に連れ戻して，健康によい何かをしようと思っていたのであって，自分や周りの人が上手にできるかとは関係なかった点を思い出せます。何かを決めつける思考が浮かんでも，マインドフルに身体を動かす中で思いやりをこめて受け止める経験を積んでおくと，人生の他の領域でそうした思考が浮かんだときにも同じように思いやりをもって受け止めやすくなります。意識的に身体を動かすものでしたら，他に太極拳などもこうしたエクササイズをするにはとてもよい機会です。

第5章　マインドフルネス・スキルを育む　　　151

マインドフルネスを実践する際の難しさ──時間がない

　本書を手に取られたのは，おそらく，時間を持て余していたからではないでしょう。不安には，しなければいけないことを全部するための時間がないという感じが伴いがちです。私たち著者も勿論同じ気持ちに苦しんでいます。でも，私たちが自ら何度も経験して学んだのは，マインドフルネスを15分間実践すると，その日の他の作業がより生産的になって，一日を通じて何を経験してももっとやり甲斐を感じて気持ちが満たされるようになる点です。マインドフルネスを定期的に実践していると，不満に感じたり苛立ったりして何かが手につかずにいる時間が減ります。問題があってもさまざまな視点から柔軟に眺めて上手に解決できるようになり，ああでもないこうでもないと反芻している時間が減ります。ただ，そのことは私たちも繰り返し学んでいるはずなのですが，あまりに忘れやすいため，何度でも気持ちを改めながら実践の中で再発見し続けていかないといけません。あなたも試してください。毎日15分の実践を続けると心に決めて，その日の残りの時間がどう流れるかに気づきましょう。

　また，たとえ毎日がどれほど過密に感じられても，あまり価値を感じない活動にあてている時間が少なくともいくらかはあるのではないでしょうか？　私たちのところへ通ってくださるクライエントの多くが，15分の実践のための時間をそれぞれ何とか作りだせました。例えば，パソコンゲームを10回連続ではなく1回にしておく，夜に好きなテレビ番組はしっかり観ても他の番組を15分削る，など工夫されました。あるいは，パートナーに毎晩15分間子どもを見ていてくれるように頼むだけでも，実践を日課にする時間を作りだせるでしょう。いくつかご提案しましたが，どれもやはりあなたの生活に組み込むのが厳しいようでしたら，代わりに毎日2分間

だけ実践してみて，何か効果があるか観察してもよいでしょう。

　それでも中には，フォーマルな実践をする時間を作るのが実際問題としてどうしても難しい人もいます。ロクサーヌには，6か月の娘と3歳の息子がいます。定期的にマインドフルネスを実践するための時間を取ろうとしましたが，大抵，クッションに落ちついたと思ったとたんに娘が目を覚ますか，息子が入ってきてかまってもらいたがりました。ロクサーヌは，はじめ，自分が実践のための時間を作るのが下手だと決めつけて，期待して取り組み始めていたマインドフルネス基盤のセラピーの効果が得られないのではないかと恐れました。でも，そこでセラピストが，自分が下手だと決めつけるのではなく，フォーマルな実践はロクサーヌの人生のこの時期には不向きだと受け容れてはどうかと提案しました。そして，むしろ「フォーマルではない実践」をすると決めて，例えばマインドフルネスを実践しながら，娘に母乳を与える，シャワーを浴びる，洗濯物をたたむ，食器を洗うなどしてみてはと提案しました。ロクサーヌがそうしたフォーマルではない実践をすると，心があっという間に徘徊しだすのに気がつきました。今しているはずの作業から離れて，未来へ，しなければいけない仕事へ，子どもたちについての心配事へとさまよっていきます。目の前の作業に注意を戻す力がついてくると，並行するようにして，母親や姉妹やパートナーと交流するときに自分の中に決めつける思考が浮かんでいるのに気がつくようにもなりました。すると，そうした不快な思考があっても思いやりを持ち続けやすくなり，ストレスが和らいで，気持ちが高ぶって反射的に受け答えする状況も減りました。フォーマルな実践にはとても役に立つものがありますが，ロクサーヌが試した類のフォーマルではない実践を定期的に行う方法でも新しいスキルを身につけられて，ストレスと不安の悪循環を断ち切りやすくなります。ですので，何週間かかなり頑張ってみたもののどうしてもフォーマルな実

践のための時間を作りだせないようでしたら，ひとまず今はフォーマルではない実践を続けながら，本書を読み進めてください。マインドフルネスがあなたの人生に役立つ状況をいくつか実際に経験してから，また立ち戻ってフォーマルな実践を組み込む方法を考えるのもよいでしょう。

フォーマルでないマインドフルネス実践

　時間を別にとってするフォーマルな（正式な）マインドフルネス実践は，習慣的に反応している様子がわかって，基本的なマインドフルネス・スキルを身につけやすくなるので，とても重要です。時間を別にとると，例えば，注意はさまざまな方向へ引っ張られがち，思考は大抵決めつけるようで批判的，行動も自動的で衝動に突き動かされている，といったことがよくわかります。とはいえ，時間を別にとらないで日常生活の経験にマインドフルネス実践を直接取り入れるのも，同じくらい重要です。

　フォーマルでないマインドフルネス実践では，生活の中で普段の活動に意識的に注意を向けて[31]，例えばシャワーを浴びるときや犬をなでるときなどに自分に起きる反応を観察します。日頃の活動ですので，時間をわざわざ割かなくても大丈夫です。ポイントは，普段からすでによく関わっている活動に，今までとは全く違った新しい姿勢で注意を向けることです。フォーマルでないマインドフルネスのアプローチでは，ありふれて平凡な課題をこなすときに，普段のようにマインドレスにマルチタスクで取り組まないで，あたかも初めてその作業をするかのように好奇心をもって取り組みます。例えば，これまでに 21,000 回以上（一日 2 回を 30 年にわたって）歯を磨いてきたとしても，そんな奇妙な作業を初めてすることになった状況を想像しましょう。歯ブラシの毛をし

げしげと眺めます。一つひとつの毛の長さが微妙に違うところや，すり減っている形跡がないかどうか。歯磨き粉を歯ブラシに出すときに均一に押し出されたか，香りがするかに注目します。歯磨き粉の中にミントの香りがする粒々があれば，大きさ，形，色などはどうなっているかをよく観察します。歯磨き粉の香りを深く吸い込んでから，歯ブラシを口に入れると何が起きるかにも注意を向けます。ミントの香りに涙が少しにじみますか？　鼻孔がすっきりしますか？　歯の上をブラシが動く音を聞きましょう。磨いたときの感じは，一本一本の歯ごとに何か違いはありますか？　口の中で水と歯磨き粉がまざる感じに注目しながらすすぎ，水を口から出してしまいたい強い衝動に気づいてください。実際にそうする前に気づけるでしょうか？　こうした観察は，実は生活の中のどんな活動についてもできます。以下に，フォーマルでないマインドフルネスを実践するのにおすすめの活動をいくつか挙げます。

　何かの作業をマインドフルにするのがどんな感じかをつかんでいただくために，ひとまず1週間続けてマインドフルな活動をしてみましょう。以下のリストに挙げた中からどれかの活動でもかまいませんし，他にあなたが日頃からしている活動でもかまいませんので，一つ選んで，毎日マインドフルに続けてください。ここでも，どんな感じだったかを日記に記録したり実践のたびにメモに書き留めたりするとよいでしょう。1週間たったら，また一つ新しい活動をフォーマルでないマインドフルネス実践の日課に加えましょう。種類の違うさまざまな活動にマインドフルに注意を向けると何か気づくでしょうか？　大体いつも心地よく感じる活動もあれば，注意を向けたままでいられなかったり心が忙しく混み合った感じがしたりして不快な活動があるのにも気がつくかもしれません。忘れないでください，苦しい実践もマインドフルネスを身につけようとするときにはとても大切ですので，「心地よい」種類の実践だけ選んでいないのを確かめましょう。どの実践からも何かしら学ぶはず

です。実践すると，必ず柔軟に眺められるようになるので，この新しい習慣を身につけやすくなります。また同時に，注意が過去や未来に向いたまま決めつける思考がどんどん湧いてきて自動的に反応してしまうことがなくなるので，古い習慣も減らしやすくなります。

マインドフルにできる活動の例

- ・食べる
- ・座る
- ・歩く
- ・食器を洗う
- ・洗濯物をたたむ
- ・家事をする
- ・シャワーを浴びる
- ・犬をなでる
- ・歯を磨く

- ・電話で話をする
- ・運転する
- ・バスや地下鉄に乗る
- ・料理をする
- ・音楽を聴く
- ・誰かを抱きしめる
- ・仕事をする
- ・友人の話に耳を傾ける

　第6章以降でご紹介する考え方や提案は，私たち著者自身の経験と，あらゆる不安症状やストレスを抱えて訪れてくださった多くのクライエントたちの経験に基づきます。私たちが観察した点があなたの経験にどうあてはまるか，またそれをあなたの人生に一番生かせる方法は，あなたに合ったマインドフルネス実践を工夫して，ご自分の経験への気づきが高まってくるとますますよくわかるはずです。ですので，ここまでにご紹介した実践，またこれからご紹介する実践は，本書を一番有効に活用していただくうえで，また不安とマインドフルに向き合ってその束縛から自由になるためのあなたの道筋を見つけるうえでとても重要です。さて，ここまででマインドフルネスをいくらか実践してきました。そこ

で，以下では，それぞれの章を読み進める前に毎回簡単な実践をするとよいでしょう。読み始める前に，椅子に座っている感じと呼吸に注目する時間を少しだけとりましょう。それだけで，読んでいる間にテーマに注意を集中しやすくなって，お伝えする内容があなたの経験にどうあてはまるかがわかりやすくなるでしょう。

マインドフルネスを実践する際の難しさ ──実践する気分にならない

　私たち著者もクライエントたちもそうですが，ある種の気分のときには実践しなくてもいいのではないか，とつい考えがちです。誰でも「実践するには疲れ過ぎている」「今はストレスが強過ぎて虫の居所が悪い」「悲しすぎる」などと考えます。一見すると，もっともに思えるかもしれません。身体や心が乗り気でないときにあまり楽しめない活動は沢山あります。マインドフルネスにしても，何も気分が乗らないときに実践しなくても，心がもっと適した状態で実践するほうがよいのではないでしょうか？

　気分や状態が整って心の準備ができたと感じるまで待ってから行動しようとすることで起きる問題についてはまた後から詳しく考えますが，ひとまずお伝えしておきましょう。クライエントたちの中には，訪れたチャンスをつかめるほど心が落ちついていない，または自信がないと感じて，昇進の機会を見送ってしまったり人間関係を拒んでしまったりした人たちが大勢います。はじめは意外でちょっと不思議に感じられるかもしれませんが，気分がよくないときや疲れているときにマインドフルネスを実践するのも，普段は習慣的に避けている何かにマインドフルに向き合う絶好の機会になります。次の第6章で詳しく見ますが，誰もがすっかり習慣として無視し，抑圧し，避けるようになっている類の心の状態は，注意を向

けてよく眺めるととても多くを教えてくれます。おまけに，そうした心の状態から目を背けても，必ずしも楽になるわけではなくて，かえってよけいに取り組みにくく苦しくなりがちです。

　ですので，感情や身体の状態を理由に実践をやめたいと思っているのに気がついたら，新しいチャンスだと考えましょう。その経験と向き合ってそれを抱えたままでマインドフルネスを実践するチャンスです。実践するときには，思考や気持ちが沢山浮かぶかもしれませんが，反射的に反応して決めつけないで，開かれた姿勢で優しく反応する練習の機会として喜んで受け容れましょう。以下に続く数章では，そうしたスキルを身につけていきましょう。

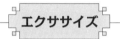

恐怖と不安をマインドフルに観察する

　引きつづきマインドフルに観察しながら，不安に関連した反応に気がついたらその瞬間に記録しましょう。思い出しましょう，マインドフルネスを実践するときは注意の範囲を広げて，思考，気持ち，身体感覚，イメージなどを全て含めた経験全体を丸ごと気づきの範囲にとらえて眺めます。また不安に関連してあなたに起きる反応を，好奇心と関心をこめて観察します。反応は，ありのままに眺めます。知り尽くしていると思っているものや，こうなるのではないかと恐れるものとして決めつけません。不安に対して思わずレッテルを貼りたい，決めつけたい，反応したいなどの衝動が湧いたら注意を向けて，そうした反応が湧くのも人間らしさの一部だと認めます。

第6章
感情と友達になろう

　デックスが仕事から帰宅したとき，気持ちが高ぶってどこか焦っていました。そこでテレビをつけてチャンネルを次々と変えながら注意を引いて落ちつかせてくれる番組がないか探しましたが，バラエティ番組を数分観ては，すぐに飽きて，またチャンネルを変えました。何か食べるものはないかと探しにキッチンまで行き，ポテトチップスの袋を持ってリビングルームに戻ってきて，またテレビを観ます。そうしてポテトチップスを食べ続けていると，ふと，胸のあたりに重苦しい感じがあるのに気がつきました。心はちっとも落ちつきません。この時間に本当はしていなければいけないことと，仕事から帰る前にしておけばよかったと思うこととの間を行き来し続けました。デックスは，肩に力が入って猫背になっているのに気がつきながら，テレビから流れる番組にまた集中しようとしました。ともかく心が落ちついてリラックスできればいいのに。でも，注意を集中できるものがないかを探そうとすればするほど，心はますますめまぐるしく徘徊するようでした。そのとき，どこかで読んだマインドフルネス・エクササイズを思い出しました。そこで，数分間呼吸に注意を集中してみようと決めました。ポテトチップスを片づけて，テレビを消すと，注意を優しく呼吸に向けてみました。心はあいかわらず忙しく徘徊していましたが，何度でも呼吸に連れ戻しました。そうしながら数分が過ぎた頃に，ふいに悲しみが波のように押し寄せてきて，デックスは，その年のはじめに亡くなった父親について考え始めました。すぐに心に衝動が湧くのに気づいて，テレビに戻りたい，

ポテトチップスをもっと食べたいと強く感じました。でも，マインドフルネスを実践中だったのでそうした反応には気づいておくだけにして，呼吸に注意を戻し続けながら，悲しみが父親のイメージを伴って湧いてくるままにしました。悲しみとそのまま一緒にい続けて数分すると，姉に電話をして父親について語り合いたいと感じているのに気がつきました。デックスは，この強い感情に従うことを選びました。電話を掛けると姉は喜んで，二人で父親を忍んで，思い出と，懐かしいけれど今はもうないさまざまなことへの思いを分かち合いました。電話を切ると，悲しい気持ちはまだありましたが，姉との絆が深まり，父親が生きていた頃にそばで感じた喜びを改めてさらに強く感じるようになった気がしました。胸にある重苦しさは，消えたわけではありませんが弱くなっていました。一番大きかったのは，今では気持ちがもうそれほど高ぶっていなくて，焦りも前ほどではなくなっていたことです。

マインドフルネスを実践し始めると，感覚的な経験で，香り，音，食事やシャワーや散歩のときに味わう感じなどに注意を向けるのは心地よいと思いやすいようです。子どもと遊んだり友人と過ごしたりする時間も，マインドフルに気づいていると楽しい経験になります。感情も，喜びや満たされる感じなどの好ましい気持ちはマインドフルに注目するとますます強く感じられるのがわかります。ところが，実践中に悲しみ，恐怖，怒り，恥ずかしさの感情が湧くと，そうした気持ちにマインドフルに気づいているのがよいようには思えなくなって，むしろ別な何かに注意をそらしたくなりがちです。辛い感情があれば，人間として自然な反応です。でも，そこで辛い感情もそう毛嫌いしないで，心にある痛みに優しく思いやりのある姿勢で注意を向け続けると，気持ちのほうもそれほど高ぶらなくなり，反応しにくくなって，人生をもっと自分らしく生きられるようになります。

感情が湧いたときに何を経験しているのかをよく知ろう

　心臓が速く打ち，呼吸が浅くなり，心に恐れの感情があって，危険な予感がしてその場を離れるか一目散に逃げ出したい衝動に駆られる。生きていれば，そんな瞬間を誰だって一度や二度は経験するでしょう。身体が重く感じられて悲しみが波のように押し寄せて，今にも泣き出しそうでどんな活動もとてもできないと感じるときもあります。怒りで顔がほてって，誠実ではなかったと感じる誰かに向かって怒鳴ったり物を投げつけたりしたくなるときだってあります。人間ですから当然です。ところが，恐怖や悲しみや怒りの感情が湧くと，私たちは大抵警戒して，この気持ちはよくない，もっと別な気持ちになりたいと感じます。それは，一部には，そうした感情が私たちに促しているように思える行動を，私たちは実際にはしたくないと感じているためです。

> 感情を警戒するのは，感情が仕向けているように思える行動は，大抵私たちがそうは行動したくないと思う振る舞いだからです。

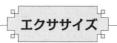

感情の力を探ろう

　少し時間を取って，最近とても強い感情が湧いたときを思い出しましょう。この説明を読み終わったら，目を閉じて，強い感情が湧いた瞬間に戻ってあなたが再びそのただ中にいる状態を思い描いてください。思い出しましょう，強い感情を感じていたそのときに，身体の中にはどんな感じがありましたか？　どんな思考がありましたか？　どう行動したいと感じましたか（またどう行動しましたか）？　また同時に，このエクササイズをしている今，あなたに起きてくる感情，感覚，思考にも注意

を向けていてください。感情，身体感覚，思考，行動／衝動を書き留め
ましょう。もともとの出来事のときにあったものと，エクササイズをし
ているときに湧いてきたものの両方を書きます。

　このエクササイズをしてみて，何よりもまず，少し思い出そうとする
だけであっという間に強い感情が戻ってくるのにお気づきになったので
はないでしょうか？　不安を感じたときの経験を思い出すだけで，今も
神経がそわそわしてきませんでしたか？　誰かと口論したときを思い出
すだけで，過ぎたことなのにまたもや怒りを感じたかもしれません。こ
うした「感情の想起」が起きるときには，大抵身体のどこかに感情に対
応する感覚が表れてはっきりと感じられます。心配な何かについて考え
るだけで肩に力が入り，悲しい何かを思い出すと身体が重く感じられる
でしょう。
　また，強い感情や身体感覚が，頭をめぐる思考，行動したい（または
しないでおく）衝動などととても密接に結びついているのにも気づかれ
たのではないでしょうか？　怖いと感じている状態は，恐怖の感情を
伴って，心配する思考がめぐり，心拍数と呼吸数が上がる身体感覚があ
り，逃げ出したい衝動に駆られます。感情に関連した反応には身体と心
の全体が関わるので，思考も気持ちも行動も，全てが互いに影響し合う
と言えます。これらは大抵強めあって，苦しい感情の場合は気持ちを何
とか感じないですむように行動したいと感じさせます。
　さらに，記憶に関連した気持ちから注意を背けたいと感じていたのに
は気がつかれたでしょうか？　感情が何を意味するのかを考えもしない
で，悲しさ，怒り，恐怖などの気持ちを即座に消してしまおうとするの
はちっとも珍しくありません。ときには，首尾よく簡単に注意をそらす
ことができて，そうしているうちに不快な気持ちも消える場合があるか
もしれません。でも大抵は，感情を消そうとすると，苦しさがさらに強

第 6 章　感情と友達になろう　163

くなって，消すのももっと難しくなります。それについては次の第 7 章
で見ていきましょう。今はひとまず，いかに私たちが感情を思わず避け
たり排除したりしたいと感じやすいかという点に注目しましょう。

　ひょっとすると，そもそも強い感情が湧いた出来事を思いつくのさえ
難しかったでしょうか？　あるいは，強い感情が湧いたのには気づいた
けれども，いったい自分が何の感情を感じているのかがはっきりとはわ
からなかった，ということだったでしょうか？　私たちは実は膨大な時
間を感情を感じないでおこうとしながら過ごしている（または気持ちを
話さないようにと周囲から教えられている）ので，何の感情を感じてい
るのかが結局わからないままになる場合もあります。次に挙げる類の経
験をされていませんか？

・「苦しい」または「落ちつかない」感じがするのには時々気づくけ
　れども，悲しいのか，怖いのか，恥ずかしいのか，怒っているの
　か，それともそのいくつかが組み合わさっているのかがよくわか
　らない。
・もともとの感情があっても，それへの反応として起きる不安，危
　惧，心配などの反応しか本当の意味では経験できていないようだ。
　つまり，心配し始める前に何の感情に反応していたのかもわから
　なくなるくらい不安が強くなってしまう。
・麻痺した感じがして，まるで感情に関連した反応が全くないよう
　だ。

　ここでご紹介した経験はどれも
さまざまな理由で起きる自然な反
応です。どの場合も，心の経験に
優しく注意を向けると，感情の面
でどんな反応が起きているかが

> 感情を消そうとすると，不快
> さを強くしてますますまとわ
> りつかせるだけです。

もっとよく感じ取れるようになります。

人にはなぜ感情があるの？[32]

ご覧のように，感情は身体の反応，思考，また行動する衝動と結びついています。さらに，出来事を思い出すだけで，そのときの感情とそれに関連した反応の経験が簡単によみがえってきます。感情はなぜこれほど強く私たちに影響を及ぼすのでしょう？

・**感情は自分にも周りの人にも重要な情報を伝えます。** 恐怖や怒りといった感情やそれに関連した反応は，周りの環境について私たちに何かを伝えています。恐怖は脅威を知覚していること，怒りは何らかの形で裏切られたこと，悲しみは大切に思う何かがないかそれを失ったことをそれぞれ伝えます。そうした感情は，私たちの顔の表情や行動に自動的に表れて，私たちがそのとき何を経験しているかを周りにいる人にも伝えます。母親が見せる恐怖の表情は，危険な何かが近くにあると子どもに効果的に伝えます。怒った仕草は，愛する人たちにあなたは何かまずいことをしたのだと伝えて，関係を修復する機会を作れるようにします。こうした感情のコミュニケーションのほうが，言葉でコミュニケーションするよりも上手に効果的にメッセージを伝えます。私たちは，感情が関わる場合のほうが情報にしっかり注意を向けてよく記憶するのです[33]。それは，心理学者たちに限らず，コミュニケーションを仕事の柱とする人たちの間ではよく知られた事実です。広告代理店が数十億ドル（数千億円）もの資金を投じてあれこれ工夫を凝らしては私たちの涙を誘い，私たちを驚かせ，思わず笑い

> 強い感情を伴って伝えられるメッセージは，どんな言葉よりも私たちの心に届きます。

第6章　感情と友達になろう　　　　　165

出させる宣伝をひねりだすのを見ればよくわかるでしょう。

・**感情は，行動できるように気持ちを整理して身体を備えさせてくれます**。感情とそれに関連した反応に伴う身体感覚や衝動は，何であれその感情を引き出したものに対して行動できるように態勢を整えてくれます[34]。第1章で見たように，恐怖は，闘うか逃げるかのどちらかに行動させます。怒りはアドレナリンが沢山分泌されることと関連して，誠実ではなかった誰かと向き合えるように備えさせてくれます。悲しみと結びついた無気力は，さまざまな活動から離れて引きこもることで失ったものをしっかり悲しむとともに必要な心のプロセスを踏めるようにします。また，感情は一種の合図にもなって，人生をよくしていくのを助けてくれます。例えば怒りや悲しみがあると，それが合図になって，もっと満ち足りた人生を生きるには何かを変えなければいけないとわかります。不安が時に人生の妨げになるのは誰でも知っていますが，強すぎず弱すぎない不安は，試験勉強をしようと思わせてくれますし，スポーツイベントに向けてトレーニングしよう，プレゼンテーションの準備をしようと気持ちを高めてくれます。

・**感情は人生を味わい深くします**。誇らしさ，幸せ，喜びなどの感情が人生を豊かにするのはよくわかるでしょう。でも，悲しみなどのいわゆるマイナスの感情も，人間らしい人生の一部です。考えてもみましょう，愛する人がいないときに寂しさを感じないで，その人と一緒に過ごす時間の喜びを本当に経験しつくせるでしょうか？悲しさや恐怖の感情は，周りにいる一番身近な人たちと一緒に傷つきやすさをひしひしと感じることで，お互いの距離を縮めて親しみを感じやすくします。また辛い感情を経験するからこそ他の人の痛みがわかって共感できるようになり，経験の幅が広がる中でますます多くを学んで成長できます。悲しさや恐怖の気持ちは，それが心にある瞬間には弱さのサインのように感じがちですが，もっとよく

知って，大切と思う方向へ確かに自分らしく生きている人生の勲章
と考えて讃えるようになるにつれて，むしろ勇気の大きな源だと気
がつくでしょう。

感情に耳を澄ます——熱いストーブのアナロジー

辛い感情は，避けたくなるものです。一見すると，これは人間として
自然で賢い反応に思えます。辛い感情に注意を向けると気持ちが動揺し
て不快ですので，注意をそらすために，テレビを観る，ジャンクフード
を食べる，お酒を飲む，コンピュータゲームをする，他にも何でもよい
のでともかく辛さを感じないですむ活動をして気を紛らわせます。大い
に理にかなっていそうです。ところが，そうして避けることで感情が伝
えるサインを無視すると，かえって問題になりかねません。感情の痛み
は身体に感じる物理的な痛みと似ていると考えるとわかりやすいでしょ
う。身体の痛みについて少し考えてみましょう。身体の痛みも不快で
す。だから，それを避けようとするのは賢い考えだと，みなさんおおむ
ね合意されるでしょう。ところが，話はそう簡単ではありません。こ
こで，あなたが熱いストーブに手を乗せてしまった状況を想像しましょ
う。あなたは，その出来事に関連して感じた身体の痛みを避けたいと強
く思います。何ができるでしょうか？

まず，痛みに注目しないように注意の焦点をそらす方法が考えられま
す（お産のときの女性はそうしますし，ある種の文化的な行事で熱い石
炭の上を素足で歩こうとする人たちもそうでしょう）。また，そんな痛
みなど実は存在しないのだと自分に言い聞かせる方法もあるかもしれま
せん（「否認」と時々呼ばれる行動です）。あるいは，とびきり強力な痛
み止めを飲むか打つかして，そのまま手をストーブに乗せておく方法も
考えられなくはないかもしれません。

仮にそうした注意をそらす形の回避がうまくいったとしたら，どうな

第 6 章　感情と友達になろう　　　167

るでしょう？　手にひどい火傷を負ってしまいます。つまり注意をそら
す回避は賢い方法とはいえなくて，あなたは，明らかに，ひとまず急い
でストーブから手を離さなければいけません。

　でも，気をつけてください，そこでしっかり注意を向けないまま自動
的に手を離すだけでは，二度と火傷を負わないですむには不十分です。
プロセスにしっかり注意を向けずに手を離すと，その状況で学ばなけれ
ばいけなかったことを身につけないままになってしまいます。その経験
から学んで次回から賢く反応するには：

- ・痛みを経験していると気づいていなければいけません。
- ・経験しているのがどの種類の痛みであるかに気づいていなければ
  いけません。
- ・その種類の痛みを引き起こしているのはストーブだと気づいてい
  なければいけません。
- ・行動する用意ができていなければいけません。

　経験している痛みにしっかり注目して原因を正確につきとめないと，
別な問題を招きかねません。例えば，キッチンにいることが痛みの原因
だと思い込んで二度とキッチンに足を踏み入れなかったらどうなるで
しょう？　栄養を十分にとるのが難しくなって，健康に暮らせなくなる
でしょう。痛みの原因をストーブだとは思わずに鍋だと思い込んだらど
うでしょう？　その場合も，好きな料理を作るのが難しくなるでしょ
う。また，たとえストーブが痛みの原因だと正しくつきとめても，痛み
を感じる状況が再び起きるリスクを避けるために二度と料理をしないと
決める可能性も考えられます。痛みを避けるには手堅い方法に見えるか
もしれませんが，そのシナリオでは，あなたは痛みを避けることを栄養
のある食事をすることよりも優先していて，その選択もおそらく別な問
題を引き起こすでしょう。

ストーブの例が極端なように感じられても，現実を見ると，辛さや苦しさを避けようと行動した結果として，自分を守るはずの方法が実際には選択の範囲をさまざまな仕方で狭めているケースはいくらでもあります。結局，悲しさや満たされない気持ちなどの形をとって，また別な不快さに悩まされることになります。

では，この身体の痛みの例が，感情の痛みにどうあてはまるかを考えてみましょう。例えば，あなたが今の仕事にやりがいを感じられなくて，悲しさと失望感を経験しているとします。悲しさは不快（感情の痛み）ですので，あなたは自然にそれを何とか取り除きたいと感じます。仕事が終わった後の夜の時間には仕事を頭から締めだしてゆっくりするために独りでテレビを観たり，「リラックス」したりするかもしれません。または，友達と遅くまで外出して，お酒を飲みながら楽しい時間を過ごすことで仕事の領域で感じる悲しさから注意をそらすかもしれません。仕事を休む理由を探し始めるか，仕事に行っても上の空で別なことを考えているかもしれません。こうした事柄はその瞬間には悲しさを減らすかもしれませんが，どれ一つとしておそらく問題を解消しません。おまけに，寝不足になり，仕事が遅れて，同僚ともっと衝突するようになると，新しい問題を生むでしょう。

痛みを避けたり取り除いたりするためにエネルギーを注ぐよりも，まず，痛みを経験しているのをしっかり認めなければいけません。次に，痛みが悲しさと失望の感情から生まれていることに正確に気づき，その悲しい感情は今の仕事状況へのあなた自身の反応だと気づかなければいけません。感情をマインドフルな視点から眺めてこのようによく理解できるようになって初めて，最終段階として，苦しい状況を解決してくれそうな行動へと踏み出せます。新しい仕事を探し始めるか，今の仕事の中でやりがいを感じられる新しい課題に取り組むか，たとえ楽しくない仕事でも何らかの満足を感じられる方法を見つける，などと考えられるでしょう。

第6章　感情と友達になろう　　　169

　感情の痛みと身体の痛みはどちらも重要なサインで，そのおかげで私たちは環境にうまく対応しながら健やかに生きていられるという意味でも似ています。ただ，感情の痛みのほうが大抵さまざまな点で身体の痛みよりも込み入っていると言えるでしょう。感情も身体の痛みも行動傾向と結びついていて[35]，そのため私たちは特定の感情または痛みを感じたときにそれに対応した特定の仕方で行動したいと強く感じます。そこで考えましょう，恐怖か怒りの感情が浮かぶと，行動傾向と結びついていますので私たちは自動的に身構えて闘うか逃げるかする態勢になります。これは生物としてのレベルで起きますので，行動しようと考えていなくても身体が反応します。そのときの，身体の用意が整った感じと行動したい衝動は，恐怖にしても怒りにしても，あたかもその感情が結びついた行動をどうしても行動しなければいけないかのような強い衝動として私たちには感じられることになります。身体の痛みの場合は，行動傾向は一般に生存に関わりますので，痛みと関連した衝動にはぜひ従ったほうがよいでしょう。ところが，感情の状態と関連する衝動の場合は，もう少し込み入っていて，ひょっとしたら行動しないほうがよいことも考えられます。

　ダイナは，シンシアとの三回目のデートをしていました。これまで何年も独身だったダイナは，シンシアと親密な関係になりたいと思っているのを自分でもわかっていました。シンシアがとても好きで，彼女とならきっとよい関係を築けると感じました。お互いに個人的なことについて話し始めると，ダイナは，胸の当たりが締めつけられる感じを覚えて，脈が速くなるのがわかりました。強い衝動が湧いて，個人的な話題を避けて，弱さを曝して傷つくリスクを冒さないですませたいと感じました。シンシアの表情を観察しながら拒絶のサインを探しました。人生で泥沼にはまっていた頃について打ち明けたときにはシンシアが評価している証拠を見たと思いました。話題を変えたい，またはデートを切

り上げて自分を守りたい，という強い衝動が湧きました。でも，心が通じ合う親密な人間関係を築くのは自分にとってとても大切だと感じたので，ダイナは，そのままこの状況に踏みとどまることを選びました。

ダイナは，自分の中で起きている反応に気づいて，その原因を自分が社会的拒絶を恐れているからだと正確につきとめていました。恐怖にさしあたり効果的に対処しようと思えば，話題を変えて弱点を曝すのをすぐにやめるか，デートを切り上げて社会的接触を終える行動が一番です。でも，ダイナはその衝動には従わないと選んで，代わりに大切な何かのためにリスクを負って，恐怖の経験を受け容れようと決めました。ダイナは，苦しい感情に関連した経験としっかり向き合って，経験に含まれる微妙な意味合いを全部理解できたので，習慣に流されず，回避（恐怖や不安の行動傾向）しませんでした。代わりに価値を感じる方向に沿ったもっと効果的な行動を選び取ったので，人生がより豊かになることでしょう。

私たちが人生で大切と感じる活動には，大抵感情に関連した痛みが伴います。誰かを愛する，気持ちが通じ合う，困難な課題を引き受ける，苦しんでいる他の人を助けるなどはどれもそうです。そうした大切な活動を続けながら納得のいく充実した人生を生きるには，痛みを取り除こうとするのではなく，痛みに気づいていながらそのままに受け容れなければいけません。マインドフルになると，感情に関連して何を経験しても優しく受け止められるようになりますので，感情が怖くなくなり，友達になりやすくなります。そうすると価値を感じる活動を続ける選択肢を選びやすくもなるので，人生が豊

> マインドフルになると，一番価値のある経験に伴いがちな感情的痛みをそのまま受け止めやすくなるので，本当に大切と思う方向へ進みやすくなります。

かになります。

感情と友達になろう：感情のマインドフルネス

　さて，もう少し難しいマインドフルネス・エクササイズに取り組む用意ができました。では，人生で悲しかった時期に注意を向けていきましょう。それほど最近ではないけれども大人になってからのそんな時期を一つ選んでください。1から7までの尺度で，1を全く悲しくない状態，4を中程度の悲しさ，7を最大の悲しさと考えたときに，4から5程度の悲しさを感じた出来事を選んでください。悲しいけれども耐えきれないほどではなかったときです。

　マインドフルでい続けるのは，感情が強いときのほうが大変です。なぜなら，強い感情は注意の範囲を狭めて感情の全体ではなく苦しい部分しか見えなくしがちで，そうなると私たちは気持ちを表れてくるままにするよりもむしろ変えようとしやすくなるためです。ですので，マイナスで少し強めの感情と向き合うこのエクササイズがこれまでに取り組んできたものよりも難しいと感じてもがっかりしないでください。思い出しましょう，実践のときの経験は，たとえ楽しくなくても必ず役に立ちます。実践のやり方に正しいも間違いもありません。このエクササイズでは，感情に関連した経験に優しく注目し始めるだけです。

　はじめに，エクササイズのために選んだ状況をノートに簡単に書きながら，だんだんはっきりと思い出しましょう。記憶していた出来事が起きている間に，どんな感覚を経験したでしょうか？　聞こえるのは？　見えるのは？　香りは？　肌に感じるものはありますか？　身体にはどんな感じがありますか？

　次に，本書のウェブサイトから実践のための録音［訳注：英語です］をダウンロードされてもかまいませんし，以下の案内に目を通されてもかまいません。エクササイズの説明をひととおり理解したら，本を閉じ

て，案内に頼らずに5分から10分ほど実践してみてください。エクササイズの中で，「……してください」ではなく「……しています」という表現を使っているのにお気づきになるでしょう。この表現のほうが，実践には終わりがあっていつか「気づいた」といえる段階がくるという印象にはならずに，実践は何かに気づき続けるプロセスだという感じをよりよく伝えるためです。はじめはいくぶん奇妙かもしれませんが，じきに言葉遣いに慣れるはずですし，このほうがマインドフルネスが現在進行形のプロセスだという感覚を育みやすいのではないかと思います。強い感情があるときにマインドフルでい続けるのはなかなか大変ですので，このエクササイズは特に，はじめは録音をガイドにしながら実践するとよいでしょう。

　　座っている状態に注目し始めます。身体が椅子や床と触れる部分に気づいています。呼吸へと気づきを優しく導いています。呼吸を身体に感じるところに注目しています。息を吸って，吐きながら，そのときの感じに注意を向けています。

　　気づきが「今，この瞬間」に落ちつくのを待って，落ちついたら，悲しかった出来事の記憶が思い出されてくるままにします。状況の中にいるあなた自身を思い描いて，見えるもの，聞こえる音に気づいています。

　　では，身体にある感覚に注意を向け始めながら，締めつける感じがどこかにないか気づいています。頭をめぐる思考に気づき始めています。感じる感情を観察しています。

　　気づく感情は，一つとは限らずに，もっと多いかもしれません。また時間とともにどんどん浮かぶかもしれません。

　　今起きている経験に思わず反応したくなる衝動に気づいていますし，悲しい気持ちを避けたくなる気持ちにも気づいています。

　　経験を，ありのままに気づいています。どうなっているのだろうという関心と思いやりの姿勢で受け止めています。強い感情があるときに何

が起きるかを観察していて，感情を変えようとも，経験を決めつけようともしていません。

　経験を変えたくなったり決めつけたりするたびに注意を向けて，そうした衝動や考えをただ手放して，ありのままの経験に注意を連れ戻しています。

　気持ちを遠くへ押しやろう，または気持ちにしがみつこうとする類のもがきには，ただ注意を向けています。

　気持ちが変わっていく様子，または変わらない様子に注意を向けています。

　時間がきてタイマーが鳴ったら，記憶は漂い去るままにして，注意を呼吸と「今，この瞬間」へ連れ戻してから，目を開けます。

　実践が終わったら，観察していて気がついたことをノートに書き留めましょう。

　お伝えしたように，「感情のマインドフルネス」を実践するのは，音や身体感覚のマインドフルネスと比べてずっと大変です。強い感情があると心はますます徘徊しだして，決めつける思考が次々と浮かびます。そこを我慢して優しく思いやりのある注意を向ける実践に何度でも戻って観察しながら何が起きても受け容れ続けると，感情を遠ざけないで，また不快に感じてしまう自分を批判しないで，感情に気づいたままでいられるようになります。感情に関連して強い反応があると気づいた日は，ひとまず気に留めておいて，後から短い実践のための時間がとれるタイミングを見つけて感情にしっかり注意を向けましょう。さまざまな感情ごとに身体の中にそれぞれどんな感じが起きるかに気づくでしょうか？そうした感情にはどんな思考や衝動が結びついているでしょうか？　「感情のマインドフルネス」を実践しているときは，忍耐強く観察しながら内面の悪戦苦闘や経験に思いやりを持って接し続けましょう。

> ## 「感情のマインドフルネス」を実践していて気がつきがちなこと
>
> ・出来事と感情に注意を集中し続けるのが難しい
> ・何度も注意をそらしたり避けたりしたくなる
> ・感情に関連した経験が苦しい
> ・出来事の当時には気がつかなかった新しい感情が表れた
> ・実践を続けるうちに，感情が以前ほど強くも心地悪くもなく
>   なった
> ・出来事について新しい何かに気がついた
> ・感情が強くなったかと思うと弱くなっていった
> ・決めつける思考が沢山浮かんだ

感情と，価値を感じる方向

　第2章では，こうなってほしいとあなたが願う人生を不安がどのように妨げているかを知るためのエクササイズをいくらかしました。この第6章では，さまざまな感情とそれに関連する反応をよく探って，そうした感情を伴う経験を遠ざけるのではなく，それと向き合う方法を実践しました。感情に気づいて向き合う実践は，こうなってほしいと願う人生の方向へ動き始めようとするときのとても重要なステップになります。なぜなら，感情は，私たちが大切に感じているものと結びついているためです。

　まず，感情に関連した反応は，今の状況が，こうなってほしいと願う人生の方向に沿っていないことを示す場合が多いと言えます。少し前に考えた例で，あなたが仕事にやりがいを感じていない状況では，悲しい感情は，今の仕事があなたが本当に大切に思う方向と一致していないことを示す重要な合図でした。本章のはじめにご紹介したデックスも，悲

第6章　感情と友達になろう　　　175

しい感情が手がかりになって，姉との関係が，価値があると感じられ
る形になっていないのに気がつきました。

　また同時に，感情に関連した反応は，私たちの前に立ちはだかって，
こう生きたいと思うとおりに生きるのを妨げもします。第2章で観察
したように，不安の感情は，大切に感じている方向へ進むのを尻込み
させるかもしれません。本章でご紹介したダイナも，シンシアとデー
トしているときにそのことに気がつきました。辛い感情は怖いので，
気持ちを満たして人生を豊かにしてくれる行動でも，行動したら同時
に弱さを曝すことになる場合は，マインドフルでなければ大抵避ける
方向へ自動的に導かれてしまいます。

　感情とそれに関連した反応は，方向を変えなければいけないと伝えて
くれる大切なサインになると同時に，メッセージを受け取りそびれると
価値に沿った方向へ進む妨げにもなるのです。ですので，感情に関連
した経験によく注意を向けてしっかり気づけるようになると，価値の
方向を見極めて，人生を広げる行動を選びやすくなります。今はまだ，
感情に気づいてしっかりと向き合うのはとても耐えきれないと感じる
かもしれません。これまでは感情そのものや感情を引き出しかねない
要素を避けようと努力してきたことが悪循環を生んでいました。結果
として感情がかえって強くなって，圧倒されそうなほど苦しい経験と
結びついて，向き合うのがとても大変になってしまっています。でも，
そうしたいわゆる濁った感情は，「感情のマインドフルネス」を実践す
るうちにもっときれいでわかりやすい経験に変わります。第7章では，
感情がどのようにして濁ってしまうのかを探って，感情に関連した反
応をきれいにする方法を見つけましょう。そうなると，感情は役立つ
情報を伝えてくれると同時に，人生をそれほど妨げなくなります。

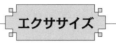

感情と友達になる

　感情に向き合い始める取りかかりとして，今から1〜2週間かけて，新しい観察エクササイズをしましょう。不安な感情があるのを示すサインだけでなく，不安を感じているときにあなたに起きるさまざまな反応にも注意を向け始めます。ノートを使うとエクササイズをしやすいでしょう。日付，状況，あなたが気づいた不安を示すサインを書いてから，そのときに経験している感情も書き留めます。最初に気がつくのは不安と恐怖かもしれません。あなたがこれまで一番気づき慣れている感情だからです。でも，経験をマインドフルに眺めて，同時に他の感情もないかを観察しましょう。感情そのものを示すサインと違って，感情に関連して起きるさまざまな反応は，いくらか実践を積んで慣れてからでないとわかりにくいかもしれません。ですので，何を感じているのかをわかっていない場合が多いと気づいても苛立たないでください。気持ちがわからないと気づいているのも，感情に関連した反応を恐れずに感じ取れるようになる方向への大切なステップです。感情に注意を向けていると，決めつけたり批判したりする思考が浮かぶのに気がつくかもしれません。そうした思考にはただ注意を向けて，それからまた経験全体を優しく思いやりをもって観察し続けましょう。忘れないでください，どんな感情反応も，人間らしさの自然な一部です。決して弱さや欠点を示すものではありません。

第7章
マインドフルネスを使って，濁ってしまった感情をきれいにする

　ナディールは，熟睡できなかったうえに寝坊しました。あわてて仕事へ出掛ける支度をして，少しでも時間を節約しようと朝食を抜きました。通勤の途中にも気が散っています。職場に着いたらしなければいけないことを全部考えながら，遅刻するのがとても嫌だとも思っていました。普段の通勤路で工事をしていることをすっかり忘れて，この1週間使っていた迂回路に入りそびれました。案の定すでにひどい渋滞に巻き込まれて，しだいに緊張してイライラしてくるのがわかりました。やっと職場に着くと，いつもの駐車場が閉鎖されていて，車を停められる場所を見つけるまでに近隣をぐるぐると巡らなければいけませんでした。オフィスまで走ろうにも行く手をゆっくり歩く人たちに苛立ち，やっと席に滑り込みました。じれったいほど遅く感じられたパソコンが立ち上がったとたんにメールソフトを立ち上げます。同僚からのメールを開くと，先週書いたレポートへの返信でした。同僚の提案と批判的なコメントを読んでいるうちに強い怒りと鬱憤がこみあげてきて，怒りに任せて返事を書き始めました。

　第6章では，感情が役立つ情報を伝えて，自分らしい人生を生きるための大切な行動へと促してくれる点を探りました。でも，ナディールもそうでしたし私たちの多くもそうですが，あなたもまた，心にある感情が，役立ったり導いてくれたりするよりも，むしろたった今人生で起きた状況とは不釣り合いなほど強い場合のほうが多いと感じているのでは

ないでしょうか？　そうした戸惑う類の反応については，一つには，感情に関連した反応がきれいではない，つまり今起きた出来事への率直な反応ではないと考えられます。反応が濁っていて[36]，それに対して行動しようにもずいぶんややこしくなってしまっているのです。どんな不安や心配とも同じで，感情に関連した濁った反応も，習慣化しやすく，自らを強めて悪循環を生みます。そのため，反応が濁っているほど濁りがさらに強くなりやすくて，どんどん濁っていきます。人生でも特にストレスが多い苦しい時期には濁った感情ばかりになってしまって，感情に関連した反応から役に立つ情報が得られるなんてとても想像できなくなるかもしれません。そうなると，感情に関連した反応に向き合うよりも目を背けたくなるので，悪循環はいつまでも続きます。本章では，この悪循環を断ち切る方法を探りながら，感情をきれいにして，それほど強くも耐えきれなくも感じないようにしましょう。

感情が濁っているかどうかはどうしたらわかる？

　内面の感情がきれいではなくて濁っているかもしれないと示すサインをいくつか挙げます：

・状況を考えると，反応が必要以上に**強い**ようだ。
・何かの感情を具体的に指し示せるわけではないけれども，ともかく**苦しい**または**動揺している**。
・感情に**戸惑う**，または**耐えきれない**。
・なんだかとても**よくある**反応のような気がする。習慣で反応しているというのはこういうことかもしれないし，過去の何かが関係しているのかもしれない。
・感情に関連して自分に起きる反応を強く**決めつけ**たり**批判し**たりする思考が浮かぶ。

第 7 章　マインドフルネスを使って，濁ってしまった感情をきれいにする　179

・感情に関連した反応が**いつまでも続いて**，たった今起きたことに具体的に反応しているわけではない。
・感情に反応している感じがしなくて，むしろ感情が，自分が**どんな人間かを表しているか**，自分の**在り方そのもの**のように感じられる。
・感情に関連した反応に**捕らえられているか巻き込まれている**感じがする。

感情を濁らせるのは？

自分を大切にしていない [37]

　前の晩によく眠れなかった日は子どもたちに苛立ち，パートナーにも怒りを覚え，同僚の振る舞いを不快に感じがちだと気づいた経験はありませんか？　あなただけではありません！　夜に熟睡するのがとても大切な理由（また眠りが足りないのが身体にとても悪い理由）には，よく眠ると生活で感じる不満に耐えやすくなって，些細なきっかけで状況に不釣り合いなほど強く反応するのを防いでくれる点があります。同じように，時間どおりにしっかりと食事をしないのも，感情を調節する私たちの力に影響を及ぼして，強い悲しみ，恐怖，怒り，恥ずかしさ，またその他の感情反応にも敏感に反応しやすくします。行動や身体の状態が乱れると，気分や感情に大きく影響しがちです。例えば，睡眠スケジュールが乱れる，休憩時間がない，軽い体調不良，ジャンクフードが多くてタンパク質が少ない食生活，ホルモンバランスの変化などはどれも，健康でよく眠ってしっかり食べているときよりも，感情に関連した反応を強くして引き延ばしもします。ナディールが同僚に強く反応したのも，前の晩によく眠れていなくて朝食を抜いたことがおそらく影響しているでしょう。

　自分を大切にしないと感情が濁りやすい点を知っておくと，いくつか役に立ちます。

1. なるべくよく眠るようにして，食事も健康に食べて，他にもさまざまな方法で自分を大切にしなければいけないと思い出しやすくなるので，感情が強く耐えきれないほどになるのを防いでくれます。

2. 自分を大切にできていないのを自覚しているときには感情に関連した反応を額面通りにそのまま受け取ってはいけないのを思い出しやすくなります。私（L. R.）は，前の晩によく眠れなかった日は，今日はとても強いマイナスの感情反応を経験するはずだと朝から自分に言い聞かせます。そして，好ましくない反応が否応なしに実際に起きたときには，また自分に言い聞かせて，どんな大きな行動を起こす前にも一日待って自分の中の反応が本当に今の状況から直接引き起こされているのか，それとも疲れ過ぎて苛立っていることからきているだけなのかを見定めます。単純な戦略ですが，それだけで，後になって悔やむ類の行動をこれまでに何度防いでくれたことでしょう。例えばパートナーや同僚に対して怒りに任せて反応しないですみました。

3. 自分を大切にできていないので感情が濁っているかもしれないと知っているだけでも，濁りに気がつきやすくなって，込み入ってしまった反応の底にあるすっきりした感情が見えやすくなります。

   マインドフルネス実践がしっかり身についてくると，自分を大切にできていない苦しい時期は，フォーマルなものもフォーマルでないものも実践を増やして感情に関連した反応をきれいにする絶好の機会になります。また，朝早く実践するのを習慣にすると，その日が何かと濁った感情反応に見舞われがちな一日になる前兆に気づきやすいので，心の準備をするにはもってこいです。

未来を心配または予期する

　プリアは，その日の「することリスト」の項目をどんどんこなしていました。項目の一つとして，双子の子どもたちの12か月健診の予約を取るために小児科の主治医に電話をかけました。受付係が電話に出て，2か月先まで予約の空きがないと伝えました。プリアは，心拍数が上がるのを感じながら，子どもたちが13か月半まで主治医に診てもらえないとするとさまざまな問題が見過ごされてしまうかもしれないと想像しました。健診時期が遅れることで取り返しのつかない問題の原因にならないかと考えて，そんな時期まで健診を受けさせられない母親である自分を責めました。さらに，12か月健診で実際に何か問題が発見されたら必要になってくる医師の診察について考え始めました。ただでさえ忙しいスケジュールに診察のアポイントを押しこむのがいかに難しいかに頭を抱えました。プリアが知る限りでは実際にあるわけでも，また見つかったわけでもない健康問題ですが，もしそれで通院するためにさらに何日も仕事を休む申請を出したら上司はどう反応するだろうかと想像して，肩に力が入るのを感じました。思考があまりにめまぐるしくて，電話越しに待っていた受付係に返事をするのを忘れていたので，そのうち電話を切られました。もう一度電話をかけながら，2か月先の予約枠を失ってしまうのではないかと心配し始めました。

　第1章でご説明したように，私たち人間は，先を見越して，今起きている何かが将来にどう影響しそうかをよく考えます。そうした力は，計画を立てる，問題を解決するなどのときにはとても役立ちます。ですので，プリアが乳児健診の予約を取ろうとするときには，子どもたちを連れていくために将来の予定をどう調整しなければいけないかを予期しておくのは役立つでしょう。ところが，将来に向けて役立つはずの思考も，何か良からぬことが起きる場面の想像へとあっという間に変わる場合があります。そうすると不安が強くなって，今起きている何かに反応

するときにも，あたかも物事が良からぬ方向へ進むのがすでに決まった
かのように反応し始めます。これは，濁った反応です。

　心が未来に入り込んだのに自分で気がつけるようになると，濁りを抑
えやすくなります。これまで一緒に取り組んできた観察は，あなたの内
面にどんな思考があるかと，それがいかに素早く自動的に浮かぶかを理
解するにはよいスタートとなっているはずです。ひょっとしたら，すで
にご自分で気づかれているでしょうか？　未来の何かについて考えてい
て，好ましくない結末になる可能性もあると恐れて，それに関連して不
安を強める反応が時々起きていませんか？　「今，この瞬間」から四手
も五手も先の結果をあれこれ心配するのなんて，私たち人間には朝飯前
であっという間なのです！　どうりで不安がこんなに強く感じられるわ
けです。もう少し後の章で，特に思考に注意を向けるマインドフルネ
ス・エクササイズにも取り組みましょう。思考に注目するのも，未来を
心配する類の濁りを取り除くときに役立ちます。

過去の反応が「残っている」

　評価面接のために上司の部屋に入ってきたロラは，緊張していまし
た。聞くところによると，上司は，社員に対して不公平な要求と不当な
非難をするということでした。非難されているときには決して口答えを
してはいけない，と誰もが話していました。必ず微笑んで，有用なコメ
ントにお礼を言っておくのが賢い，と入れ知恵もされていました。そこ
で，上司が憶測に基づいて問題点を次々と指摘し始めて，ありもしない
ミスを叱っても，ロラはそれに対して一切反応しませんでした。代わり
に，ミスをして申し訳なかったと謝り，今後はもっとよく注意すると約
束しました。勤務時間が終わっていたので，面接が済むとそのまますぐ
に帰宅しました。玄関に入るとジェームズが出迎えて，抱きしめてくれ
ました。それからジェームズは，ロラが朝返すことになっていた図書館
の本を忘れたと言いました。ロラは，強い怒りが急にこみ上げるのを感

じて，ジェームズは非難することしか知らない，と叫びました。部屋から勢いよく出ていく瞬間にちらりと見えたジェームズの顔には，戸惑いの表情が浮かんでいました。

　未来に注目すると感情に関連した反応が濁るのと同じで，過去の出来事の影響で現在の感情反応がなかなかすっきり整理されない場合もあります。反応が濁っているのは過去の感情が「残っている」のが原因で，それには二つのパターンが考えられます。ロラはその一つを経験しました。ロラは，職場でとても動揺する出来事があって，それに反応して強い感情を経験していますが，出来事が起きているときに感情を表せませんでした。その結果，後になってからパートナーに対して，そのときの二人の状況にはそぐわないほど強く反応しました。そうした経験は誰にでもあるものです。気持ちが掻き立てられる何かを経験しても，感情を表せないままその場を離れるほかない何かの事情があったのでしょう。相手の人との関係かもしれませんし，出来事が起きていた文脈かもしれません。あるいは，内面に反応が起きているのにそのときは気がつかなかったかもしれません。結果として，後になってから，もっと些細な受け答えの中で不釣り合いなほど強い反応をすることになります。出来事のつながりがわかりやすくて，なぜそんなに反応するのかが理解できる場合もあります。でも，出来事から反応までの間に時間が開き過ぎて，他のさまざまな事柄に気を取られていて，結局なぜそれほど強く反応したのかが自分でもよくわからずに戸惑うだけの場合もあります。
　もっとずっと長い期間をおいてから「残っている」反応が表れるパターンもあります。例えば過去に重要だった人間関係からくる痛みをいまだに抱えているかもしれません。親や他の家族，先生，友人，親密なパートナーなどとの関係が考えられるでしょう。そうした人たちに，繰り返し非難され，拒絶され，辱められていたかもしれません。その苦しい経験は今の生活ではもうありませんが，当時あまりに辛くてくり返さ

184

れるものだったために，今になっても，他の人に対して同じように反応しているかもしれません。その反応は目の前の人が過去の誰かを思い出させるために起きるのです。

このパターンでは，反応が起きているときにそれに気づくのはとても難しいかもしれません。それでも，感情に関連した反応がどことなくなじみがあって知りつくした感じがする，自分に向かって語りかける言葉が以前に他の誰かがあなたに向かって話していた言葉と同じ，といった点が手がかりになるでしょう。くり返し起きる反応が過去の記憶に結びついていると気づくまでには，大抵，感情に関連した反応に注目するマインドフルネス実践を数週間から数か月続けることになります。ただこのときに，なぜそうした反応をくり返すのかをはっきりとつきとめようとして膨大な時間と努力を注ぐ必要はありません。大切なのは，状況に含まれる人や場所などの文脈が全く違っていても，似通った感じのする反応が一貫して起きる点に気づくことです。その点にさえ気がつけば，今の状況に不釣り合いな苦しさの，少なくとも一部は過去の出来事に由来するもので，今起きている何かに反応しているわけではないとわかります。そう気がつくと，自分を思いやって，経験している辛さも優しく眺められるようになって，「今，この瞬間」に感じている気持ちを少しきれいにできます。

「感情と身体感覚のマインドフルネス」

感情が濁ってしまう理由をいくつか探りましたので，ここでまた一つマインドフルネスを実践して，濁った感情がどうなるかを観察してみましょう。これも難しい実践ですので，1回目から何かが大きく変わると期待しすぎないほうがよいでしょう。これまでにまだマインドフルネスの定期的な実践をしていないのでしたら，今日この実践をしても，感情について新しく気がつくことは何もなかったと感じるかもしれません。

第7章 マインドフルネスを使って，濁ってしまった感情をきれいにする 185

それでも大丈夫です。ごちゃまぜになった濁った感情に注意を向けるのがどんな感じかをつかんでいただくだけで十分意味があります。

では，実践のために，この1週間にあなたの感情が濁っていたときを思い出しましょう。気持ちが全体に苦しくて気が立っていたとき，イライラして今にも取り乱しそうだったとき，小さなことがうまくいかなかっただけで簡単に気持ちが反応したとき，何を感じているのかがよくわからなくて混乱したときなどを考えてください。特に，感情に関連した反応がその瞬間に起きていたことに見合わなかった，または何を感じているのかやなぜ動揺しているのかが自分にも全くわからなかった，といった瞬間はありましたか？　できれば問題が未解決で今でも考えると反応してしまうものだと，このエクササイズをする題材としてはなおよいでしょう。

はじめに，エクササイズのために選んだ状況をノートに簡単に書きながら，だんだんはっきりと思い出しましょう。

記憶の出来事が起きている間に，感覚の面ではどんな経験があったでしょうか？　聞こえたのは？　見えたのは？　香りは？　肌に感じたものはありますか？　身体の中にはどんな感じがありましたか？　記憶の細かいところまではっきりとした感じを思い出せないようでしたら，覚えている範囲で気持ちとそのときに身体にあった感覚とに注目しましょう。エクササイズを始める前に，数分かけて記憶をよく探りましょう。

次に，本書のウェブサイトから実践のための録音［訳注：英語です］をダウンロードされてもかまいませんし，以下の案内に目を通されてもかまいません。説明をひととおり理解したら，本を閉じて，案内に頼らずに5分から10分ほど実践してみてください。

座っている状態に注目し始めます。身体が椅子や床と触れる部分に気づいています。それから，呼吸へと気づきを優しく導いていきます。呼吸を身体の中に感じるところに注目しています。息を吸って，吐きなが

ら，そのときの感じに注意を向けています。呼吸をどこで感じるでしょうか，お腹，胸，喉の奥，鼻孔。少しの間注意をそこに向けたままで，呼吸している自分を感じています。

　気づきが「今，この瞬間」に落ちつくのを待って，落ちついたら，濁った感情を感じたときの記憶が思い出されてくるままにします。状況の中にいるあなた自身を思い描いて，見えるもの，聞こえる音に気づいています。（そのままで 1 分間じっとしています）

　では，身体にある気持ちに注意を向け始めながら，身体のどこかに緊張した感じがないかに注目します。濁りを身体のどこに感じるかを探しています。胸に締めつける感じがある，肩が丸くなっている，みぞおちのあたりが不快だ，などと気づくかもしれません。感情が濁っているときに身体にはどんな感じがあるかにただ気づいています。

　息を身体へ吸い込みながら，苦しかったときを思い出します。身体感覚に注意を向けつつ，そのとき同時に頭をめぐっていた思考にも気づくかもしれません。思考が浮かぶたびに，注意を向けてから，身体の感覚に気づきを優しく連れ戻します。

　感情が濁っていた状況で身体にあったどんな感覚にも注意を向けながら，浮かんでくる感情にも注目します。感情が沢山湧いてくるかもしれませんし，全体に苦しい感じがするだけかもしれません。観察していると，身体の感覚が特定の感情状態と結びついているのが見えてくるかもしれません。何に気づいても，経験が広がるままに眺め続けます。

　経験に思わず反応したくなる衝動に気づいていますし，悲しい気持ちを避けたくなる気持ちにも気づいています。

　経験を，ありのままに気づいています。どうなっているのだろうという関心と思いやりの姿勢で受け止めます。濁った感情があるときに何が起きるかを観察していて，感情を変えようとも，経験を決めつけようともしません。濁った感情があるときの身体の感じに気づいています。

　経験を変えたり決めつけたりしようとするたびに注意を向けて，そう

第 7 章　マインドフルネスを使って，濁ってしまった感情をきれいにする　187

した考えや衝動をただ手放して，ありのままの経験と身体の感じに注意を連れ戻します。

　気持ちを遠くへ押しやろう，または気持ちにしがみつこうとする類のもがきには，ただ注意を向けます。そうしたもがきが呼吸や身体の感じにどんな影響を及ぼすかを眺めます。この状況を記憶に刻みながら，呼吸し続け，経験が広がるままにします。

　気持ちが変わっていく様子，または変わらない様子に注意を向けます。

　時間がきてタイマーが鳴ったら，記憶は漂い去るままにして，注意をまた呼吸と「今，この瞬間」へ連れ戻してから，目を開けます。

　実践を終えたら，少し時間を取って，気がついたことをノートに書きましょう。

　お伝えしたように，これもなかなか難しいエクササイズになるかもしれません。難しさにはすでにお気づきでしょう，では他に何が得られるのだろうと考えていらっしゃるでしょうか？　苦しく心地悪い状態でマインドフルネス・エクササイズを実践してスキルを身につけておくと，ここぞというときに，つまり実生活の中で気持ちが動揺してスキルを一番必要とする場面で使いこなして実際に役立てられます。また，苦しいときにマインドフルネスを実践すると，次々と起こりがちだった反応が落ちつくので，感情の濁りと耐えきれない感じがいくらか減って気持ちが楽になる場合もあるでしょう。

　このエクササイズをしていて，感情に関連した反応から少しだけ自由になれたと感じた瞬間はありましたか？　経験を少しだけ離れたところから，または少しだけ広い視野から眺められたと感じた瞬間は？　出来事を経験した当時には意識しなかったけれども，今回は思考や決めつけがあるのに気づいたかもしれません。当時は気づかなかった悲しみ，喪失感，恐れなどがわかったかもしれません。あるいは，自分の感情反応が，過去に起きた何か，または未来に起きるかもしれないと怖れている

何かと結びついている様子がわかったかもしれません。そうした経験は
どれも，マインドフルに眺めるとどうなるかを垣間見せてくれます。す
なわち，心の経験とのつき合い方を変えて，もっと直接的に人生に関
わって自分らしく生き始められます。引き続きマインドフルネスを実践
しましょう。自分らしく生き始める感じを垣間見るそうした瞬間を（ま
だでしたら初めて経験して）重ねるうちに，マインドフルネスがあなた
の人生にどのように役立つのかがよくわかるでしょう。

自分の反応に反応する

　先ほどのマインドフルネス・エクササイズをしているときに，「感情
的になり過ぎている」「こうしたことにこんなに神経を高ぶらせてはい
けない」などの思考が浮かんだでしょうか？　そうした批判的で決めつ
ける類の反応も人間らしさの一部で，誰にでも自然にあるものですが，
感情を濁らせる原因になりがちです。実際，研究からは，心配や感情が
高ぶる気持ちを経験しても必ずしも不安障害に結びつくわけではないと
示されています。不安障害は，不安と心配の感情そのものではなく，そ
うした感情にマイナスまたは破局的に反応することと関連します[38]。
何かを心配する人は沢山いますが，人生を妨げる仕方で心配しすぎる人
たちは，どこかで学んでしまって，心配することを心配する，また心配
することで起きかねない好ましくない影響を心配するようになっていま
す[39]。心拍数が上がって呼吸が浅くなるのに気づいてもパニック障害
を発症しない人たちは大勢います。パニック障害を発症する人は，気持
ちが高ぶっていることを示すサインに気づいたときに恐怖と心配で反応
するようになってしまっています。すると不安が強くなって，気持ちが
ますます高ぶり，不安に関連した反応の悪循環が生まれてなかなか止め
られなくなります。研究からは，私たちが不安以外にも怒りと悲しみだ
けでなく喜びの感情を経験するときでさえ苦しさを強める仕方で反応を
する場合があって，そうした反応は心理的症状と結びつく，と示されて

第7章 マインドフルネスを使って，濁ってしまった感情をきれいにする　189

います[40]。

　勿論苦しさを強めようとわざわ
ざ反応している人はいません。私
たちは，自分の感情や感覚や思考
にマイナスに反応するように，い
つの間にかあちこちで学習してし
まっています：

> 研究からは，不安障害の原因
> になるのは心配の感情そのも
> のではなく，そうした感情に
> マイナスに反応することだと
> 示されています。

・過去にとても苦しい出来事があって強い感情反応を経験している
　と，当時と同じ反応を別な状況でまた経験したときに，自分ではつ
　ながりを意識していなくても，反応が過去の出来事の記憶を引き出
　す要因になっている場合があります。
・親や家族のメンバーがマイナスに反応するのを見て，苦しい感情は
　危険で避けるべきだと学んでいるかもしれません。
・「落ちついて，冷静で，まとまっている」ように見えるとき褒めら
　れて，感情を表すと批判される，といった経験をくり返している
　と，日頃からもっと落ちつきたいと感じるようになって，気持ちが
　高ぶったときには自分を批判的に決めつけるようになります。
・他の人は自分よりも感情の起伏が少ないように見え，それと比べて
　自分の反応は好ましくないと考えるようになるかもしれません。勿
　論，自分の内面の状態を他人の外から見える状態と比べて判断しよ
　うとしてしまうと，たとえ他の人たちが内面で同じように苦しさと
　心配を感じていてもその事実が目に入らなくなります。つまり，私
　たちには周りの人の内面が見えていないだけかもしれません。それ
　でもマイナスに反応することを学んでしまいます。

　マインドフルに眺めると，内面に起きた何かの反応に対して自分がさ
らに反応している様子に気づきやすくなります。この種の気づきを持て

ると，たとえ決めつける反応がどれほど自動的にどんどん湧いてきても，思いやりを持って経験全体を眺められるようになります。ただ，実際にそれができるようになるまでには沢山の実践を積まなければいけません。なぜなら私たちは自分の反応を批判して決めつけるのにあまりにも慣れきっているためです。多くのみなさんが，このエクササイズに取り組み始めたばかりの頃には，自分で何かを決めつけているのに気づいて，それを好ましくないとさらに決めつけたくなるようです。勿論，それでは濁った反応をますます濁らせるだけです！　忍耐強く実践し続けましょう。そうしていると，たとえ悪循環のどの段階で気づいても，内面の経験や決めつけに優しい眼差しを向けられるようになります。

　実践から何かを取り除くというよりも何かを加えると考えたほうがわかりやすい場合もあるかもしれません。ですので，心にマイナスの決めつけや反応があっても，取り除こうとしなくて大丈夫です。むしろ，思いやりと優しさを加えましょう。自分の中に起きる反応が自然で人間らしいものに見え始めると，感情に関連してどんな反応があっても，人間らしさの一部として抱いたままで価値を感じる方向へ行動し続けやすくなります。

　部下のジャックが評価面接のためにオフィスに入ってくるのを待ちながら，ラモンは，みぞおちのあたりが重くなるのを感じて，休みなく足を踏み鳴らしていました。これから伝えなければいけない批判的なコメントについて考えて，それを聞いたジャックがどう反応するだろうかと心配し始めました。不安が高まってくるサインに気がついて，気持ちを落ちつかせなければいけない，この任務に向けて心の準備をしなければいけない，と自分に言い聞かせました。思考がめぐって，自分は繊細すぎる，感情的すぎる，ひょっとしたら主任の役職は向いていないかもしれない，などと考えました。不安な感情に注意が向くたびに，上手にはっきりと評価を伝えられないのではないかと心配になり，不安はどん

第7章　マインドフルネスを使って，濁ってしまった感情をきれいにする　191

どん強くなっていきました。呼吸が浅く速くなり始めて，パニック発作
を起こすのではないかと心配しました。

　呼吸の調子が変わったと気づいたのがきっかけで，ちょうどそのとき
に読んでいたマインドフルネスについての本を思い出しました。そこ
で，呼吸に注意を向けて，息を吸っては吐く感じに注目しました。不安
を感じるのは社交的場面や自分にとって大切な何かをしようとするとき
には自然な反応だと読んだのを思い出しました。そして，新しく主任の
立場になってからマイナスのコメントをするのは初めてだったことを自
分に思い出させて，だから不安を感じるのもごく自然でよく理解できる
と考えました。あいかわらず落ちつかなくて，ジャックが部屋に入って
きたときには不安が一段と高まりました。ラモンは，なぜコメントをす
るのかという目的に注意を集中しつつ，こうした難しい状況に置かれて
いるジャックと自分自身に対して思いやりを感じ続けました。はじめは
言葉がなめらかに出てこないときもありましたが，それも不安を感じて
いるのは自然だろうと気づくことができました。一呼吸おいて，ラモン
は，はっきりとわかりやすい調子でコメントを続けながら，ジャックの
目をしっかりと見ていました。マイナスのコメントを受けたジャック
は，動揺しているのが明らかでしたが，それでも，明確に伝えてもらっ
て嬉しい，仕事の能率を上げるためのアドバイスにできるだけ沿いたい
と話しました。

感情に巻き込まれ，引っかかり，フュージョンしてしまう関係

　前節のラモンの例では，新しい役職でのむずかしい仕事に自然な不安
を感じたときに，その自然な反応にさらに反応したので，反応が濁りは
じめました。そのうえ，ラモンは，反応は自分がどんな人間かを表して
いると思い込みはじめました（「自分は繊細すぎる」「感情的すぎる」）。
感情の経験にこのようにフュージョン（混同，融合）すると[41]，反応
をますます濁らせて強くします。自分を不安を感じやすい人間と考え

て，不安は悪いと思えば，不安を感じはじめたことを示す何かのサインに気がつくだけでマイナスに反応しはじめるのも無理はありません。でも，マイナスに反応していると，不安な感情がますます強く感じられるだけでなく，あなたの中で起きている感情に関連した反応の複雑な全体像が理解しにくくなります。

　そうして，感情に反応すると感情を伴う経験にますます巻き込まれて [42] フュージョンした状態になり，感情を伴う経験に巻き込まれるとますます反応しやすくなります。悪循環がどこまでも続いて，感情に関連した反応はどんどん濁ります。その状態を，釣り針に魚が食いつくときのように「引っかかる」[42] と考えてもよいかもしれません。内面にある感情にすっかり包み込まれた感じがするくらい巻き込まれて，感情が暮らしの中で時間とともに強くなったり弱くなったりするものにはみえなくなります。感情に反応するとますます針が深く食い込んで引っかかったままになり，結局感情の経験が定着してしまってそう簡単には変わらないものに感じられるようになります。

　感情に巻き込まれてフュージョンしていても，マインドフルに気づきながら眺めると，自分の反応に巻き込まれにくくなって，心を奪われている状態からも解放されやすくなります。ここまでエクササイズに取り組んできた中で，感情に関連した反応が強くなってはまた弱まるのがわかった瞬間がありましたか？　感情が微妙に変化したのがわかった瞬間はありましたか？　マインドフルネス実践をしているときに，感情はたしかにあるけれども，それがあなたが誰かを表しているようにはとくに感じられなくて，ただ高まるのが感じられただけだった瞬間はなかったでしょうか？　感情が強くなったり弱くなったりするのを感じ取ってそれをしっかり経験できると，感情に関連した反応を一歩離れた位置から眺めはじめられます。すると，反応の濁りがだんだん取れてきます。

　ときどき，マインドフルネスのゴールが感情の経験を切り離すことのように話す人がいます。またはそうした経験に一切影響を受けないこと

だと話す人もいます。でも，いく
らか距離をおきながら眺めつつ感
情をしっかり感じることと，感情
をまったく感じないか完全に切り
離すこととは大きくちがいます。
つらい感情も私たちの心の反応で

> 感情を伴う経験に次々と反応
> して巻き込まれると，感情を
> 濁らせる悪循環を断ち切れな
> くなります。

すから，とても大切な情報を伝えてくれます。最後の章でその点もみて
いきましょう。ゴールは，決して，感情を切り離すことでも，害と考え
ることでもありません。第8章で考えますが，苦しい感情から逃げよう
とするのもまた，感情に巻き込まれてますます濁らせるパターンの一つ
なのです。

エクササイズ

濁った感情ときれいな感情に気づく

　感情がどのように濁るかにさらに気づき始めましょう。今から1週間
かけて，感情が浮かんだときのあなたの反応を観察し続けて，反応が濁っ
ていそうかきれいそうかを書き出しましょう。第6章のはじめにご紹介
したデックスか，本章のラモンにならって，ひとまず呼吸に注目して，
それから，濁った反応をしている最中にもきれいな感情が見える瞬間が
あるかどうかを探るのもよいでしょう。感情に気がついたら書き留めて，
濁っているかきれいかもメモしましょう。このエクササイズを通じて，
あなたの感情に関連した反応について何がわかるでしょうか？

第8章
気持ちは思わずコントロールしたくなるが，誘惑に従うと何を失うか？

　恐怖，不安，悲しさ，また他の辛い感情は，どれも人間として自然な反応です。それなのに，なぜ私たちはそうした自然な反応を危険，好ましくない，辛い，問題だなどと感じて反応するようになってしまったのでしょう？　感情をどう眺めてそれにどう反応するかは，その人が暮らす社会や文化の中で働く力と，その人個人の学習歴と信念から決まると言えます。第7章でご紹介したように，社会的な力や個人の信念に影響されたまま批判的に決めつけて反応すると，感情が濁って，ますます頻繁に強く感じられるようになります。勿論，いっそう複雑で，恐ろしくて，好ましくないようにも思えてきます。本章では，私たちが不安に対して自動的にまるで習慣のように反応している様子をもっと深く見ていきましょう。特に，不安に関連した反応を思わずコントロールしたくなる本能の部分をよく探りましょう。読むうちにおわかりになると思いますが，不安をコントロールしようとしてあくせくする奮闘そのものが，不安が私たちの人生に及ぼす影響力をますます強めています。でも，大丈夫です。感情をコントロールしようとする傾向がある点にマインドフルに気づいて，マインドフルな姿勢のまま思いやりをもって不安を受け容れ始めると，人生に自由を取り戻すことができ，選択の範囲がまた広がります。

　思えば，人間は難しいパラドックスを抱えていそうです。基本の部分では，充実して有意義に思える人生を築いていきたいと思っているようです。そして大抵，喜びや楽しみや満足を感じさせてくれる経験は求め

るべきで，痛みや苦しみをもたらすかもしれない出来事は避けるべきだと考えて行動しています。ところが，残念ながらそれではうまくいきません。なぜなら，自分らしい人生を生きようとすると，辛い思考や感情を呼び起こす状況にもどうしても踏み込まなければいけなくなるためです。友人が去ったときに寂しさを感じたくないからといって打ち解けないままでいては，どうして心が通い合う親友同士になれるでしょう？

知らない土地に引っ越す，仕事の機会をつかむ，大学に戻って勉強するなどの活動はどれもリスクを伴いますが，不安を感じつつそのリスクを負うからこそ何かを得られる期待も生まれるのではないでしょうか？

ミュージシャンとして実績を積みたいと思えば，技法や基本動作を身につける練習のときには不満や退屈さだって感じ，自分の能力のなさに打ちひしがれる時期さえあるかもしれませんが，そうした練習を続ける中からやがて納得と誇りが生まれてくるのでは？　パラドックスは，ほとんど普遍的といえるくらい誰でも経験しています。どんな活動であれ状況であれ，人間として主体的に関わろうとする限り何らかの辛い感情をともなって反応が濁る可能性が本質的にある，といえそうです。そんなパラドックスを，いったいどうしたら解消できるでしょうか？　本章では，考えられる三つの選択肢を探りましょう。危険を冒さない方法，コントロールする方法，そして，不安（また辛い気持ちの元になる他の原因）をマインドフルに眺める方法です。

　読み進める前に，少し立ち止まって，あなたもこのパラドックスに陥って身動きが取れなくなっていると感じたときがあったかどうかを考えてみましょう。そのときにパラドックスをどんな方法で解消しようとしましたか？

第8章 気持ちは思わずコントロールしたくなるが，誘惑に従うと何を失うか？ 197

> ## パラドックスを解消しようとするときのよくある反応
>
> ・危険を冒さない。不安や他の辛い感情を感じなくてもすみそうな
> 　道を慎重に選ぶ。
> ・全力を尽くして不安をコントロールしようと努力し続ける。そう
> 　する間にも，不安が消えた暁には本当に大切なものに向かって全
> 　力で進みたいと願っている。
> ・感情を受け容れてマインドフルに眺める姿勢を育む。自分らしく
> 　手応えを感じながら生きるときの経験は，心に浮かぶ感情の全て
> 　を含めて，全体を丸ごと感じようと思う。

選択肢1 ―― 危険を冒さないでおく

　ポーラは，混乱して気を抜けず寂しい家庭で育ちました。母は内向的
でアルコールにおぼれ，父は気が弱くて留守がちだったので，ポーラの
要求は身体面でも感情面でも頻繁に無視されました。ポーラは，かなり
小さい頃から自分の身の回りのことは自分でできるようになりました。
夕食にも冷たい牛乳をかけたシリアルを食べてしのぎ，背が伸びて調理
コンロが使えるようになってからやっと温かい料理のマカロニ・アン
ド・チーズやホットドッグが食べられるようになりました。自宅には洗
濯機がありませんでしたが，毎晩必ず洗面台で洋服を洗って，学校へは
さっぱりした服を着て行きました。子ども時代の苦しさのほとんどに独
りで向き合いました。周りには優しくて気遣ってくれる先生や近所の人
や親戚もいたので，ポーラの状況の深刻さを知れば助けてくれたはずで
すが，ポーラは，自分が知るたった一つの家庭と家族から引き離される
のが怖くて，そのまま暮らしました。どこから見ても，お行儀のよい子
どもで，学校でも決して問題を起こさないまじめな生徒でした。でも，

静かで控えめな外見の奥には，寂しく，恐ろしさにふるえる子どもがいました。

　それだけ苦しい子ども時代だったにもかかわらず，ポーラはそれなりに安心で安定した生活を築きました。一生懸命仕事をして，この15年間は同じ会社に雇われ続けています。同僚ともうまくつき合って，週末に時々映画を一緒に観る知り合いも何人かいて，デートに出かける機会もたまにあります。でも，本当に親しいと感じる人はいません。ポーラは社交不安に苦しんでいます。人が自分のことをよく知ると，傷ついていて欠陥があると考えて拒否するのではないかと恐れています。それでも，希望は持ち続けています。いつか信頼して何でも打ち明けられるパートナーにめぐりあえるはず。誰かと出会って，その人が自分は信頼できると示してみせてくれて，この人なら私を決めつけたり貶めたりしないと確かに思えたら，心を開いて親密な関係を築こうと思っています。でも，今はまだ周りの人たちから安全な距離を保ち続けなければと感じます。すでに人生で十分傷ついてきたのですから。

　パラドックスを避けようとして，大勢の人が人間関係，仕事，チャンス，過去などに関連してできるだけ痛み，失望，悲しさ，心配を感じないですみそうな選択をします。もっと充実した人生を諦めたわけではないかもしれませんが，危険を冒さないでおこうと，妥協をして選択肢の範囲を狭めます。ポーラについても，自分を守ろうとするのに十分すぎる理由があるとほとんどの人が同意するでしょう。それだけ苦しい子ども時代を過ごしてきたのだから，それ以上傷つかなくてもよいはずだと。

　ところが，もっともで理にかなった選択に見えても，よく調べると，その方法でパラドックスを解消しようとするのは大間違いだとはっきりします。危険を冒さないようにどれほど慎重に振る舞っても，恐怖と悲しみと怒りは避けられません。第6章で見たように，そうした感情は，

第8章　気持ちは思わずコントロールしたくなるが，誘惑に従うと何を失うか？　199

私たちに生物として基本的に組み込まれた部分です。何かに注意を向けさせ，出来事の重要性を伝えて，行動する用意を整えさせてくれます。私たちがどれほど自分を守ろうと頑張っても，人生では遅かれ早かれ必ず何かを失って辛い感情を感じるときが来ます。

　また忘れてはいけないこととして，痛みを避けようとする本能のほかに，私たちには，生活の中で人間関係を築いて困難に立ち向かおうとする性質もあります。ポーラは，拒絶された後にくると想像される失望や悲しみや屈辱の辛さを怖いと思うかもしれませんが，人間である以上，他の人たちと社会的につながり合ったネットワークの一員になりたいとも強く感じています。周りの人たちから「安全」な距離を保つと，拒絶に限っていえばそれに関連した痛みは感じないですむかもしれません。でも，悲しさ，寂しさ，恐怖などの感情が必ず湧いてきます。残念ながらポーラの方法では，苦痛から自分を守っているつもりが，むしろ自ずと苦痛を感じる人生になってしまいます。

　ポーラもそうですが，大勢の人がパラドックスを解消するために危険を冒さないでおく方法を選び，結局身動きが取れなくなってしまう理由には，信念のほうが結果を観察する力よりも強いということがあります。**あるルールに従って生きていれば痛みを感じないですむと強く信じ込んでいて，自分の人生が実際にどうなっているかを客観的に吟味する力が弱いのです。**例えば，心の壁を作って締めだしておけば痛みを感じないですむと考える人が大勢います。マインドフルネスを使うと，この戦略でうまくいったと話す人がいつか現れる見込みが少しでもあるかどうかをより正確に吟味しやすくなります。第5章でご紹介したマインドフルネス・スキルの「初心」を使うと，危険を冒さないでおく戦略が当然役立つものとはじめから思い込まないで，戦略の実際の効果と結果の両方を観察できます。すると，自分のせいだ，または「危険を冒さないでおく」計画がうまくいかないのも自分の弱さや欠点が原因だと習慣的に考えずに，計画そのものがよくないとわかるようになります。マインドフ

> 危険を冒さないでおく戦略の効果をじっくりと厳しく観察すると，戦略に大きな問題があるのがはっきりします。

ルに眺めると，たとえ辛さを避けようとして生き方の範囲が少し狭くなっていても，また反応がいくらか自動的でほとんど意識さえされていなくても，経験全体を丸ごと観察しやすくなります。

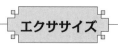

危険を冒さないでおいたことはありますか？

　ポーラには，「危険を冒さないでおく」習慣を身につけるのもいたしかたなかっただろうと思わせるだけの理由がありました。でも，子ども時代にポーラほどの経験をしていなくても，傷ついたりがっかりしたりするかもしれない状況を避けることで辛い感情から自分を守ろうとする方法を身につける人は大勢います。あなたがこれまでに「危険を冒さないでおく」選択をしたときを思い返しましょう。親しくなるのを避けたり，一定の距離をおき続けたりした人はいたでしょうか？　仕事やキャリアの機会を見送ったでしょうか？　選択をした結果として心が平和で穏やかで健やかになりましたか？　それともまだ不安を感じますか？　選択をした結果，失望，悲しさ，怒りなどがさらに増えてますます辛くなった……あるいは，自分についてのマイナスの思考などが増えてしまったでしょうか？

選択肢2 ── 不安や他の苦しい反応をコントロールしようとする

　ルイスの母は重いパニック障害に一生苦しみ続けました。その闘いは

否応なしに家族にも大きく影響を及ぼして，父親は昼も夜も，しまいには週末も，ますます長い時間を事務所で過ごすようになりました。結果として家事のほとんどを引き受けることになったのは，まだ子どものルイスでした。ルイスが10代になったときには，母は家から一歩も出たがらなくなり，用事を全部ルイスに任せて頼るようになっていました。1週間分の食品買い出しだけでなく，母の個人的な洋服や日用品まで全てルイスが買っていました。それだけの責任を負ったルイスは，学校での活動に参加したり友人と出掛けたりする時間がほとんどありませんでしたが，それでも意欲的にこなしました。母親がひどく苦しむ姿を見るのが辛くて，辛さを少しでも和らげてあげられる機会をむしろ喜びました。

　すっかり大人になったルイスは，母と同じように頻繁なパニック発作に苦しんでいます。でも，ルイスは，母と同じ人生は歩まないと決めています。ルイスのゴールは，自分らしい有意義な人生を生きることで，パニック発作に邪魔させるつもりはありません。大切に思う人と愛し合って，レストランを経営して繁盛させ，旅行をし，地域にもボランティアとして貢献したいと思っています。ルイスは，理想の人生を生きるには不安を思い通りにコントロールできるようにならなければいけないと固く信じています。出会い系サイトにいくつか登録して週に少なくとも新しく五人のプロフィールを真剣に読んで，心からつながり合えそうな人に出会う可能性を高めようとしています。この1か月には三人の男性とデートをしました。デートの前には，長時間のジョギングをして，強すぎる不安をいくらか発散しようとします。デートの場所へは必ず早く着いて，急いでワインをグラスに数杯飲むことで高ぶった神経を落ちつかせようとします。デートの途中で不安になり始めるのに気がついたら，席を立って洗面所へ行き，母親のような人生に終わる危険を思い出すようにと心の中で自分に教え諭して気を取り直そうとします。

　ベストを尽くしているのですが，不安をコントロールするのがどんど

ん難しくなってきて，最近，少し絶望し始めています。不安から注意をそらす技法，自分に言い聞かせる方法，または数杯のワインでとてもうまく不安をコントロールできるときもあります。でも，うまくいかないときは何を試しても不安が心に忍び込んできます。ルイスは，感情を抑え込んでおくために必要な動機と集中力がだんだんなくなってきているような気がして，恐れています。10代の頃にあった規律と集中力が今もあればと願います。何よりも怖いのは，思考です。不安をコントロールし続けるにはしっかりとした自信を保たなければいけないとわかっていますが，苛むような疑いと思考が頭をもたげてきて，自分は弱くていずれ失敗するだろうという思いに身も心も蝕まれている感じです。

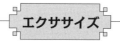

不安をコントロールする方法——よく耳にするアドバイス

　不安や他の感情をコントロールしようとして，みなさん実にいろいろと試されています。以下にご紹介するアドバイスの例を考えてみましょう。こうした内容を，不安をコントロールする方法として誰かに勧められたことはありますか？　あなた自身はその方法でうまくいくと思いますか？　どれか一つでも，あなたの人生に取り入れてみて不安を実際にうまくコントロールできたものはありますか？

- 別な何かについて考えて，不安から注意をそらすとよい
- もっと生産的な活動をして，不安については考えないようにするとよい
- 自分の長所を考えるとよい
- 弱気になってはいけない。もっと頑張ってコントロールするように自分を諭すとよい
- テレビを観るとよい

・ビールやワインでも飲むか，タバコを吸うかして，気持ちを落ちつか
　せるとよい

・睡眠薬，またはその他の処方薬か市販薬を飲んで休むとよい

・アイスクリーム，ポテトチップス，または他のジャンクフードを食べ
　るとよい

・リテール・セラピーをするとよい（つまり買い物をする）

・誰かに大丈夫だと言ってもらうとよい

・近くにあると少し安心するものをお守りにして持ち歩くとよい

・運動するとよい

・話を聞いてくれるか一緒に出掛けられる人を見つけるとよい

　本書を手に取られた以上，あなたは自分らしい充実した人生を生きた
いと強く願っていらっしゃるでしょう。ルイスもそうでしたが，私たち
は，不安をコントロールするのがよりよい人生への第一歩だと信じがち
です。心に恐怖や疑いが忍び込んでくると，急いで自信や前向きな考え
と置き換えなければいけないと考えます。かなりの時間とエネルギーを
費やしてコントロールしようと努力する人も沢山います。それにもかか
わらず，大抵うまくいかずに，自分は非力だ，身動きが取れなくなった
と感じて，ひょっとすると少し絶望気味にさえなっているかもしれませ
ん。

　現にちっともうまくいっていないのに，私たちはなぜこれほど悪戦苦
闘して不安に関連した思考や感情をコントロールしようとし続けるので
しょう？　自分らしい充実した人生を生き始める方向への第一歩は不安
をコントロールしてマイナスな思考を抑えることだとする信念の根底に
は，大前提が二つあります。

前提1 —— 人間は不安を（また他の感情反応も）コントロールできる

不安はコントロールできるものと信じている人たちが大勢います。自分にはできなかったけれども少なくとも周りの人たちはコントロールしていた，と思っています。そして，自分にできなかったのは，個人的な性格上の欠点があったから，またはコントロールしようとする気持ちが足りなかったからだろうと考えます。研究結果は，そうした一般的な印象とは違います。研究からは，ひとたび何かの感情や思考が浮かぶと，何を感じて何を考えるかはただ単に意思の力またはそうしようと決めるだけでは変えられない，と示されています。

一度でも寝つきが悪くて不眠気味になった時期を経験されていたら，思考や感情を抑えようとするとかえって強くなる感じはよくおわかりになるのではないでしょうか？　例えば，ベッドに横になりながら明日は重要な日だからよく眠っておかなければと考えている状況を想像しましょう。不安でそわそわした気持ちですが，そうした感情は抑えて，穏やかでリラックスした気持ちになりたいと思っています。何回も寝返りを打ってから時計を見ると，もうすぐ真夜中です。だんだん本当に心配になってきます。「いつまでも眠れなかったらどうしよう。明日は疲れ果ててしまう。よく寝ておかないと頭が働かなくなってしまう」。眠ろうと努力すればするほど逆効果になるとお気づきになりましたか？　よく眠っておくのが重要だったときほど，ますます眠りをコントロールできなくなりませんでしたか？

不安をコントロールしようとしても，同じことが起きます。ここでちょっと想像してみましょう，あなたはとても感度のよい機械につながれていて[43]，あなたが少しでも不安を感じると，機械は100%の精度でそのことを検知します。ほんのかすかな心配，心拍数が上がって少しどきどきする感じ，または体温がごくわずかに上がるだけでも，装置は簡単に見抜きます。あなたがしなければいけないのは，その洗練された装

第8章　気持ちは思わずコントロールしたくなるが，誘惑に従うと何を失うか？　205

置につながれたままで完全に穏や
かでリラックスした気持ちでい続
けることだけです。そのためのコ
ントロール法として使えるものは
何を使ってもかまいません。注意
をそらす，プラス思考の想像，自
己批判，不安を乗り越えようとす

> 辛い感情や苦しい思考を抑え
> ようとすると，もっと頻繁
> に，より長く，ますます苦し
> く感じるようになると科学的
> に示されています。

る気持ちを高めるなど，何でもかまいません。さて，そこへ，不安を少
しでも感じたら機械が爆発すると伝えられたらいかがでしょう？　勿
論，爆発したらあなたはたぶん深刻なケガをするでしょう。その状況で
完全に穏やかでリラックスしているのは事実上不可能です。なぜか？
**本書を通じて見てきたとおり，人間は脅威があるとわかっている環境では
不安を感じるようにできているためです。自己コントロールと決意をいく
ら重ねても，生物として組み込まれた自然な反応は覆せません。**

　一方，行動は対照的です。行動なら，この状況でもいくらかコント
ロールできます。例えば，機械につながれるのを最初からお断りできる
かもしれません。あるいは，挑戦は受けて立つことにして，機械が爆発
しても内面はともかく外見はストイックさを保って部品が飛んでくるま
まに当たり続けると選ぶ道もあるといえばあるでしょう。つまり，さま
ざまな状況の中でどう行動するかは大抵選べるのです。でも，行動は選
べても，不安のような自然な感情とそれに関連した反応が起きるのを止
めるのは，意志の力だけでは絶対に不可能です。

　興味深いことに，感情をコントロールできない性質，特に不安をコン
トロールできない性質は，進化の視点から見ると適応的です[44]。脅威
に反応する役割を担う脳領域があまりに素早く自動的に反応し，その際
計画立案や情報統合などの作業に関わる領域を一切介さないのは，理に
かなっています。そうなっているからこそ，脅威がありそうなとき，脅
威の内容にかかわらず，考える間もなく反応できるのです。また，脳の

中でも感情を調節する領域がもっとゆっくりと反応するようになっていて，感情を生み出す領域とのつながりも情報がそれほど速く伝わらないのも理にかなっています。危険があると判断するのは安全だと判断するよりも生存上ずっと重要です。特に状況が物理的危険や社会的危険に満ちている場合はなおのことそうです。ですので，危険には素早く反応してゆっくりと慎重に回復する脳のほうが生存するうえで有利となるわけです。とはいえ，考えてみれば，あいにくそうした脳はあまり心地よいとはいえないでしょう。結果，生まれつき感じて当然の心地悪い感情反応を何とかコントロールしたくなって，私たちはどうしても苛立つことになるのです。

　感情をコントロールしようとするパターンは，苦しくて辛い感情を取り除こうとするものだけではありません。私たちは，好ましい感情やこうあるべきだと思う感情を維持しようとしたり，もう一度作りだそうとしたりもします。独身で人生の伴侶を積極的に探している女性のベロニカを例に考えてみましょう。ベロニカは，最近はビリーとドンの二人の男性と特によく時間を過ごします。ビリーは，ハンサムで，スポーツマンで，細やかな配慮もできて，一緒にいて気楽です。地域の病院に小児がんの専門医として勤務していて，自由時間にはハイキングやサイクリング，新しいレストランの開拓，ホームレスの人々のためのシェルターでボランティア活動などをします。ベロニカは，ビリーと一緒に時間を過ごすのが大好きです。彼の思いやりが嬉しくて，からりとしたユーモアのセンスも好きです。先月はビリーを同伴して従妹の結婚式に出席しました。今では友人や家族と話をするたびに，みんながビリーをとてもいい人だと褒めます。ビリーならすばらしい伴侶になってくれるとわかるのですが，ベロニカは，どうしても気持ちがロマンティックにときめきません。

　対照的に，ドンにはとても魅かれます。ドンは，魅力的でどこかカリスマ性があり，いつでもみんなの注目の的です。ベロニカは，ドンのロ

マンティックな面が大好きです。おやすみを言うために電話をかけてくるときにはなんともいえず優しく，面白くて，上手にベロニカの心を引きつけます。残念ながら，ドンがいつ電話してくるかは決して予想できません。毎日続けて1週間電話してくることもあれば，ぱたりととだえて1か月以上音沙汰がないときもあります。ドンの名誉のためにお伝えしておきましょう。彼は，完全に正直で，隠し立てはしません。何かを約束する関係になるつもりは全くないとベロニカにはっきりと伝えて忠告しています。ベロニカは自分に言い聞かせています，ドンとはしばらく自由な関係でデートをして楽しむのがよくて，面倒な束縛はなし。でも，ベロニカの感情は，意志の思い通りにはなりません。

　ベロニカが感情をコントロールできるのなら，迷わずにビリーを愛してドンへの愛は冷めるようにするでしょう。でも，恐怖と不安を押しのけられないのと同じで，誰かを愛する気持ちを自由にスイッチのようにして入れたり切ったりできるものではありません。とはいえ，先ほどの場合と同じで，行動ならコントロールできます。ベロニカは，ドンとの関係を続けないと選ぶことができます。勿論そのように行動を選んでも，感情はコントロールできませんので，悲しく，寂しく，がっかりした気持ちをしばらく感じ続けるでしょうけれど。

　時々，目立たないけれども複雑なコントロール戦略を使って，現在のプラスの気持ちを抑え込むことで将来マイナスの感情を感じるリスクを避けようとするケースがあります。例えば，ジェメカは，新しい仕事が見つかりそうではじめはとても興奮していましたが，現在の喜びが大きいといずれ傷つくかもしれないと気がついたときに，急いで喜ぶ気持ちを抑えました。「時間も，場所も，支払いも完璧なのよ」とジェメカは興奮しながら友人のマリアに話しました。息子が通う小学校の図書館が最近貼りだした求人です。「人生のペースを取り戻すために始めたいと思って探していた通りの仕事だわ！」。でも，そこでマリアが言いました，「はじめからあまり期待しすぎないようにね」。友人たちはみんなそ

うでしたが，マリアも，がっかりしては涙ぐむジェメカの姿を何度も目にしてきて，今回も辛い思いをしないように守ってあげたいと思いました。ジェメカは，採用されなかったときにどう感じるかをすぐに思い描いて，あわてて言い添えました，「ああ，それは心配しないで。ちっとも期待していないから。つまり，他にも応募してくる人は大勢いるだろうし，私よりも適任と思われる人なんていくらでもいるに違いないわ」。友人の手前，ジェメカは関心なさそうな表情を作りました。でも，誰にも言わずに実際に仕事に応募してからは，何とか採用されたいという願いと，そう願う自分を厳しく批判する思いとの間を毎日ゆれ続けました。

　一見すると，将来がっかりするのを防ぐにははじめから嬉しい興奮と希望を抑え込んでおくのがベストの方法だと考えるのは理にかなっていそうです。ところが，希望と興奮こそ人生の推進力になる感情で，目の前のチャンスをつかむように，求人に応募するように，思い切ってデートに誘うように，役のオーディションを受けるようにと，背中を押してくれる気持ちです。そうした人生のチャンスをつかもうとすると，それが叶わなかったときに自然にがっかりした気持ちが起きます。ですので，どれほど都合よく解釈してみても，チャンスをつかもうとする限り，がっかりする気持ちを完全に防ぐ方法はありません。逆に言えば，がっかりする気持ちを完全に防ごうとすると必ず人生が停滞します。

　不安をコントロールしようとすると，厄介な感情はどうもがいても避けられないとはっきりするだけではありません。下手をすると，コントロールしてまで避けようとしている状況をまさしく呼び寄せてしまう自己言及的な予言にもなりかねません。例えば，アンワは，これまでに辛い別れを何度も経験してきていて，二度と傷つかないために自分を守ると心に決めていました。ですので，ラタと出会ったときも，気持ちが通じ合ってそばにいたいと強く感じましたが「冷静なふり」をすることにしました。デートを何度もキャンセルして，ラタが携帯メールを送って

きてもわざと返信しないで二人の間の距離をいくらか保ち，万一別れることになっても気持ちの面で失うものを最小限にしようとしました。アンワは，ラタの希望にいくつかとりあわないことで行動を見事にコントロールできていましたが，心の中ではラタに魅かれる気持ちがどんどん強くなるのを感じました。そして，そうした気持ちを思い通りに解消できない事実にますます恐ろしくなりました。魅かれる気持ちが強くなればなるほど，万一別れることになったときに打ちのめされる気持ちも大きくなりそうでした。そこで，ますます，まるでラタに興味がないように振る舞うようになっていきました。アンワがあまりにも見事に本当の気持ちを隠したために，結局，ラタは諦めて他の人と親しくなろうと決めました。外見はいかにもストイックな様子でしたが，アンワは，心の中ではラタを失って打ちのめされました。

前提2──不安やマイナスの思考があると自分らしい人生を生きられなくなる

　辛い感情を追い払ってしまってからでなければ，人間関係を築く，何かに挑戦する，自分らしい人生に向けた活動をするといったことはできない，と考えて感情をコントロールしようとする人も大勢います。第2章でご紹介したセレナを覚えているでしょうか？　本当にやりがいを感じる仕事に戻る前に人前で話す恐怖をきれいに克服しておこうと計画して，役不足の仕事をひとまず選んだ教師です。セレナは，秘かな自己改善の旅に出ようと考えて人生をいったん保留にしました。一見すると，そうした「調整」をするアプローチは理にかなっていそうです。不安を完全にきれいに流し去って，自信のレベルを上げて，古い心配な思考を全部前向きな思考と取り換えて，試験走行で「練習」を積んでから，初めてリスクを冒して本物の人生の高速道路に出るつもりなのです。

　ところが，このアプローチをマインドフルに観察して，特に初心から眺めながら本当の効果をよく評価してみると，大抵思いがけない何かを

発見します。セレナも気がつきましたが，人生を保留状態にしたり自己改善の時期だからといって機会を制限したりすると，退屈さや悲しさなどのかなり辛い感情が自然に湧きます。目的を忘れないで心を見つめ続けていればプラスの思考や自信をいくらか呼び起こせそうですが，そうしたプラスの反応は，実際にはむしろ周りの人たちと交流したり活動に関わったりする中からのほうがずっと沢山生まれるでしょう。心で自分と対話したり，自助本を何冊も読みふけるよりも，友人たちと交わる，新しい環境に入ってみる，難しい何かに挑戦するなどの活動のほうが，よほど喜び，幸せ，満足，気持ちの高まり，誇り，自信を高めてくれます。

　さらに，私たちは何事も先に感じてから行動しがちですが，そう反応しなければいけない理由はありません。湖の周りをジョギングしに出かける前にエネルギーが満ちた気持ちになっていなければいけないわけではありません。矛盾しているようにも思えるかもしれませんが，むしろジョギングから**戻ってきてからの**ほうが気分が生き生きとして元気になっているでしょう。それと同じで，本を書く著者も，気持ちが盛り上がってアイディアに満ちていなければ書き出せないわけではありません。実際，書いているうちにそうした反応が起きてくるほうが普通です。何よりも，自信があって心配事から解放されていなければ何か新しいことを始められない，リスクを取れない，難しい何かを引き受けられないわけではありません。矛盾するようでも，そうした活動にたずさわることからこそおそらく一番自信が湧いてくるでしょう。心に恐怖があっても，人生を先に進めます。勇気さえ持てばよいのです。アンブローズ・レッドムーンが書いています[45]，「勇気とは，恐怖がないことではなく，恐怖よりももっと大切な何かがあると判断することだ」。

理にかなっていないはずなのに，私たちはなぜこれほど
コントロールに執着するのか？

一歩下がって考えてみれば，うまくいっていないと経験が伝えているにもかかわらず私たちがこれほど不安をコントロールしようとし続ける[46]のは不思議ともいえます。人間は，普段は経験からとても素早く学習します。幼い子どもでも，きらきらしてきれいな放熱板式ヒーターは触ったら面白そうだと思っても，それは熱くて離れていたほうがよいとすぐに学びます。10代の子が学校から帰る近道にならないかと期待して通った道が上り坂と下り坂だらけで時間がかかって疲れるだけだとわかれば，すぐに別な道を見つけます。食べ物にいたっては，お寿司を嫌いになるには食あたりをたった一度経験するだけで十分です。それなのに，何回努力しても実際にうまくいかないのに，なぜ私たちは不安をコントロールしようといつまでもあくせくするのでしょう？　気持ちをコントロールすることを専門に研究してそれをテーマとした本まで執筆する研究者たちでさえ時々恐怖や失望の感情をコントロールしようとしてしまうのはなぜでしょう？

社会がメッセージを植えつける

アメリカ社会では，論理的に理詰めで考えて感情を管理するのは価値があって好ましいという文化的メッセージが広く受け入れられています。感情をコントロールできているのは，仕事ができる，物事のバランス感覚がある，目標などを達成できるといったことと並んでプラスの性質と考えられがちです。

「彼女はとても感情的な人です」と説明された場合，その人について心にどんな思考や判断が浮かぶかに少し注目してみましょう。これは褒め言葉でしょうか？　感情は，誰もが感じていて，生きるうえで役立ちます。それなのに，感情とそれに関連した反応のあるものは好ましくなくて性格の弱さや欠点を示すという文化的なメッセージに頻

繁に曝されます。大抵周りの人たちから，不安のようなマイナスの感情は目標を達成して充実した有意義な人生を生きる妨げになるなどのメッセージを受け取ります。

　子どもたちは，感情をコントロールしなければいけないというメッセージをかなり幼い頃から，微妙な形でもはっきりとした形でも伝えられます。幼稚園に通い始めようとする子どもがいくらか不安を感じるのはごく自然です。他にも生活が変わるのを悲しいと感じたり，親や養育者ともっと一緒にいたいと感じたりするかもしれません。子どもの心に次々と起きるそうした感情反応を見て，ある親は，反応は自然なものだから大丈夫だと子どもに保証して，さらにいくらか情報を提供するかもしれません。「少し怖いのね。なぜかはわかるわ。新しい状況ですもの。何を期待していいかわからないわね。あなたと同じように感じている子どもたちが沢山いるわ。先生はみんなが少し怖がっているのをちゃんと知っているのよ。だから沢山楽しいお遊びを用意してくれているわ。あなたたちが学校にいるのにすぐに慣れるようにね。2時間したら迎えに来るわ。そうしたら，何があったかを全部話してちょうだい」。でも，別な親は，子どもを（また自分も）安心させようとして言うかもしれません，「心配してはだめよ！　怖くないわ，そうでしょう？　そういうふうに感じてはだめ。大丈夫だから。もう赤ちゃんではないものね」。二人目の親も子どもの気持ちを楽にしてあげようとしているのでしょうが，怖いと感じている幼い子どもは，メッセージに混乱するか，自分の気持ちを否定されたと感じかねません。子どもはメッセージの意味を次のように理解するかもしれません。(1) この状況で怖いと感じるのは，何かの意味で間違っているか悪いことだ，(2) 怖いと感じる状態をなくせるか，変えられるようでなければいけない。ある種の感情は好ましくないので避けるべきだというメッセージを特に親や他の権威ある立場の大人からくり返し受け取ると，メッセージは子どもの心にしっかり取りこまれて人格の一部といえるほど定着するでしょう。

子どもだけではありません。大人同士でも，私たちは他の人が辛い感情を経験しているときに論理的に反応して，辛さをできるだけ取り除いてあげようとします。採用されずに落ち込んでいる人には，その仕事に就いても将来性はなかったと納得させようとして，がっかりしないように声をかけます。配偶者をなくして悲しんでいる人には，パートナーは今は安らかだと話して聞かせて，悲しみを和らげてあげようとします。友人がひどく心配していれば，恐れなくてもよい証拠のリストを見せて，心配しないように語りかけます。怒りをぶつける相手には，怒りの感情には正当な理由があるのだと説明して自分の立場を守ります。理屈で説明して辛い感情を和らげてあげようとするこうした話し手の反応は，表面だけを見ると理にかなっていて役に立ちそうです。でも，メッセージの受け手側になってみると，アドバイスがそれほど役に立たないと感じる場合がほとんどです。人間は，出来事があればそれに対して感情を感じるように生まれついています。何かを失えばがっかりして悲しくなります。リスクと不確実さが伴えば心配して恐ろしくなります。誰かが誠実でなかったと知れば怒りを感じます。そうした感情は時間がたって新しい経験をどんどん重ねるうちに弱くはなりますが，辛い感情が湧いたときにそれを認めて受け容れるのはとても大切です。

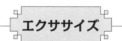

感情とコントロールに関連して生い立ちを振り返る

　感情とそれをどう表すかについてのあなたの考えに関連して，数分かけて過去を思い返してみましょう。あなたを育ててくれた人たちは，彼ら自身の感情にどう対処して，あなたの感情にどう反応していましたか？　周りの人たちから感情をコントロールしなさい，抑えなさい，と伝えられたのを覚えていますか？　感情を表すときのお手本となった人，感情を抑えたりコントロールしたりするときのお手本となった人はそれぞれ

いましたか？　感情反応をコントロールしようと思うあなたの気持ちに影響を与えたかもしれない経験はありますか？

周りの人たちはみんな感情をコントロールできるようだ

　私たちは他の人の内面の経験には通じていませんので，誰かが秘かに困難で辛い感情に苦しんでいても，その悪戦苦闘に必ずしも気がつくわけではありません。実際，私たちが自分の内面（これにはよく通じています）について何かを判断しようとするときにも，周りの人の内面ではなく外見を参考にしがちです。何しろそれしか見えないのですから。そして，同僚が自殺を考えて苦しんでいる，近所の人が飲酒の問題を抱えている，数件先に住む素敵なカップルがドメスティック・バイオレンスを繰り返している，などと知って驚くことも珍しくありません。エレベーターに乗り合わせたり，スーパーのレジの列に並んでいるときにちょっとした会話を交わしたりするときには，みんな穏やかで感情をコントロールできているように見えるかもしれません。外見は，必ずしも内面の悪戦苦闘を表しているとは限らないのです。

　特に子どもは，大人は心の経験をコントロールできると想像してしまうリスクが一番大きいと言えます。小さい子どもは，大抵かなり強くはっきりと感情を表します。悲しいときや怒りを感じたときには泣いて，怖いときには助けを求めてしがみつきます。それにひきかえ，大人は感情に関連した反応があっても公の場ではあまり表しません。そのため，子どもは，物事にそれほど強い感情が湧かないようにすることが好ましくて大人らしいのだと信じ込みかねません。

　時々，皮肉ともいえそうなケースが起きます。親が自分の感情と悪戦苦闘しているために，子どもに感情に関連した反応をコントロールして変えるよう要求する場合です。例えば，ジョージが5歳の息子トミーをつれて遊園地で過ごしたある日を見てみましょう。その日は，フライパ

ンの上にいるような暑さにもめげないお客たちで遊園地は大混雑していました。午後もしだいに遅くなってくると，ジョージには，長い行列，叫ぶ子ども，肌を焦がす太陽にどんどん苛立ってくるのが自分でわかりました。気持ちを抑えつけて強引に楽しみ続けようとしましたがうまくいかず，遊園地から離れなければいけないのがわかりました。「乗り物はあと1回だけ」と言い聞かされながらトミーが嬉しそうにジョージを引っぱって行った先は，くるくる回るティーカップの乗り物でした。それが好きなのはトミーだけではなかったようです。明らかに，遊園地の中でも大人気のアトラクションの一つでした。ところが，45分並んでやっと列の先頭にきたときに，整備のために一時的に運行停止になりました。泣き出したトミーに対して係員は無配慮な態度で，すでに燃え盛っている火に油を注いだだけです。ジョージは，とうとう自分の感情に耐え切れなくなってトミーを激しく叱りました。「泣くんじゃない。パパが今日どれだけのことをしてあげたかを考えなさい。お土産もおやつも買って，乗り物にも全部一緒に乗って，それなのに赤ちゃんみたいに泣いている。もう少しお兄さんらしく，しっかりしなさい」。トミーの耳元でガミガミ言いながら，ジョージは息子の腕を引っぱって駐車場に向かいました。

　ジョージが自分の感情と悪戦苦闘していたのは明らかです。自分の中の悲しさや失望感や怒りが強過ぎて管理しきれなかったところへ，息子のトミーが機嫌を損ねているのを見て，そうした感情がますます強くなりました。辛い感情から必死で逃れようとして，ジョージはコントロールする矛先を変え，辛さを感じている息子に対し自分で自分の感情を変えて泣き止むよう強く求めました。つまり，トミーが感じている痛みがジョージの苦しさを強めていただけでなく，この父親は，自分の感情の状態をコントロールできなかったので，息子の感情の状態を息子自身にコントロールするよう求めたのです。残念ながら，5歳のトミーの目に映った父親からのメッセージは「感情はコントロールできる。気持ちを

216

抑えられないのはおまえが悪くて欠点があるからだ」というものでした。

他の分野ではコントロールするととてもうまくいく

例えば裏庭にパティオを作りたいとしましょう。まず計画を立てて，育ちすぎた茂みを刈って石をどかして場所を作り，ホームセンターあたりで敷石を買ってきて，などとこなしていきます。具体的でコントロールできるステップをいくつか順に踏むと，パティオ作りが終わります。特別な料理を作りたいときも，ステップを踏んでレシピを探し，買い物リストを作り，必要な食材を買ってきて，料理できます。日頃の生活の中でこなさなければいけない問題の多くは，計画を立て，段階を一つずつ最後までこなし，頑張ることでうまく取り組めます。私たちがかかげるゴールも，具体的なステップに分けて順にこなしていけば達成できるものが沢山あります。ところが，内面の状態は，この問題解決のアプローチにはうまく反応してくれません。

気持ちをコントロールしたり抑えたりできる場合もある

アレックスは，社交の場ではかなり神経質になりますが，ワインをグラスに数杯飲むと気持ちが楽になって雑談がしやすくなると気づきます。ラティーシャは注射が怖くてたまりませんが，大好きなテレビ番組に夢中になっている間なら母に血糖値を測定してもらえます。ジェシカは，スケートの競技大会の前にはあがり症に苦しみますが，イベント前の儀式として好きな曲を聞きながら幸運の手袋をつけて準備運動をすると気持ちが落ちつきます。スチュアートは，スタッフミーティングの前に数分間深呼吸を続けることでパニックに似た気持ちが静まって感情に妨げられずに報告のプレゼンテーションができるようになると発見します。アルベルトは，娘のルイザの骨髄検査の結果を待つ間不安でたまらないので，心配事を考えないですむように，診察日の前の晩に身内を呼

第8章　気持ちは思わずコントロールしたくなるが，誘惑に従うと何を失うか？　217

び集めて夕食会をしようと計画します。

　研究からも，個人的経験からも，不安をコントロールしようとしたり抑え込もうとしたりするとリバウンド効果で苦しさと妨げがかえって大きくなりがちだといえそうですが[47]，うっとうしい不安な思考や気持ちを首尾よくどこかへ追い出してしまえる場合が時々あることは確かです。少なくとも短い時間なら，注意をそらす技法，儀式，飲酒や薬物を使う，また他の方法で不安を減らせます。短い時間とはいえうまくコントロールできるわけですから，もっと頑張れば，またはもっとしっかり注意を向けていれば不安をずっと支配してコントロールできるようになると信じがちになります。動物を使った研究と人間が参加した研究の両方で[48]，同じ行動を何度でもくり返すようにするベストな方法はたまにだけ報酬を与えることだと示されています。犬が芸をするたびに毎回ご褒美を与えると，時間がたつうちにだんだん芸をしなくなるでしょう。しかし，飼い主が法則性のないタイミングでたまにだけご褒美を与えると，犬は芸を続けます。それと同じで，コントロールする戦略がごくたまにだけ不安を和らげるので，私たちはかえって戦略を試し続けるようになります。

　残念ながら，不安を時々うまくコントロールできても，戦略がいつでも使えて信頼できるとは限りませんし，ここぞという決定的な瞬間に機能してくれる保証もありません。アレックスが仕事で昼食会に出なければいけなくなると，アルコールを飲めないのに同僚やクライエントたちの中で社交的に振る舞うように期待されるのでとてもぎこちなくなります。ラティーシャも，医師の診察室で注射を受けなければいけない状況になると，注意をそらしてくれるテレビがないのでパニックに襲われます。スケートの地区大会前に儀式を

> コントロールするための戦略が，たまにとはいえ不安を本当に減らす場合があるだけに，私たちはついそれを試し続けてしまいます。

しても気持ちが落ちつかなかったとき，ジェシカはあまりに無力で何も
かもがコントロールできないように思えて棄権しました。同じようにス
チュアートも，本社での重要な会議の前に気持ちを静める呼吸法がうま
くいかなかったときに打ちのめされました。不安だったばかりか，会議
の間中気が散って，心では不安をコントロールできない自分を非難し続
け，将来のこうした会議をどう切り抜けるかを心配し続けました。

　コントロールしようと努力する方法は，長い目で見て不安をちっとも
減らさない点でも欠陥があると言えます。恐怖，心配，胃のあたりがキ
リキリ痛む感じは必ず戻ってきて，しかももっと強く頻繁に感じるよう
になります。また，コントロールしようとする戦略を（時々うまくいっ
て，時々うまくいかない状態で）くり返し使っていると，戦略そのもの
が原因のマイナスの結果を引き起こす恐れがあります。呼吸法や家族を
訪ねるなどならそんなこともないかもしれませんが，他のコントロール
戦略で，過食，飲酒，薬物の間違った使用といったものは深刻な長期の
問題になりかねません。またそうした戦略を使っていると，コントロー
ルしようとする努力をさらに強化して改善しようと夢中になる場合があ
り，注意を奪われ，エネルギーを吸い取られて，もっと有意義な活動に
向けられなくなります。

　最後に，こうした戦略は大抵悪循環を引き起こして，私たちは濁った
感情に巻き込まれます。例えば，心理学者が大勢の聴衆を前に講演を頼
まれたとしましょう。社会的な評価にもつながりかねない何かを頼ま
れば，きれいな感情反応として恐怖が浮かぶのは自然でしょう。ところ
が，そこで心理学者が恐怖をマイナスと決めつけて，それが自分は弱く
て欠点のある人間だと表すサインだと受け取ると，おそらく濁った感情
として恥や罪悪感などがどんどん湧き出してきます。ですので，その瞬
間の心理学者の心には，感情に関連するとても強くて複雑な反応が起き
ていて，きれいな感情も濁った感情も含まれています。心理学者は，強
烈な感情反応に反応して自分の中の反応をコントロールしようとしま

第8章　気持ちは思わずコントロールしたくなるが，誘惑に従うと何を失うか？　219

すがうまくいきません。コントロールが逆効果になると，コントロールできないことに対する自責とうんざりした気持ちも加わって一連の濁った感情反応で混沌としてくるでしょう。コントロールしようとする努力にもますます力が入ります。きれいな感情に気がついたところから始まったサイクルが，決めつける，感情をコントロールしようとする，感情が強くなる，もっと強く決めつける，ますます何とかコントロールしようとする，という流れをくり返しながら大きな苦しみに膨らみます。悪循環がひどくなるほど感情もますます濁ります。ここまでくると，濁った感情はきれいな感情が伝えるはずの役立つ情報を何も伝えません。あまりに混乱してしまって，感情が何を伝えているのかがよく見えなくなります。

　不安は，大抵は濁った感情です。目先の状況に対して恐怖を感じるというきれいな反応が含まれますが，状況が何を意味するかを自分に向けて語るという濁った反応も含まれます。加えて，そんなに不安を感じないでおこうと努力することから生じるもっと沢山の濁った反応も含まれます。不安をコントロールしたいと感じるのはもっともでしょう。不安がとても強くなると何かをしたいと思っても妨げられる場合があるためです。例えば，受験前に怖いと感じているときにこの気持ちは好ましくないと思うのは，恐怖があっては試験に出る内容を頭に入れにくくなると考えるためです。でも実際には，その状況で感じる恐怖は，これから受ける試験が何らかの意味で自分にとって重要だと伝えています。そして，勉強しよう，時間に間に合うように試験会場へ行こう，テストに注意を集中しよう，などと動機づけてくれます。それなのに恐怖は問題だと信じ込むと，つまり恐怖を感じるのは自分に問題があるからだとか，恐怖を感じると得点が落ちるなどと考えると，何とかして恐怖を感じないようにあくせくしたくなります。そうした努力は大抵さらに強くて濁った感情反応を引き起こし，それこそ試験で足を引っ張るでしょう。

選択肢3 ── マインドフルに眺める

　思考，感情，イメージ，記憶，身体感覚などをマインドフルに眺めて
受け容れるのは，恐怖や心配や他の厄介な心の経験をそのままにすると
同時に，そうした苦しい経験が有意義な人生を妨げようとするのを弱め
ることを意味します。次の第9章で見ていきますが，アクセプタンスを
降参することや投げ出すことと同じと考えてはいけません。諦めなさい
とか，耐えがたいほどの不安と心配を抱えたまま一生を過ごさなければ
いけない事実を受け容れなさい，などとお伝えしているのではありませ
ん。三つ目の選択肢では，マインドフルネスを実践します。マインドフ
ルネスを実践しながら，きれいな感情にもっとよく気づくようになり，
きれいな感情を妨げずにそれが本来持っているはずの自然な機能を発揮
するようにし，濁った感情はできるだけ減らして力も弱め，価値に沿っ
た生き方を日々の生活にどんどん取り入れていきます。

　不安に関連する苦しさや人生を妨げられる感じなどで私たちが日頃か
ら悪戦苦闘しているものの大部分が，きれいな感情を批判してコント
ロールしようとする反応から発生します。そうした反応はさらに濁った
感情を生み，価値に沿って行動するのを妨げます。きれいな感情が自然
に湧いてくるのを確実にコントロールし続けて抑制することはおそらく
不可能だと研究からわかっていますが，人生を変えるという意味では，
別な方法でならいくらかコントロールできます。まず何よりも，私たち
は行動をかなり効果的にコントロールできます。理想の親やパートナー
や友人になることを選んで努力する。大切と感じたり家族の要求を満た
してくれたりする仕事や教育プログラムを選んで続ける。気持ちを豊か
にしてくれる趣味や地域活動に参加する。そうした行動は，どれもかな
りコントロールできます。これまで不安と心配をコントロールしようと
悪戦苦闘してばかりいて，価値に沿った領域ではなかなか行動できずに

第8章　気持ちは思わずコントロールしたくなるが，誘惑に従うと何を失うか？　221

きたのではないでしょうか？　注意を奪われていたのかもしれません。もがいているうちに，人生を変えて先に進む自分の力を少し信じられなくなっていたかもしれません。もしかしたら，行動してますます不安が強くなるのが怖かったでしょうか？　マインドフルネス実践では，今までとは違う新しい姿勢で不安と向き合います。マインドフルな姿勢になると，不安があなたの人生にそれほど影響を及ぼさなくなるので，大切だと感じる価値に沿った活動にもっと自由に関われるようになります。

　選択肢3では注目する焦点が少し変わるといえるでしょう。これまでは，あたかもある種のモンスターを相手に，時間がかかって，気力を吸い取られて，いつまでも終わらない綱引き[49]をしていたようでした。モンスターは，あなたの心の奥にある恐怖と心配を表します。あなたとモンスターの間には，穴がぽっかりと口を広げています。深くて，黒々としていて，底なしのようです。これまであなたがとりあえず一番注意を向けなければいけないと思っていたのは，モンスターとの綱引きに勝つこと，あるいは少なくとも足を踏ん張って穴に引きずりこまれないようにすることでした。全力で引っぱって，何とかモンスターに勝とうとベストを尽くしてきました。でも，強く引けば引くほど，モンスターも穴の向こう側から強く引っぱり返してきます。おまけにどうもあなたはじりじりと穴のほうへ近づいているような気がします。選択肢3を選ぶと，この綱引きに勝たなくてもよくなります。不安にマインドフルに向き合うときは，引っぱる代わりに手を離して綱を落とし，悪戦苦闘をやめて，人生で大切に感じるもののほうを向くのです。モンスターはそのままそこにいるので，あなたに対して叫んだり，唸ったりするのが聞こえるでしょう。脅してくるときさえあるかもしれません。でも，綱引きに応じさえしなければ，つまり不安と悪戦苦闘するのはやめると決めている限り，モンスターは無害です。不安と悪戦苦闘するか，そのままにしておくか，どちらを選ぶかはあなたがコントロールできます。

　そのままにしておくのは，耐えられそうもないほど苦しい不安にかろ

> 不安があるときに悪戦苦闘するか，そのままにするか？　あなたはコントロールできます。

うじて持ちこたえるといった大変なことではなくて，自然に起きる心地悪い思考や気持ち（きれいな感情）をウィリングな姿勢で素直に経験しようと考えることです。ウィリングな姿勢は，不安や耐え切れそうもないほど辛い感情をいつも感じていようと考えることではありません。マイナスの思考や気持ちが大潮のように押し寄せて心をいっぱいにするのに備えて身構えるのが答えだ，と考えることでもありません。マインドフルネス実践のゴールを思い出しましょう。思考と気持ちとのつき合い方を変えます。感情に関連した反応に関心のある眼差しを向けて思いやりをこめて観察します。感情が伝えてくるメッセージを感じ取って，感情があなたを特定の仕方で反応させようとしているのを理解します。そして，行動の選択肢を広げていくらか自由に選べる余地を作ります。

エクササイズ

コントロールしようとしてもがいているのに気づく

コントロールしようとしてもがいているのに自分で気づきやすくなるために，1，2週間ほどかけて新しい観察エクササイズをしましょう。不安や心配や他に何でもかまいませんので，辛い感情か思考が浮かび始めたのに気づいたらノートに書き留めます。日付と状況を記入してから，マインドフルネス・スキルを使って注意の範囲を広げ，経験している思考や感情の全体に耳を澄ますようにして細かい部分まで感じ取ります。次に，どんな衝動にも注意を向けます。辛い経験を抑えたい，コントロールしたい，変えたいなどの感じはありませんか？　感情への反応をコントロールしようとして使った方法は，はっきりしたものも，微妙なものも，全て書き出しましょう。感情をコントロールしようとしてどんな努

力をしているかに注意を向け始めると，その努力をさらに決めつけたり
批判したりする思考が浮かぶかもしれません。そうした思考は気づいて
おいて，優しく思いやりのある姿勢で経験全体と向き合い続けます。思
い出しましょう，辛い思考や感情をコントロールしたいと感じる衝動は，
自然で，しかも大抵はあちこちで学習し過ぎてそうしなければいけない
と思いこんでいるだけの，人間らしい反応です。コントロールしようと
する衝動があるのに自分で気がつくようになると，不安をマインドフル
に受け止め始められます。

第9章
アクセプタンスとウィリングネス
―柔軟に新しい可能性に心をひらく―

ゲストハウス[50]

人間として生きるのは，ゲストハウスになったようなものだ。
毎朝新しい何かがやってくる。

喜び，抑うつ，意地悪さ，
ふとした一瞬の気づきが思いがけない客人としてやってくるときもある。

ようこそと言って，全員をもてなそう！
悲しみの群衆が押し寄せてきて，乱暴に家具を全部持ち去っても，

それでも一人ひとりを大切な客として尊重しよう。
新しい喜びを迎え入れる用意として
空っぽにしてくれているかもしれないのだから。

よこしまな考え，恥辱，悪意。
笑いながら玄関で出迎えて，
招き入れよう。

誰が訪れても感謝しよう。
それぞれが何かを伝えるために大いなるものからよこされたのだから。

――詩人ルーミー

「ゲストハウス」を初めて読んだときの反応は，みなさんさまざまです。とても多いのは「悲しみや心配や冷酷さが群れになってやってくるのを愛想よく受け入れるはずがないではないか」です。玄関扉に南京錠とかんぬきをいくつもつけて，安全をさらに確実にするためにドアハンドルの高さまで椅子を積み上げてハンドルが動かないようにして，何とか陰鬱な連中を寄せつけないでおこうとしている人たちが沢山います。また，理屈ではなんとなく同意するものの，「ゲストハウス」のアプローチが自分自身の不安との悪戦苦闘をどのように減らしてくれるのかがわからずにもがく人たちもいます。考え方を受け容れるのは簡単だけれどもそれを自分の生活にどのように取り入れたらよいのかがわからない人たちもいます。「ゲストハウス」を読まれてあなたが最初にどう反応されたかにかかわらず，不安とその仲間たちを尊重されるべき客人として招き入れてあなたらしい自由な人生を歩き始める方法を，一緒に考えていきましょう。以下でご紹介するいくつかのマインドフルネス・エクササイズが役に立つでしょう。

アクセプトしている，ウィリングである，とは本当のところ何を意味するのか？

アクセプタンスとウィリングネスは深く結びついています。アクセプタンスとは，ある瞬間の「在り方」の現実と悪戦苦闘するのをやめること[51]，それだけといえばそれだけです。仕事を持つ親として，私（S. M. O.）は時々試練に遭います。まあ，大体が，例えば絶対に延期できないミーティングがあるとか，重要な締切に間に合わせて仕事を仕上げなければいけないとかの事情がある日で，おまけに夫が遠くに出張中のときに限って，それが運命とでもいうかのように子どもが吐き戻すか，住宅地の小学校は休校になるけれども職場のある都心が機能停止するほどではない積雪に見舞われるかします。どうしたって，現実をアクセプ

ト（受容）する前にはいくらか気持ちの処理が必要になります。「だめ
よ！　よりによって今日だなんて！　不公平だわ！　なんで今週出張
じゃなかったのかしら？　息子のサムがもう少しまめに手洗いさえして
いれば，体調不良にならずに1か月ぐらい無事に過ごせたかもしれない
のに！」。自慢できることではありませんが，時々この非難を自分の頭
に留めておけずに，誰かれ構わずつかまえてぶつけます。勿論，つかま
るのは，普通は子ども一人です。自分の癇癪に子どもがどう反応するか
を観察して気がつける程度にマインドフルだったら何よりです，現実と
悪戦苦闘した結果自分で招いた泥沼がわかって，そのときの現実の在り
方を受け容れるアクセプタンスに向けて方向転換できます。今ではそう
できていると思います。

　周りの状態の場合と似ていて，心に恐怖や不安，悲しみ，怒り，混乱
などがあるときも，私たちはその瞬間の内面の状態と悪戦苦闘しがちで
す。「こんな気持ちは嫌だ。耐えられない。なんでまたこうなってしま
うんだ？　こうした状況が起きるたびにこんなに心地悪くなるのは不公
平だ」。そうした瞬間のアクセプタンスは，その瞬間に内面に起きてい
る状態と悪戦苦闘するのをやめて，心の状態をそのままにすることで
す。場合によっては，アクセプトするだけで他は何も行動しなくてよい
でしょう。例えば先日受けたストレステストの結果を医師から告げられ
るのを待っているカイルは，待合室で不安を感じるかもしれません。そ
の状況でカイルにできるのは，不安と悪戦苦闘するか，不安をそのま
まにするかの二つに一つです。どのみち不安は感じます。しかし，悪戦
苦闘するほうを選ぶと，不安だけでなくほぼもれなく濁った苦痛も伴う
ことになります。一方，感情の状態をアクセプトしてから適切な行動を
選ばなければいけない場合もあります。ジェーンは，上司のフランクに
呼ばれて机ごしに向き合って座っています。フランクは，ジェーンが今
月二度目の休暇日を申請したと言ってガミガミ非難しています。上司の
声が次第に大きくなって品のない言葉まで混じり始めるのにつれて，

ジェーンは，怒りと恐怖がいくらか湧いてくるのを感じます。はじめは自分の感情を受け容れてはいけないと悪戦苦闘します。「上司は正しい。いろんなことがてんてこ舞いだもの。チームのことを考える人間だったら，こんなときに休暇を取ってグループの足を引っ張ったりはしないはず。怒る資格なんて私にはない。大体，何が怖いのかしら？」。それから続けて考えます。「フランクは尊敬されるビジネスマンだわ。私を物理的に傷つけるはずがない。私がまじめに考えていないだけね」。実際は，どんな会社員も上司から怒鳴りつけられたり中傷されたりする筋合いはありません。それに，怒りをコントロールできない人は他人を物理的に傷つける恐れがあります。ジェーンが安全でいるには，自分の内面の感情を認めてアクセプトしたうえで，感情が伝えてくる大切なメッセージに反応して行動できるようにならなければいけません。このように，アクセプタンスは，経験をありのままに受け止めて，操作したり，避けたり，逃げたり，必ずしも変えたりしないことです。

ウィリングネスは，基本的にアクセプタンスと価値に沿った行動とを組み合わせたものといえるでしょう。つまり，たとえ不安や恐怖のように辛い思考や感情が伴うとしても大切な活動をする（誰かをデートに誘う，申し訳なかったと謝る，意見がぶつかりそうな点を指摘する，何かに挑戦するなど）と選んで人生を先に進め続けるときにウィリングだと言えます。マギーは，健康なライフスタイルにするためにダンス教室に通うことを決めました。マギーがウィリングだといえるのは，たとえ「みんなが私のことを，こんなところに参加するには太り過ぎているし年を取り過ぎていると考えるだろう」「踊りが不恰好で息切れしている」などの思考が浮かんでも教室に通い続けるときです。身体を優しく促して頑張りながら，身体活動に伴ういくらかの痛みと疲れを感じようと思うのもウィリングネスです。インストラクターの指示にベストを尽くして従おうとするときに恐怖や恥ずかしさなどの感情が浮かんでも，抗わずにそれを感じようと思うのもウィリングネスです。同じように，

ボブは，妻のアニーと誠実で心が通じ合う親密な関係でい続けることを大切と感じていますので，アニーが性的関係を持ちたがらないと自分には魅力がないのだと感じることを正直に伝えようとします。ボブは，自分の弱い部分を認めるときの心地悪さを感じることにすすんで前向きですし，伝えたときにアニーが怒るかもしれないリスクを負おうとします。

　もしかするとウィリングネスでないことについてご説明するほうが，ウィリングネスとは何か，かえって一番わかりやすいかもしれません。

ウィリングネスは，したがることではない [52]
　私たち著者は不安と恐怖とその他の感情を研究する心理学者ですので，感情が人生でどんな価値を持つかをそれなりに深く理解してきました。人間存在についてまわる否定しようのない真実として，愛や喜びや驚きなどの嬉しい感情を味わいたいと思えば，悲しみや怒りや恐怖などの辛い感情を経験するのにウィリングでなければいけません。ただし，人間としての感情を全て経験しようと思うウィリングネスは，そうした辛い経験をぜひともしたいと考えるのとは違います。

　苦しい思考や感情をわざわざ求める姿勢に本質的に崇高で価値があるということではありません。また，よりよい人間になる目的であえて辛い経験を求めるべきだというのでもありません。実際，もしも個人的に価値を感じるもの（愛，親密さ，友情，充実したキャリアなど）だけを全部経験して，痛みや恐怖や不安や他の辛い経験を全部避ける方法を知っていたら，私たち著者だって迷わずにそれを選びます（そして本も書くでしょう）。痛みを感じる経験そのものに本質的な価値があるわけではありません。ウィリングネスの姿勢は，目指す方向へ生きようとするプロセスで心に起きる思考や気持ちは論理的であれ非論理的であれ，そのままアクセプトして進み続け，また価値に沿った方向を選びやすくするために行動する，ということです。気持ちは時に心地よくないかも

230

しれませんし，状況が違えばよいのにと思うかもしれません。そうした感情や現実があっても，大切と感じる価値に沿って行動するためなら何が起きても経験しようと決めてウィリングになれます。

　ちょうど，遠くに見える美しい山に向かっていて[53]，その旅路があなたにとって大変意味があり貴重な経験になる，というようなものです。山を目指して進むうち，あなたはうんざりするほどぬかるんだ沼地が道をふさいでいるところに差しかかって，気がつくと見渡す限り沼地が広がっています。冷たくて嫌な臭いのする沼地を通りたいとは思わないでしょうし，そんな経験をしなければいけないのが理不尽に思えるかもしれません。別な方角から山をめざす人たちは沼地を通らなくてもよいのです。でも，あなたが置かれた現実では，山に向かって道を進み続けたいなら沼地を通るほかありません。ウィリングネスとは，自分にとって山に向かって旅を続ける価値があると感じればこそ，沼地を辛抱強く進む選択をするということです。

　ところで，べつに沼地に飛び込んで腹ばいになりのた打ち回りながら進まなければいけないとお伝えしているのではありません。また，沼地が道から少し外れた脇にあるのでしたら，沼地を通るためにわざわざ道から外れなくても大丈夫です。旅の価値が，沼地を苦労して通ることで，苦労しなかった場合と比べていくらかでも高まるわけではありません。道のりにたまたま沼地がなければ大いに結構。旅を楽しんでください。ただし，後から別な障害物が立ちはだかるかもしれません。巨岩が道をふさいでいるかもしれませんし，通ればとげのついた種子が体中にくっついてなかなかとれなくなる植物の茂みがあるかもしれません。そうしたときに，目標に向かって進み続けるために，その状況の中を進む心地悪さにも向き合うとウィリングでい続けてください。

　あるいは以前に実際に沼地を通る醍醐味を味わった経験があるのでしたら，もしかしたらこうお考えかもしれません——ちょっと待って，旅を少しでも快適にするために防水用具を持っていってもいいか？　お答

えします。「勿論装備があるのでしたら持っていってかまいません」。暖かいジャケットと完全防水の長靴をお持ちなら，わざわざ半ズボンとスニーカーで沼地に入る必要はありません。見れば，近くに手頃な木が倒れていて，うまく使えば歩くための足場になって沼地に踏み込まなくてもよくさえなるかもしれません。でも，ウィリングでいるというのは，どれほど重装備であってもすべってぬかるんだ水の中に落ちる可能性は常にありうると受け容れていることです。それに，何の準備もしてきていないときに沼地に差しかかる可能性だっていつでもあります。ですので，私たちからご提案します。まず，どんなに備えてもずぶぬれになる可能性がある事実をアクセプトして，それでも旅に価値があるからこそリスクをあえて冒すとウィリングになりましょう。そのうえで，沼地を越える旅を少しでも快適にするさまざまな方法を大いに工夫するとよいでしょう。

ウィリングネスは行動であって，気持ちではない

第8章でご説明したように，ある種の気持ちまたは心の状態にならないと行動できないと考えている場合がありますが，それは間違いでした。エネルギーがみなぎる感じがしなくても運動ができるのと同じで，ウィリングな気持ちではなくても，またウィリングな思考がなくても，私たちはウィリングに行動できます。例えば，私 (S. M. O.) は歯科医院を訪れることに関連していくらか恐怖を感じます。歯科の予約があるときは，大抵心に「だめだ，できない」「こんな思いはしたくない」「今日の予約はキャンセルしようかな」などの思考が湧きます。そして思考が心に浮かんだままで，支度をし，歯科医院まで運転し，そのままで実際に治療を受けることもしょっちゅうです。歯科医院へ行くのにウィリングな気持ちではないかもしれませんが（何しろ私の思考にはウィリングネスのかけらもありません），私はウィリングに振る舞えます。

「ウィリング」か「ウィリングでない」かにつきる

なんとなく妊娠できないのと同じで，ウィリングネスも，なんとなく，または部分的にウィリングにはなれません。ウィリングか，ウィリングではないか，のどちらかです。例えば，パーティーが不安で出席するかどうかを考えているリタが，赤面し始めなければ出席しようと決めているのでしたら，彼女は出席するのにウィリングであるとはいえません。ナターシャが数分間ならパニックを感じてもいいけど5分以上はだめだと決めているのでしたら，彼女もそうした感覚を経験しようとウィリングであるとはいえません。

何も大層な活動をする必要はないのです。あがり症に苦しむエリンが不安を経験するのにウィリングであるためにはテレビ番組「アメリカン・アイドル」のオーディションを受けなければいけない，ということではありません。ウィリングに取り組もうとする活動の内容は，いくらでも制限できます。例えば，エリンなら，自宅に誰もいないときに自分の部屋で声を出して歌う練習を始めるとよいかもしれません。次に，信頼できる友人か家族の前で歌って，そこからだんだんレベルを上げて，人数が多く，より厳しく批評しそうな聴衆の前で歌うようにしていくとよいでしょう。でも，上がろうとしているステップがとても小さくて，リスクが非常に限られていても，活動しているときにたとえどんな思考や気持ちや感覚が表れても全てを経験しようと決めて完全にウィリングになる姿勢が重要です。ですので，エリンが自分の部屋で独りで歌うと決めたのでしたら，その場合のウィリングネスは，不安な思考や気持ちがプロセスのどこで湧いてきてもともかく最後まで歌い通すことです。

人間を対象にした研究と動物を使った研究の両方から知られていて，経験からも納得できるのは，不安が一番高まった瞬間に状況を離れるか活動をやめるかすると，不安への反応をますます強めることにしかならないという点です。例えば，高所恐怖症に苦しむアンが，都心の30階建てビルの最上階に住む従妹を訪ねようと決める状況を考えてみましょ

う。アンは，従妹と一緒に時間を過ごすのが大好きです。そこで，いく
らかの不安だったら経験しようとウィリングになるけれども完全なパ
ニック発作に襲われそうになったら帰ると決めます。不安の生理につい
ては，時間とともに交感神経が興奮してくると不安がどんどん高まるけ
れども，不安への反応がまさにピークに達しようとした瞬間に副交感神
経が働き出して反応が弱くなり始めることが知られています。不安がそ
のままどんどん強くなっていって気がふれてしまう，心臓発作を起こ
す，死ぬ，などと感じがちですが，私たちの身体は生理的にそういうふ
うにはできていないのです。不安が高まっても活動を続けるのだとウィ
リングになれると，ピークの瞬間に逃げ出さずに，恐怖はいつまでもつ
きまとうものではないと学べます。恐怖は一時的なもので一定の強さ以
上にはならない経験だとわかります。また，不安が高まっても活動を続
けるのだとウィリングになると，恐れや不安を感じている状態は心地よ
くはないけれどもそうした感情が私たちを破壊するわけでも本当にした
いと思う行動を妨げるわけでもない，と学べます。もしアンが，不安が
一番高まった瞬間に状況を毎回離れてしまうと，感情が危険ではないと
いつまでたっても学べませんし，逆に不安な状況から逃げ出すことが強
烈な安堵感と関連づけられてしまいます。そんな学習をくり返すと，不
安を掻き立てる状況からいつまでも逃げ続けるようになるでしょう。

　部分的にウィリングになろうとすると，本当に大切と感じるさまざま
なことに心から関われずに楽しめなくなる問題もあります。ここで想像
してみましょう，あなたが新居に引っ越して[54]，お披露目パーティー
をするために友人と近所の人たち全員をご招待したとします。地域の人
たちと活動し始めるのがとても楽しみだったので，近くに住む子どもに
頼んで，全ての家の郵便受けにパーティーの日時を知らせるチラシを投
函してもらいます。当日は友人や近所の人たちがどんどん訪れます。誰
もが楽しい時間を過ごして，おいしいおつまみを食べ，あなたが好きな
音楽に聴き入り，お互いに話に花を咲かせています。あなたもこんなす

ばらしいお披露目パーティーができて幸せをかみしめているところへ，ふと聞こえてくるのは，間違いありません，あの鼻声で甲高くまくしたてているのは苛立たしい隣人のジョーです。心臓がドキリとして，誤算に気がつきます。近所の全員をご招待すると，確かに言いました。でも，そこにジョーを含めているつもりはありませんでした。ジョーは，自分にしか関心がない不愉快なほら吹きです。自分の話に夢中で，最高の仕事をしている，最高の車に乗っている，一番大きな家に住んで芝生の手入れもどこよりも行き届いている，と喋り続けます。それだけではありません。あらゆることに文句をつけます。食べ物のスパイスが効き過ぎている，音楽がやかましい，湿度が高すぎる。なんてことだ，あなたは考えます。なぜ彼が来たのだ？　どうしたらよいだろうか？

あなたには選択肢がいくつかあります。

一つは，ジョーにパーティーに来てもらうのにウィリングではないと決めることです。その場合，つかつかとジョーのところへ寄って行って，帰るように伝えます。でもこれまでの経験から，ジョーがあなたの言う通りにするはずがないとわかっています。その場では快く帰ったように見えても，あなたが人ごみの中に消えたとたんに会場にこっそり入り込もうとするでしょう。ジョーを確実に閉めだしておく方法はただ一つで，あなたがドアのそばに陣取って見張り続けるしかありません。

別な方法として，部分的にウィリングになろうと決められるかもしれません。被害を管理するという発想で，ジョーがパーティーに及ぼすマイナスの影響を最小限にするのです。そこで，ジョーが他の客と交流しないように，あなたがジョーの相手をしながらちょっと離れたところのポーチに引きとめておけるかもしれません。このように，ジョーがパーティーに来ることにあなたが全く，あるいは部分的にしかウィリングではないとすると，パーティー全体の経験があなたにとっては全く違ったものになるでしょう。お客たちの声はいつでも背景で聞こえています。彼らは笑い合い，お喋りして，お互いに楽しんでいます。彼らは食べ物

を味わって，飲み物を飲んで，音楽に合わせて踊っていますが，あなたは，こうしてジョーを見張っています。あなたにとってはあまり楽しくないでしょう。

最後に，たとえジョーがいるのが嬉しくなくて，ジョーを好ましいと思っていなくても，ジョーがパーティーに参加することにウィリングになると選べます。ジョーの人となり，声，意見，ライフスタイルを好きになる必要はありません。ジョーが食べ物にけちをつけるので恥ずかしかったり，大声を出すので苦々しかったりするかもしれません。それでも，ジョーをどう思うかのあなたの意見や評価は，ジョーをパーティーへやってきた客人の一人としてもてなそうと決めるあなたのウィリングネスとは完全に別です。それはジョーがいる限りつきっきりでなければいけないことを意味しません。あなたがもっと楽しい人たちに注意を向けられなくなることも意味しません。ただ単に，ジョーもそこにいる，ジョーがたまに目立ってみせる，あなたがパーティーに心から参加したいならジョーがそのままでいることにウィリングでなければいけない，というだけです。

アクセプタンスとウィリングネスを育むには？

感情，思考，身体感覚などをいずれ過ぎていくだけの経験として眺めるのではなくて，自分がどんな人間かを表すものに感じているとしたら？　しかも，心の経験を好ましくない，危険だと決めつけているとしたら？　なるほど，そんな状態ではそうした感情を経験することにウィリングになれないわけです。もっとウィリングな姿勢になるには，心の経験とのつき合い方を変えなければいけません。何事も，新しい側面が見えてくると新しいつき合い方ができるものです。本書では，不安のそうした新しい側面をご紹介してきました。不安は，誰でも感じていて，生存率を高めてくれるもので，何かしらの機能を持っています。思考や

感情は必ずしも行動を支配しません。感情をコントロールしようとすると逆効果になります。私たち著者の経験では，何かを身につけようとするときには，教科書や講義などの形で情報を得ると同時に，個人的な経験を通じても実感できるのが一番効果的です。ですので，本書を読んでいただくのもお役に立つと思いますが（そう願っていますが），何よりも，普段からマインドフルネスを実践するのが，どうなっているのだろうと関心をもって思いやりの眼差しで経験を眺める姿勢を育むには一番よい方法です。

　マインドフルネスを実践し続けると，「観察者の自己」とも呼ばれる視点を育みやすくなります。自分の思考や感情や身体感覚を一歩下がったところから眺めることで巻き込まれずにいられ，心の経験を自己批判や恐怖を持たずに観察できるようになります。「観察者の自己」の視点から内面を自己観察していると，恐怖や不安（またはその他の苦しい感情）を感じ始めたときに気がつきます。観察し続けると感情や反応が微かなうちから気づけるようになってくるので，「きれいな感情→決めつけ→濁った感情」のサイクルに早い段階から働きかけて止められるようになってきます。また，自己観察をしていると，自分が感情に反応するときにどんな戦略を使っていてどこで苦しさをかえって強めているかもわかってきます。感情を批判的に決めつけている，感情をコントロールしようとしている，大切に感じる活動も避けているなどの様子がわかるはずです。そうした反応が実は苦しさを減らすうえでほとんど役に立っていないと気づけば，それほど反射的に反応しなくなるでしょう。さて，ここまでにご紹介してきたマインドフルネス・エクササイズをフォーマルなものもフォーマルではないものも続けながら，これからご紹介するもう少し難しい実践もぜひ試してみてください。とても難しいと感じても，驚かないでください。そう感じるのは，私たち著者も同じことです。

空に浮かぶ雲のエクササイズ

次のマインドフルネス・エクササイズをしながら，経験はいずれ時間とともに過ぎていくけれども，あなた自身はそうした経験とは違うのだ，という感じ

本書でご紹介するエクササイズは，それぞれ何回か取り組んでから次へ進むと効果的でしょう。

をつかみましょう。本書のウェブサイトから録音をダウンロードするか，以下の説明を読んでから実践しましょう。

　目を閉じます……はじめに呼吸に注意を向けて，ただ気づいていながら息を吸って，空気が身体に流れ込んできて，また流れ出していきます……。身体に，どんな感じがあるかに注目しています……。緊張した部分がないかに注目していて……そっと力を抜いています……。

　では，どこか外で寝ころびながら空を見ているところをイメージしましょう。心地よくてあざやかに思い描ける場所でしたらどこでもかまいません。池に浮かんだ筏の上に寝ている，野原に毛布を敷いてその上に寝ころんでいる，家のベランダ，空全体がはっきりと見える場所でしたらどこでもかまいません。自然にはじめに心に浮かんだ場所がよいでしょう。ベストな場所を探そうとして時間をかけなくても大丈夫です。どこでもけっこうです。想像しながら，心地よく寝ころんでいて，何の上に寝ているにしても身体がそれに沈み込むように支えられて，空を眺めています……。空に注意を向けながら，雲が空に浮かんでいて，ゆっくりと動いていきます……。雲が，空の一部なのがわかりますが，空全体ではありません……。空は雲の上に広がっています……。心に浮かぶ思考や気持ちは空の雲，心は空そのものだとイメージしています……。思考と気持ちがやさしく空を漂っていくのが見えています……心に浮かんだ思考や気持ちに気づいて，一つひとつを雲に入れてから注意を向けていて，思考や気持ちを含んだ雲が空を漂っていきます……。気が散っ

たり，雲に気を取られたりして，空を見失っても，それにも注意を向け
ています……雲がとても軽くまばらなこともあれば，黒々として恐ろし
げなこともあるのに気づいています……雲が空全体を覆ってしまって
も，雲の上に空が広がっていると気づいています……。思考や気持ちが，
自分自身とは別に感じられる瞬間があるのに気がついています……自分
自身と同じと感じる瞬間もあるのに気づいています……雲の上にある空
と，空を漂っていく雲とを思い描いています……思考と感情を雲に入れ
続けています……思考や感情がさまざまな形をしているのに注目してい
ます……思考や感情を含んだ雲がさまざまな濃さをしているのに注目し
ています……雲の一部になってしまった感じに気がついたら，ゆっくり
と注意を雲の上にある空に戻して，思考や気持ちを雲に入れ続けていま
す……。

思考から自由になる[55]

　感情があなたがどんな人間かを表していると感じるのがいかに苦しさ
の元になるかを考えてきました。ある種の感情は何らかの理由で受け容
れられないと感じている場合には特にそうです。マインドフルネスを実
践すると，感情が私たち自身とは別で，時間がたてば過ぎていく経験
で，空を漂う雲に似ているとわかります。ところが，問題は感情だけで
はありません。思考についても，私たちにはそれを自分そのものだと考
えて頼りすぎる傾向があります。私たちは大抵，思考と心は同一のもの
だと考えて行動しています。でも感情と同じで，思考も，来ては過ぎて
いく出来事にすぎません。
　また，私たちは思考を信頼しがちで，おおむね真実で正しいと見なし
ます。しかし，思考がどこからくるかを考えてみましょう。中には直接
経験したものもあります。例えば，雪は冷たいとか鉄は強いといったこ
とを，いろいろと試しているうちに自分で発見する場合です。でも，他

の人と接する中で間接的に取り入れてきた思考もあります。親が子ども
に，コンセントの差込口にフォークを差すのは危険だと教えるかもしれ
ません。先生が，あなたには可能性があると話すかもしれません。親が
その状況は危険だと話す。上司があなたには能力がないと話す。学校で
教わったり，親，友人，恋人，見知らない人，テレビ番組，本，イン
ターネット，他にもさまざまな情報源から学んだりして，誰でも沢山の
思考を持っています。さらに，想像した状況に基づいて自分で生み出し
た思考もあります。「面接で落ちるだろう」「一生独りきりだ」など。私
たちは毎日，直接経験するか，周りの人と交流するか，心で想像する中
から引き出した新しい「情報」をどんどん浴びながら，思考として貯え
続けます。貯えた思考はいつでもふいに浮かんでくるでしょうが，あい
にく，私たちの心は，必ずしも浮かんだ情報を情報源や信頼性に基づい
て区別するとは限りません。

　思考が情報として正しいかどうかの問題をさらにややこしくしている
のは，事実の言明と意見の言明が構造的に全く同じという点です[56]。
「この子は女の子だ」と「この子はやんちゃだ」は，話されても書かれ
ても文章の構造はほとんど同じですが，片方は明らかに事実なのに対し
てもう片方は決めつけです。また，後者の言明のほうが感情に関連した
反応をより沢山引き出すでしょう。

　考えてみましょう，刻々とどれほど膨大な思考が心を流れていくで
しょうか？　まるでワープのス
ピードで動いているようです。あ
まりに早くて，ほとんどは注意を
向けさえしません。まして，思考
が観察と説明なのか，それとも評
価と決めつけなのかを分けるなど
論外です。それなのに，こうした
思考は私たちの感情にも身体感覚

事実の言明（あの子は女の子
だ）と意見の言明（あの子は
やんちゃだ）が実質的に同じ
構造をしているときには，思
考を事実と考えやすくなりま
す。

にも行動にも影響を及ぼすのです。

思考は自分がどんな人間かを表すものだと考えたり思考の内容はいつでも真実だと考えたりして，思考とフュージョン（混同，融合）していると，なかなかウィリングにはなれません。難しい何かに挑戦しようとする，例えばパートナーに対して自分の弱い部分を曝そうと考えたり，やり通せるかどうか自信があまりない難しい課題を仕事で思い切って引き受けてみようかと考えたりするときには，「傷つくことになるだろう。とても耐えられない」「私は弱くて能力がない」などの思考が浮かびがちです。そうした思考を，自分がどんな人間かを本当に表しているものと考え，挑戦すると何が起きるかを本当に示すものだと受け取ると，そんな思考が浮かびそうな状況は当然避けたいと思うでしょう。また実際に思考が浮かべば，その瞬間には全力で思考の内容を変えたり（「このプロジェクトを引き受けるのは私が一番適任なのだ」），思考をどこかへ押しやったりしようとするでしょう。

対照的に，思考を一歩離れたところからマインドフルに眺め，これは今までにどこかで耳にしたり学んだり経験したりしたものの寄せ集めであって，情報として役立つかもしれないし役立たないかもしれないと考えると，思考が心に浮かんでも恐ろしさがずっと軽減します。例えば，ジェブの心に「私は弱い」という思考が浮かんだとします。それがパートナーに自分の不安について打ち明けるかどうかを考えているときで，ジェブがその思考とフュージョンしていると，おそらく会話を続けるのにウィリングではないでしょう。さらに，思考を怖いと感じて反応するかもしれません。「自分が弱く思えるのは，いつもの自尊心の問題がまた表れたのだ。こういう考え方を続けている限り，決して安定して自信に満ちた理想の男性にはなれない」。思考が表れるだけで気持ちが翻弄されて不安定になるようなら，ジェブは，全力で思考を避けようとするでしょう。

ルーサーの場合，ジェブと全く同じ思考が浮かんでも，いくらか興味

をもって自分を思いやる姿勢で受け止めます。「誰かに何かを打ち明けようとすると必ずこうした思考が浮かぶのはなんとも面白いものだ」と考えます。「私たちの社会では男性は強くて負け知らずに見えるべきだとされている。そのメッセージは父親から確かにしっかり叩き込まれた。でも，それは私がなりたいと思う理想の男性像ではない。私は，たとえ時々弱さを曝している気持ちになるとしても，パートナーと心が通じ合っていたい。それに，誠実でい続けて大切なものを他の人と共有しようとするのはどうしたって怖いものだ。私の状況になれば，誰でも似た思考が浮かぶだろう」。ルーサーは，自分の思考を一歩下がったところからマインドフルに思いやりをこめて観察する力があるので，柔軟に行動できます。思考が浮かんでも，自分にとって本当に好ましいと感じる行動を選べます。

思考を使っても，コントロールできないものはできない

思考の内容から自己の感じを切り離すのがこれほど難しいのには，私たちが思考の力をとても深く信頼しているという理由もあります。思考は問題を解決して新しいことを学ぶときにとても役に立つので，ほとんどの人が思考を非常によいものだと考えて高く評価しています。私たちが何かを心配するときは，頼りになるはずの思考の力を何とか引き出そうとしていると言えます。つまり，自分が抱える問題の解決策を思いつこうとしているのです。ところが，研究からはその戦略は大抵うまくいかないと示されています。なぜなら，一つには，私たちの心配事はほとんどが解決法のない，コントロールできない問題だからです。例えば，ティファニーは，いつも子どもの安全を心配して，危険から守る方法を思いつこうとします。安全を高めてくれそうな方法として，例えば自転車に乗るときは子どもにヘルメットをかぶらせる，年齢に合った玩具を買うなど，いくつかは具体的なアイディアを思いつくでしょう。でも，残念ながら，現実に全ての危険から完

壁に守ることはできません。恐ろしい考えかもしれませんが，子どもを
危険から完全に守れる親はいません。私たちにそれだけのコントロール
力はないのです。とても辛い現実ですが，アクセプトできないと，ティ
ファニーは解決法を見つけたい思いに駆られ続けて，問題解決のレベル
を超えて終わりのない心配の悪循環に陥ってしまいます。また，絶えず
災難の可能性を想像していると，子どものそばにいるときにも不安を感
じて一緒に過ごす時間を楽しめなくなりますし，子どもたちのほうでも
不安を感じてぎこちなくなるでしょう。ベッキーも，不安に耐えられず
に，子どもたちを危険から完全に守りきれない現実をアクセプトするの
にウィリングではありません。無力感を何とかしようとして，ベッキー
の場合は，かなりの労力をかけて，子ども時代には危険がつきものだと
いう現実を思い出させるきっかけをことごとく避けます。でも，子ども
の活動に普通に伴う危険まで見えないふりをすると，親ならまず施して
おく対策をとらないままになってしまいます。

正解がない問題はいくら考えても解決できない

中にはそもそも解決できない問題もあり，それについていくら考えて
も解決する力は授かれません。また，さまざまな選択肢を比較検討して
どれかに決めなければいけないけれども，「正解」を論理的に導きだせ
ない問題もあります。バートは，父親の医療をめぐる決定を委任された
代理人です。父親のチャーリーは，脳梗塞を患ってから認知力をほとん
ど失いました。慢性疾患をいくつも抱えて，糖尿病，高血圧，肺気腫も

> 心配は，解決できるはずのな
> い問題を，思考の力を使って
> 何とか解決しようするもがき
> です。

あります。そうした困難にもめげ
ずに，チャーリーは今の介護つき
ホームでわりあい元気に過ごして
います。家族や友人が訪れると喜
び，レクリエーション・セラピー
にも普段から参加します。ところ

が残念なことに，最近チャーリーは咽頭がんと診断されました。がんの主治医は，化学療法は勧めるものの，身体を傷つける放射線療法についてはメリットよりもリスクのほうが大きいかもしれないと言いました。セカンドオピニオンを求めても結局似たアドバイスで，いずれの医師も，治療を希望するなら受け持つと言いました。バートの兄弟たちは，意見が分かれています。兄は父親の命を延ばすためなら受けられる治療は全部検討するべきだと強く言いますが，妹は父親が感じている痛みと苦しさを考えてほしいと頼みます。バートは，正しい決定ができるかどうかが心配で気持ちが麻痺しそうです。友人や同僚たちに絶えず意見を求め，自由時間の大半をインターネットで答えを探すために費やします。一方兄弟たちに連絡すると決断を迫られるのではないかと思って，それは避けています。残念ながら，バートが抱える苦しい問題に唯一の正答というものはありません。私たちが人生で悪戦苦闘する問題の多くに，「正しい」答えはありません。子どもを持つべきか？　新しい仕事を引き受けるべきか？　この人のもとを去るべきか？　新しい街に引っ越すべきか？　こうした問題をまるで難しい数学の問題に取り組むかのように頭で解決しよう，理屈で考え抜こうとすると，心配の網に巻かれて身動きがとれなくなります。バートが心配して「正しい」答えをみつけようともがき続けるほど，家族が病気なら本来自然に感じるだろう恐怖，不安，悲しさの感情が濁って，明らかに膨らんで強くなっています。それだけでなく，バートは心配のためにチャーリーとの大切な時間を十分に味わえなくなっていますし，兄弟たちとも悲しみを共有できていません。バートは「正しい」答えを見つけると辛さを感じないでいられると想像していますが，正解を探すもがきが，苦しさを和らげるのではなく強めています。

経験しないで学べるわけがない
現実世界で新しい反応の仕方を学ぼうとするときには，思考だけでは

限界があります。私（S. M. O.）の息子がまだ小さかった頃です。息子はサッカー・プログラムに参加したいと思っていましたが，私が申し込みの締切日を見逃しました。遅れて申込用紙を提出したときに，プログラムの責任者は，参加のための順番待ちリストがあるので，親がボランティアとして運営組織に参加するのでなければおそらく息子はサッカーチームに入れないだろうと言いました。ボランティア精神はありましたし，息子のサムにサッカーをできないと伝えなければいけないと考えたときの嘆かわしさで胸がいっぱいになったので，迷わずにボランティア参加者の欄に自分の名前を書きこみました。ジャージを手渡す，差し入れのオレンジを切って持ってくる，写真撮影を手配するなどなら，私が隣の親御さんと比べて特別下手ということもないはずです。その程度の気持ちでしたので，メールで受け取ったのが私がコーチをすることになるメンバーのリストだったときにどれほど驚いたかを想像してください。私は運動が「苦手」と言ってもまだ足りないくらいです。でも仕方がありません。そこで，この難題にも，私がこれまでほとんどの難題を乗り越えてきた方法で対処することにしました。文献を調べてテーマをよく研究するのです。図書館へ行き，サッカーについての本も買ってきて，むさぼるように読み始めました。ボールの蹴り方（本当に？　つま先は使わない？），ドリブル（バスケットボールとは全く違うのね。手を使ってはいけない），スライド・タックルの仕方（つまずいて転がり込むと言うほうが簡単ではないかしら？）。ワンシーズンを知ったかぶりで何とか切り抜けたと思いますが，どうやら本を読むだけではサッカーができるようにはならないとわかりました。シーズンが終わる頃には，ボールをネットに向かってキックするときの正しい技法を正確に細かいところまで説明できました。でも，口で見事に知識を説明していたわりには，私のぶざまな実演の試みは恥ずかしさの元（私にとって）と浮かれ騒ぎのネタ（プレーヤーたちにとって）以外の何物でもありませんでした。

第9章　アクセプタンスとウィリングネス　　245

　問題を考え抜こうとしたり，何かのやり方について考えたりしても，たどりつくのはせいぜいそこまでです。現実世界には（サッカーのように）経験を通して学んで知るのが一番というものがあります。赤ちゃんが歩き方を学ぶ様子を考えましょう。親が一緒に座って基本の技法を説明するわけでも，参考ビデオがあるわけでもありません。子どもたちは，直接経験することを通してしか歩けるようになりません。どうするとうまくいってどうしたらだめかに注意を向けて，微調整をして，何度でもくり返しやってみるのです。

思考は経験を妨げがち

　言葉や思考には限界があるだけではありません。私たちは実際に経験しながらも多くを学ぶわけですが，思考が，経験そのものを妨げたり，経験を通して学ぶ力を妨げたりする場合があります。運動選手は，言葉でのコーチング（例：足を肩幅に広げたままで，強いツーナックル・オーバーラップ・グリップを保って，バックスイングのときにピボットする）と経験を使ってスキルを磨きますが，競技で最高の力を出し切るにはフローと呼ばれる状態になろうとします。フローは，マインドフルネスと似ていて，「今，この瞬間」に完全に入り込んだ心の状態です。フローになるには，選手は自己意識がある状態から離れて，競技の経験に完全に没頭しなければいけません。思考が多すぎると，フローに入るのが妨げられて大抵成績が落ちます。

　思考の世界に没入してしまうのも，周りで起きていることにしっかり関わってそこから何かを学ぶのを妨げます。思考の内容がそのときに学ぼうとしている課題について（「自分はなんてバカなのだろう。このコンピュータ・プログラムの使い方がわからないなんて」），または他の何かについて（「住宅ローンの次回の支払いをどう工面したらよいかが心配でたまらない」）のいずれかにかかわらず，注意は思考にとらわれてしまい，経験から吸収して学ぶことが妨げられます。

思考する力から私たち人間が受ける恩恵は計り知れないといえるでしょう。それでも、人間に固有のそのすばらしい力から最大のメリットを引き出すには、私たちが思考を思考としてしっかり認識しなければいけません。

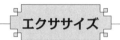

思考にそれが思考だと示すラベルを貼る[57]

思考にそれが思考だと示すラベルを貼るのはささやかな工夫ですが、思考とのつき合い方を変える第一歩になります。心の中でも貼りますし、ウィリングでしたら語り口にも表せるとなおよいでしょう。例えば、子どもがあなたの指示に従わなくて、「私は情けない親だ」といった思考が浮かんだとします。その瞬間に思考に気がついて「私は情けない親だ、という内容の思考または評価を思い浮かべている」と言い直してください。あなたは情けない親なのかもしれません。でも、ひょっとしたらただ単にその瞬間に、疲れていたから、耐え切れなかったから、お子さんがあなたに制限されるのを嫌だと感じたからかもしれません。あるいは、あなたは普段からなかなか上手に子育てをしていて、そのときはたまたま少し対応しそびれただけかもしれません。また別な状況として、残業を命じられたけれども残りたくない場面を考えましょう。反射的に「『いいえ』とは言えない」という思考が浮かぶかもしれません。それに気づいて、「『いいえ』と言えない、という思考が浮かんでいる」と考えましょう。では思考はそのままにしたうえで「いいえ」と言ったらどうなるでしょうか？　その場で解雇されるかもしれません。または、上司は喜ばなくても深刻な結果は起きないかもしれません。もしかしたら上司はあなたが残業を断わってもべつに気にしないかもしれません。「……という思考が浮かんでいる」を思考内容の後につけるだけで、ペースを落として思考の内容の出どころと正確さを吟味することを思い出させてくれま

す。

　ここでは思考に注目していますが，マインドフルネスを実践していく中で，内面に起きるあらゆる経験に対してこの方法を使うとよいでしょう。「不安だ」と気がついたら「不安だ，という気持ちがいくらか浮かんでいる」と考えるとよいでしょう。パートナーとの関係が悪くなりそうだと考え始めたら，「彼は怒って私の話を聞いてくれないだろう，と心で想像している」と経験を説明してみてください。呼吸が苦しいときは「呼吸が早くて浅いパターンに変わった」と考えるとよいでしょう。

　もう一つ，心と言葉が絡んだ早とちりでありがちなのは，注意も意識もさほど向けないまま行動を動機づけられている点です。もっとわかりやすくいえば，私たちは，思考や気持ちや感情に関連した反応を行動の理由として安易に挙げがちです。問題は，そのように理由として挙げられるとまるで事実のように思われますが，実際には違う可能性があるということです。本当の理由は，一見そうとは見えにくくとも，決めつけや選択，またはその両方の場合もあります。例えば，夕食会への招待をお断りしたのは不安だったからだ，と簡単に言ってしまうかもしれません。しかし，とても強い不安を感じていても夕食会に参加すると選べるはずです。不安や恐怖があると避けたい気持ちが湧くかもしれませんが，避けるように強いられるわけではありません。気持ちに沿わなくても，選んで行動できるのです。問題となるのは，思考があまりに素早く展開するので，つい吟味もしないで額面通りに受け取って，その理屈が拠りどころにしている間違った前提（行動すると不安を感じるならば，行動することはできない）に気がつきもしない点です。

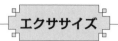

「でも」を考えなおす[58]

「何かをしたい。でも，何かの理由でできない」といった表現を私たちはよく使います。例えば「買い物に行きたい。でも，不安だ」というふうに。「でも」を使って話したり考えたりしている瞬間になるべく気がついて，「でも」を「そして」に置き換えてもあなたが伝えたい意味が通じるかどうかを考えてみましょう。「でも」は，表現の前半の「買い物に行きたい」よりも後半の「不安だ」のほうが重要だと示す場合があります。「そして」ですと，表現の前半も後半も大体同じ重みのニュアンスになります。

「思考のマインドフルネス」

「思考のマインドフルネス」を実践するのは難しいかもしれませんが，得るものは大きいでしょう。さまざまなバリエーションがありますので，いくつか試してみましょう。思考に気がつくたびに，一つ，また一つと，視覚的に思い描きます。

小川に浮かんだ葉っぱに一つひとつの思考を乗せて，葉っぱが流れていくのを眺めるのがイメージしやすい，という人がいます[59]。映画スクリーンに思考が現れては消えていくのを想像しやすい人もいます。あなたにしっくりくるイメージを見つけるまでに，いくつかパターンを試すとよいでしょう。どんな思考が浮かんでもかまいません。「こんな作業はばかげている」「お昼の献立は何だろう」「こんなに不安でなければいいのに」といったものは，何でも一つひとつ順に観察できます。このエクササイズの狙いは，思考を眺めている状態から，思考から眺めている状態に切り替わるたびに，それに気がつけるようになることです。視点が

切り替わったのは，エクササイズそのものに注意が向かなくなって観察しているはずの思考に入り込んでしまったと意識したときにわかります。

　思考はなかなか長時間観察していられるものではありませんので，必ず注意がそれます。観察するのをやめている，またはエクササイズの狙いからずれていると気がついたら，数秒間をさかのぼってみて，思考を観察するのをやめた直前に何をしていたかがわかるかどうかを考えてみましょう。それから，また観察モードに戻って思考を眺め続けましょう。うまくエクササイズを始められずに「思考がちっとも浮かばない」「エクササイズが役立っていない」「正しくできていない」などと考え出したら，そうした思考は観察するのにぴったりです。

アクセプタンスは向き合うことで，目をそらすための 別な方法ではない

　内面の反応をアクセプトすべく実践し始めると，苦しい思考や気持ちに向き合うと苦しさが和らいだり，時には完全に消えたりするのに気がつくかもしれません。自然に，アクセプタンスが時々もたらすその効果を大抵は喜んで，そのうち，不安な思考や気持ちを消し去ってくれることを期待してアクセプタンスを実践し始める場合があります。気がつくと，一生懸命に不安な思考を葉っぱに乗せながら，小川がさっさと感情を流し去って二度と煩わされないですむようにしてくれるのを願いがちになるものです。そうなっては，第8章で説明した辛い気持ちを取り除こうとする悪循環に戻ってしまいますので，間違いなく逆効果です。アクセプタンスを実践すると，思考や気持ちが早く過ぎていく場合もあります。しかし，時には思考や気持ちが伝える大切なメッセージを受け取って人生を先へ進めるようになる前に，痛みをより深く感じる方向へ一旦導かれる場合もあります。後者よりも前者であってほしいと願うのは人間として当然ですが，大切なのは，どちらの結果にも心を開いて，

250

経験から目を背けるのではなく，経験に向き合うことです。

　イワンは，もう何年も不安と心配を経験し続けてきて，ついにセラピーを受けようと決めました。セラピストと一緒に取り組んだマインドフルネス・エクササイズはなかなかよくて，心が静かになって破滅についての目まぐるしい思考にそれほど悩まされなくなったので，自宅でも実践しました。思考になるべく巻き込まれないでおくという考え方が好きで，生活に取り入れようとしました。10代の息子のニックがどこかよそよそしいと感じて心配し始めたときには，心配に「とらわれてはいけない」と自分に言い聞かせて，他のことに注意を向けようとしました。交流しようとするたびに，ニックが目を合わせず，質問にも直接答えないのに気がつきました。息子はどうしてしまったのだろうと考えるたびに，胸が締めつけられるようでした。自分の心に起きる反応に気がつきながら，イワンはまた自分に向かってそうした心配に「とらわれてはいけない」と強く言い聞かせ，注意をニックからそらして，他のことで，例えばそのときに食べているものや一緒に観ているテレビ番組などに向けました。

　イワンがその状況をセラピストに話したときには，自分の反応をアクセプトしてとらわれずにいるために他のことにどんどん注意を向けようとしているのだとくり返して強調しました。それが役に立っていると話すものの，ニックについて心配なところを相談するイワンは，どうも不安定で落ちつきがありませんでした。そこでセラピストは，心にある気持ちにとらわれないように注意するのではなくて，むしろそうした気持ちに向き合うとどんな感じがするかと尋ねました。しばらくすると，イワンは，息子への心配の根底にある寂しさを経験できるようになって，何かの方法でニックに手を差し伸べたいと感じている気持ちにも気がつきました。それをしっかり認識するのは辛い経験でしたが，認識することで自分の心で起きている反応を本当にアクセプトして，感情が何を伝

えているのかを知ったので，最終的には心が満たされました。

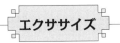

はじめの反応と二番目の反応

　ここまでの観察エクササイズでは，マインドフルネスを使いながら，不安に関連する反応を眺めるときの新しい気づきを育んできました。不安を掻き立てる状況を観察し，そうした状況の中で心に浮かぶ思考と気持ちの全体を気づきの範囲にとらえて，辛い感情やそれに関連した反応をコントロールしようとする衝動に気がついて意識できるようになりました。ここまでの観察を通して，不安に関連した経験が以前よりもよく見えるようになっていたら幸いです。さて，ここから先は，身につけたマインドフルネス・スキルを総動員して観察しましょう。することは普段と同じです。不安，心配，他の辛い感情や思考が浮かぶのに気がついたらノートに記入します。日付と状況，最初に浮かんだ反応（きれいな感情）を書きます。それから，最初の反応に対して起きた二番目の反応を書き留めます。つまり，最初の反応を決めつけたり批判したりしましたか？　反応をコントロールしようとしましたか？　それともアクセプタンスとウィリングネスの姿勢で受け止めましたか？　自分を優しく思いやりましたか？　最後に，行動面でどう反応したかも書きましょう。状況から逃げ出さずにそのままい続けましたか？　誰かに八つ当たりしましたか？　心を閉ざしましたか？　相手の人に正直に気持ちを話しましたか？　深呼吸しましたか？　こうしてよく観察するのは，はじめの反応にマインドフルに反応する習慣を新しく身につけようとするときにはとてもよい方法です。この方法で観察しながら，新しい習慣がすっかり身についた手応えを感じるまで続けましょう。

第10章
何が大切かをはっきりさせて，方向を定める

　ダルシーは，廊下の先で盛り上がる年越しパーティーのにぎわいを聞きながら，いつ来るのかと頻繁に聞いてくる友人たちからの携帯メールを無視しようとしていました。パーティーの主催者は仲間の一人です。友人全員が集まっているところを想像して，そこへ入っていく自分の姿を思い描きました。知らない人も来ている様子や，会場の部屋がどれほど混雑しているかを想像するうちに，呼吸が浅くなりました。心臓も早く打ち始めて，めまいがしました。深呼吸をして，携帯電話の電源を切ってからテレビの音量を上げ，夕食にどの冷凍食品を解凍しようかと考えました。パーティーにはとても行けません。行けばパニック発作に襲われるに決まっているからです。テレビ番組に注意を集中しようとしましたが，心は，参加できなくて残念なパーティーに何度でも舞い戻りました。新年の抱負を考えてみようとしました。思いつくのは，こんなに不安を感じたくないということだけでした。

　不安を感じて私たちのところを訪れてくださるクライエントたちには，ダルシーのように，不安を感じたくないと思っていることだけは確かだけれど，人生がどうあってほしいのかはわからない，と感じている人たちが大勢います。また，何をしたいのか（打ち解けたい，新しい人間関係をどんどん広げたい，健康に恵まれた人生を生きたい，創造的な活動をしたい，地域に貢献したい）はわかるけれども心に不安があって妨げられている，と感じる人たちもいます。身近にいる誰かに生き方を

変えてほしいと思うけれども彼らの行動を変える力が自分にないために
苛立ちを感じている人もいます。本当に大切に思える活動をしていて
も，心のどこかでは別な生き方をしているべきだと感じる人たちもいま
す。さらに，意味深くて大切と感じる生き方をしているはずなのに，な
ぜか自分の人生の傍観者になった感じがして，存分に生きていることの
醍醐味を満喫しきれていない人もいます。あなたがそうしたケースのど
れに一番近いかは，この際問いません。どのケースとも全く異なるけれ
ども生きたいと願う人生を不安が妨げているのだけはわかる，というの
でもかまいません。いずれにしても，これまでと違った生き方を始める
ための重要なステップは，あなたが何を本当に大切と感じているかを
はっきりさせることです。

　先の数章でご紹介し，あなたも経験からおわかりのように，不安をな
くすのは言うほど簡単ではありません。それどころか，なくそうと努力
すると不安がますます強くなるかもしれません。本書では，不安をなく
そうとする代わりに，それと向き合うのにウィリングになる方法をご紹
介しました。ウィリングになるとは，その瞬間に何が心に浮かんでも，
不安や苦しさも含めて全部を経験しようとする姿勢です。また，本書で
はウィリングになるのを助けてくれるマインドフルネス・スキルや他の
スキルも身につけてきました。ただ忘れないでください，ウィリングネ
スにおいて何よりも大切なことは，苦しい経験をしようと思うのはそれ
を経験することで本当に価値を感じる何かの方向へ進み続けられるよう
になるためです。第9章でご紹介した沼地のメタファー（たとえ）で
は，目指している山とあなたとの間に立ちはだかって避けられないので
なければ沼地を通ることはありません。もしあなたが乾いた道を通って
いても，価値を感じる何かに向かう道の途中に沼地が広がっているとし
たら，道を進み続けるためにはそれを突破しようとウィリングである，
といえます。

　残念ながら，苦しい気持ちを避けようとしているうちに，何に価値を

第10章　何が大切かをはっきりさせて，方向を定める　　255

感じているのか，何を本当に大切と感じているのかから注意が簡単にそれてしまいます。また，もっと快適になりたい，不確かさを避けてもっと安心したいとあくせくするうちに，大切に感じるものを無視する習慣を身につけがちです。そうなってしまうのは，何が自分にとって大切なのかをはっきりつかんでいないためです。大切なものがはっきりわかっていない限り，それに向かう選択はできませんから，結局，習慣のようにして不安や苦しさから離れようとすることになります。でも，すでに一緒に探ってきたとおり，習慣的に痛みから離れようとしても，少しも避けられません。むしろ，現実にはかなり逆効果になります。

　第9章までに取り組んできたエクササイズと実践は，感情を避けずに向き合って，思考や感情とのつき合い方を変えやすくするものでした。感情や思考を避けずにそれと親しくなると，辛い感情があってもすぐに反応するのではなく，行動を選べるようになります。本章でご紹介するエクササイズは，少し傾向が変わって，あなたが何を本当に大切と感じているか（または何に価値を感じているか）を探ります。それがわかると，価値に沿って選択できるようになり，自分の望む人生を生きやすくなるでしょう。ここまででマインドフルネスを実践して気づきを全体に鋭くしてくる中で，すでに，何が大切かが以前よりもいくらかわかってきたでしょうか？　本章で取り組むエクササイズは，最近すっかり考えなくなっていた大切な価値を引き出して，人生の指針をはっきりさせてくれるかもしれません。

「価値」は何を意味するか

　本書では「価値」の用語をとても狭い意味で使っていますので[60]，あなたが価値と聞いて最初に思い浮かべる意味とは少し違うかもしれません。本書でいう価値は，外側の世界の何かからこうするべきだと示されるものではなく，道徳でもありません。そうではなくて，私たちが何

を大切または自分にとって意味深いと考えるか，つまり個人的に大切で望ましいと感じるものです。ですので，本書の価値には「正しい」「間違っている」はありませんし，どの人の価値も他の人の価値とは違うでしょう。人間関係で気持ちを素直に伝えるのが大切と感じる人，正直でいることを大切と思う人，周りの人たちに親切にするのが大切と感じる人，それぞれです。とても個人的なものですが，自分にとって何が大切かをしっかり知っていると，価値に沿った選択をしながら人生を進み続けられます。

価値とゴールは何が違う？

人生がこうあってほしいと思うものが価値なら，それは，要するにゴールのことか？と思われるかもしれません。ところが，価値とゴールには大きな違いがあります。あなたの今のゴール，またはこれまでに目指してきたゴールを考えてみましょう。体重を減らそうと考えたことはありますか？　素敵な人と出会おうと考えたことは？　仕事で昇進しようと思った？　そうしたゴールがあると，役に立って，気持ちを盛り上げてくれて，それに向けて行動も変えられるでしょう。でも，ゴールが達成できなかったらどうなりますか？　ゴールを設定してみたけれども達成できず，がっかりして人生のその側面を変えるのを諦めた，といった経験でしたら大体誰にでもあるものです。ここで注目してください，ゴールを設定するだけで，すでに「今，この瞬間」の状態が不満足に見えてくるのではないでしょうか？　つまり，ゴールは必ず未来を指しますので，今の中の何かが満足ではないと示しているともいえます。ですので，ゴールに注目すると，今の瞬間の何かの状態が好ましくなく思われて，将来ゴールを達成した暁には全てが好ましくなると想像しやすくなります（大抵はそうはならないのですが）。ゴールは，今の状況（今の体重，独身でいること，理想とは違う仕事など）をアクセプトするのを，それも自分への思いやりを持ちにくくなる形で妨害します。それ

第 10 章 何が大切かをはっきりさせて，方向を定める 257

だけではありません。ゴールに向
かって何かに取り組んでいても，
必ずしも心を満たして気持ちを豊
かにしてくれるとも限りません。
心のどこかでゴールを達成できな
いかもしれないと思っている場合
は特にそうです。

> ゴールは，自分への思いやり
> を持ちにくくして，むしろ到
> 達しなければいけない（でも
> 到達できないかもしれない）
> 終着点に注意を向けるため，
> 不安を高めます。

　ゴールを設定してはいけないと
お伝えしているのではありません。未来へ向かって計画しようとすると
きの道標が他にないのなら，ゴールも大切な道具になります。しかし，
そのときに価値がはっきりしていて今の瞬間に何をするかを導いていな
いと，ゴールだけあっても，空虚だったり，誤解を招いたり，がっかり
した気持ちになったりしかねません。価値は，プロセスに関わります。
結果よりも方向を示します。価値は，今の瞬間に介入して刻々と導く力
を発揮できます。一方ゴールは，必ず未来を向いていて，終着点です。
ですので，もしもあなたの価値が身体の健康を維持することでしたら，
体重が目に見えてすぐに落ちなくても，今日からでも価値に導かれて健
康な食事と運動を実践できます。同じように，デートをするような特別
な誰かと出会うゴールがまだ達成されていなくても，たった今も人生の
中にいる人たちと心を通じ合わせられます。もっと挑戦しがいがあって
責任の伴う役職にいずれ就きたいと願っていても，今は今の仕事を手際
よく効率的にこなして，所属している課の業務をもっとよくする新しい
仕事の流れを提案できます。価値は，大切と感じる生き方に沿って行動
できるようにどの瞬間にも導いてくれて，行動するとすぐに気持ちが満
たされます。ゴールは，達成されたか否かにかかわらず，いずれ期限の
ようなものがきて，終わりがあります。

　価値とゴールの違いをわかりやすく伝えるメタファーを一つご紹介し
ましょう。あなたがダウンヒル・スキーが大好きで[61]，休暇をとって

スキーに出掛けるのを何週間も前から楽しみにしているとしましょう。とうとう当日になりました。あなたはリフトのチケットを買い，列に並んで，やっと山頂にきました。さあ滑り降りようとしたまさにその瞬間に，知らない誰かが現れて，あなたのゴールは何かと聞きました。「どこへ行こうとしているのですか？」。あなたは「山の麓です」と答えます。知らない人は，だったらゴールを達成するお手伝いができると主張したかと思うと，あなたを急き立ててヘリコプターに押し込み，山の麓まで飛んで降ろして，あっという間にどこかへ消えます。あなたはどんな気持ちでしょうか？　スキーをするときのゴールは麓に着くことですが，スキーの楽しい部分は，そこへいたるまでのプロセスにあります。麓に着くゴールは大切です。それがあるからこそプロセスに関われます。でも，スキーをする価値は，粉雪の坂を風を切って滑り降りていく部分にあります。

　恋に落ちるのも似ています。人生の伴侶と結ばれるのがゴールだと想像しましょう。ある日パーティーに参加したら，部屋の向こう側にいるとても素敵な男性または女性と目が合って，気持ちがぐっと魅かれたとしましょう。なぜか魔法のように早送りで沢山のプロセスを一気に通りぬけて，ゴールを達成した瞬間になります。気がつくと，人生の伴侶となった男性または女性と歩き去るところです。面倒な部分は飛ばせたのです。お互いにまだぎこちない時期，初めてのケンカ，親に引き合わせて紹介する場面。でも，同時に，初めてのキスの予感も，本当に心が通じ合っているのを確かめたときのほのぼのとした気持ちも，傷つきやすい部分や記憶を初めて打ち明けた瞬間も，そして結婚式や誓いの儀式で二人の愛を何らかの意味深い形で祝福した経験も，全部とばしてしまいました。

　ゴールは道標となって価値の方向を示せますが，一つひとつのゴールを設定してそれに向けて実際に取り組むのを導きながら人生を推し進める本当の力になるのは価値です。価値は，「今，この瞬間」の私たちの

第10章 何が大切かをはっきりさせて，方向を定める　　259

行動に尊厳を吹き込みます。心が通じ合う人間関係に価値を感じるのでしたら，まだ理想通りの親密な関係になっていなくても，今日からでもその人に対して心を開く

> 価値に沿って行動すると，人生がどの瞬間にも豊かで深い意味を持つようになります。

ことを選ぶことができます。方法もさまざまで，ある人にとっては「心を開いている」のは気心のしれた友人とディナーを食べながら気持ちが通じ合うことかもしれません。または，フェイスブックで誰かとチャットすることかもしれません。あるいは，普段なら個人のブースに引きこもっているところをあえて顔を出して同僚と数分話をすることかもしれません。具体的な振る舞いはそれぞれですが，価値に沿って行動すると，気持ちがその瞬間にも豊かになって人生が意味深く感じられます。特に，マインドフルに行動を選ぶとひときわ実感できるでしょう。

　それに対して，ゴールだけ満たしても価値に沿っては行動していない場合があります。例えば，誰かとパートナーと呼べる関係になるゴールは達成しても，気持ちは打ち解けずに誠実ではないかもしれません。または，体重を減らす目標を達成するためにとても不健康な方法を使うかもしれません。価値に導かれて行動しているわけではなくただゴールだけを達成すると，大抵は不満が残ったり，満足できなかったりします。ですので，ゴールも役には立ちますが，むしろ，何を大切に感じているのかの価値をはっきりさせてそれに沿って行動するほうが人生をもっと深く豊かに広げられるでしょう。

　本書で価値とお伝えするときに何を意味するのかがいくらかおわかりになったと思いますので，ここで少し時間をとって，あなたにとっての価値を調べましょう。次のエクササイズをするときには，数日だけ本書を脇におくとよいでしょう。エクササイズをしてから，残りの章を読み進めてください。

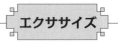

あなたの個人的な価値を探る

　第２章の終わりで行ったエクササイズの中で，不安と回避があなたの人生にどう影響を及ぼして妨げていそうかを，人間関係，仕事／学業／家事，自分のための余暇活動や地域参加の三つの領域について書き出しました。このエクササイズを始める前に，第２章で書いた内容を見返してください。このエクササイズでは，第２章と同じ三領域を引きつづき観察して，それぞれであなたにとって何が一番大切かを見つけます。

　領域ごとに三日にわけて取り組み，一人で落ちついて書ける時間を20分ずつ作りましょう。このエクササイズでも，書くときには心を完全に自由に解き放って，以下のテーマについて心の一番奥深くにある感情と思考を探ってください。書き始める前にマインドフルネスを数分間実践すると，心を完全に開いた気づきの状態で取り組めるでしょう。

　書きながら，思考や気持ちをできるだけ丸ごと経験しましょう。これまで一緒に見てきたように，辛い思考を遠くへ押しやろうとするとかえって強くなりますので，できるだけありのままに自由に感じましょう。マインドフルにエクササイズをすると，途中でどんな反応が起きてもアクセプトしてそのままにできるので，あなたにとって何が一番大切かを探り続けられます。何を書いたらよいかが思いつかなくなったら，直前に書いた内容を繰り返し書きながら，新しい何かを思いつくまで続けましょう。20分間は，必ず最後まで書き続けてください。誤字，句読点，文法などは気にしないで，心に浮かぶものをそのまま表現しましょう。

　エクササイズをしていると，なぜ理想通りにならないかを説明しようとする思考が，ある領域では特に多いと気がつくかもしれません。それは自然で，だからこそ先のエクササイズで，こうなってほしいとあなたが願う人生を不安と回避がどのように妨げていそうかを，それぞれの領域ごとに書き出していただいたのです。妨げについては，第11章以降で

第 10 章　何が大切かをはっきりさせて，方向を定める　　261

再び探ります。ですので，価値を探る本章のこのエクササイズでは，ひとまず，そうした思考は湧くままに気づいておき，注意を戻して，思考に妨げられなかったとしたらどのように生きたいと願うかを考え続けましょう。そうすると，あなたにとっては何が大切なのかを深く探れます。

一日目――人間関係

　あなたにとって重要な人間関係を2，3選んでください。実際の人間関係（例えば兄との関係）でもかまいませんし，理想や希望の人間関係（誰かとカップルになりたい，友人がもっと大勢ほしいなど）でもかまいません。そうした人間関係の中であなた自身はどう生きたいかを簡単に書きましょう。どのように**周りの人たちと交流したい**ですか（どの程度私生活を見せるまたは見せないでいたいか，必要な何かをお願いしたり誰かにコメントしたりするときにどれほど率直または控え目でいたいか，など）？　周りの人たちから**どんな支援がほしい**ですか？　また，あなたからは，自分を犠牲にしない範囲で**どんな支援を提供できますか**？　周りの人たちとの人間関係の中であなたが大切と感じるものをなんでも書き出してください。

二日目――仕事／学業／家事

　こなしたいと感じる仕事，トレーニング，学業，家事の種類を書き出してから，**なぜそれがあなたにとって魅力的なのか**も書きましょう。次に，こなすときの自分の姿勢や周りの上司／同僚やクラスメートたちとの**人間関係**も考えあわせたときに，あなた自身がどんな**社会人／学生／家事責任者**になりたいと思うかを書いてください。**仕事／学業の成果**の何があなたにとって大切ですか？　周りの人にはあなたがこなしていることについて何を**伝えますか**？　コメントをされたら，どんな**姿勢で受け止めたい**ですか？　**挑戦**したいと考えることは他にもありますか？　この領域で大切と感じるものが他にありましたら，全て書き出しましょ

う。

三日目──余暇活動と地域参加

　人生の今の時期に実際に時間を作れるかどうかは別として，もし時間があったらどのように**自由時間を過ごしたい**ですか？　楽しい時間を過ごすために何をしたいですか？　どんな活動をすると**気持ちが豊かに元気になる**と感じますか？　どうしたら**自分をもっと大切に**できますか（栄養をとる，運動する，スピリチュアルな活動をするなど）？　**地域活動にもっと参加したい**と思う具体的な方法はありますか？　この領域で大切と感じるものが他にもありましたら，全て書き出しましょう。

　なぜ本書ではこの三つの領域を繰り返し眺めるのだろう，と思われているでしょうか？　私たち著者は，自らの人生経験からも，またクライエントたちと取り組む中でも，生き方を変えようとするときには人生の全体と向き合うと効果的だと気がつきました。そうしないと，一つの領域で生き方を変えても，そのために他の領域の何かをおろそかにしてしまうリスクがあります。ですので，皆さんも，以下で引き続きエクササイズに取り組まれるときには，人生の三つの領域をどれも同時に意識して注意を向けているとよいでしょう。一つの領域，例えば仕事ですでに充実した生き方をしていると感じていても，別な領域の例えば地域参加では何が自分にとって大切なのかを考えなければいけないと感じているかもしれません。そんなときに，同時に二つの領域に意識して注意を向けると，仕事の領域でのいくつかの行動がそれほど価値があるようには思えないうえに地域に参加するのを妨げている，と気がつくかもしれません。領域を越えたそうした観察と調整は，三つの領域の全てを意識して同時に注意を向けているとできるようになります。

何が大切かをはっきりさせる

　あなたが何を大切と感じているかをいくらか時間をかけて考えてきましたので，人生で何を選びたいのか，またどの方向へ進みたいのかをはっきりさせるための大きな一歩を踏み出しました。そうしたことは瞬時にわかるものではありませんし，それをはっきりさせるのは，誰にとっても基本的に終わりがないとも言えるプロセスになります。何が重要そうかを慎重に調べていく中で，沢山の疑問が湧くでしょう。本章の以下の節では，価値をだんだんはっきりさせて進みたいと思う方向を見定めていく中で考えてみるとよいポイントをいくつかご紹介します。第11章では，本章ではっきりさせた価値に沿って実際に行動する方法を探ります。そのときに，本書を通じてこれまでに身につけてきたマインドフルネス・スキルを使います。

行動すると気持ちがついてくる

　どんな人生を生きたいかと聞かれると，多くの人がまっ先に答えるのは，人生で何をしたいかではなくて，人生でどう感じていたいかに関する内容です。ともかく不安を感じないでいたいと願っていたダルシーと同じように，私たちも，もっと普段から喜びを感じていたい，初対面の人たちといても自信を持ち続けたい，ストレスがあっても穏やかな気持ちでいたい，などと願っています。それはとても自然な反応です。なぜなら，私たちは，ある種の気持ち（例えば勇気や自信）を感じなければ行動（例えば初めてのデートをしたり新しい仕事に応募したり）できないと大抵信じているためです。ところが，実際には，気持ちがなければ行動できないなどということはありません。それに，そもそも感情は自然に湧いてくる人間らしい反応で，ある気持ちは感じて別な気持ちは避けようとしてもコントロールがうまくいかないどころかかえって苦しく

> 不安を感じていても，大切と感じる活動を続けられます。

なることもすでに調べたとおりです。物事をありのままに受け容れずに別なあり方だったらと願うと，とても辛くなります。

そこで，別な道筋をたどってみる価値があるかもしれません。いつもとは逆に，行動を先にして，気持ちは後からついてこさせるのです。

どう感じるかとは関係なく行動する，というと，みなさんよく驚かれます。第8章で見たように，私たちは，その気になってからでなければ行動できないと信じがちです。でも，実際には，気持ちと関係なく私たちはいつでも好きなときにどのようにでも行動できます。これは実は，うつ病に有効なセラピーの一つで中心になっている考え方です。うつ病になると，以前には楽しんでいた活動もしたくなくなることが珍しくありません。また，活動しても以前ほど喜びを感じません。そのためうつ病になるとそうした活動を止めてしまって，ますます抑うつが強くなります。しかし，広範な研究からは，うつ病に苦しむ人が以前に楽しんでいた活動をすると，人生に対して感じる満足感だけでなく気分も改善されると示されています[62]。気持ちは，行動についてくるのです。必ずしも先行しなければいけないわけではありません。それならば，私たちの人生はずいぶん自由にも柔軟にもなるではありませんか。何か大切なことをしようとするときに，気持ちが高まるのを待たなくてもよいのですから。

「自信」も，私たちの普段の考え方が誤解を招きやすいのを示す別な例です。私たちは大抵，自信とは心に自己疑念や恐怖やマイナスの自己評価がない状態だと思いこんでいます。実際には自信はむしろ，自分を信頼し，信じていて，たとえ恐怖があってもその気持ちがゆらがないこと，と言ったほうが正確（で役にも立つ）でしょう。ですので，不確かな感じがして，疑わしく，恐ろしくても，自信や誠実さに満ちた方法で行動できます。職場で意見を主張する，知らない人に自己紹介するなど

第10章 何が大切かをはっきりさせて，方向を定める

はそうした行動になるかもしれません。勇気にも少し似ています。勇気は，怖いと感じていても行動することで，怖さを感じないときに行動することではありません。恐怖を感じないときに何かをするのは難しくも何ともありません。勇気と力がはっきりするのは，たとえ恐怖を感じていても，大切と感じる何かを求め続ける場合です。

ここ数日にあなたが書き出した内容を見返して，何をしたいかではなく，どう感じたいかを書いていないかを見てみましょう。もしどう感じたいかの内容になっていましたら，少し時間を取って，気持ちがその願いどおりに穏やかだったら，自信があったら，嬉しかったら，今とは違ってどう生きるかを考えましょう。自信があったらどんな仕事をしますか？ 勇気が湧いてきたら人間関係の中でどう振る舞いますか？ 願いどおりの気持ちの状態になったと想像したら，今はしていないどんな行動をしますか？ ノートにリストを書きながら，願うとおりの気持ちに実際になったら何をしているかを挙げましょう。記入したらリストを見返して，その中であなたにとって特に大切な項目はどれかを探してください。大切に感じる価値に沿った行動の横に＊をつけましょう。

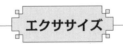

あなたのバスを運転しているのは誰？[63]

気持ちや思考とは関係なく行動を選ぶとどんな感じがするかは，なかなか想像しにくいようです。ここまでに取り組んできたマインドフルネス・エクササイズを使うと，思考や気持ちの経験は，高まっては引いていくもので，方向を決定されて必ず進まなければいけなくなるほど強いものではないのがわかるでしょう。また，人生でどの方向へ進みたいかを探り始めると，その方向へは進めないと伝える思考や気持ちがおそらく沢山浮かぶはずです。そうしたときには第9章でご紹介した「空に浮かぶ雲」か「思考のマインドフルネス」のエクササイズを使うと，心で

経験していることとあなた自身との間に少し距離がとれて，何を感じているかとは関係なく本当に大切と感じる方向へ行動しやすくなります。

　もう一つエクササイズをご紹介します。あなたがバスの運転手で，あなたの内面にある思考や気持ちや感覚は乗客だと想像します。あなたは，価値を感じる方向へ進むルートを運転しています。後ろの座席に乗っている乗客たちには，心配，不安な感じ，怖れの気持ち，あなたには何かをする力はないといった思考，他にもあなたと目的地との間に立ちはだかるあらゆる内面の感情が含まれます。あなたが価値の方向に進むルートを運転していると，乗客たちがあなたを脅し始めて，「左へ曲がらなければいけない」「ここで右に曲がるべきだ」などとどこへ向かうかを指図し始めるかもしれません。ずいぶん権威がありそうな話し方で，恐ろしげで，脅迫的なのは，内面の経験についてあなたもご存じのとおりです。何が脅威かといえば，乗客たちの言う通りにしなければ彼らが運転席にいるあなたの傍までやってくることです。

　見てきたとおり，苦しい経験を間近で見たくないと感じるのは人間らしくて自然ですから，乗客たちが傍までくるのが恐ろしいと感じるのは当然です。そこで，大抵乗客たちと取引をすることになります。彼らがバスの一番後ろの席に座ったままあまり目立たないで，彼らが表す思考や感情をあなたがしっかり感じないですむ状態のままでいるなら，乗客が主張する方向へどこへでも運転すると合意してしまいます。でも，そうすると勿論，価値を感じる方向へは運転できません。

　中には，バスの後部座席まで行って交渉すると決める人もいます。メタファーのバスを路肩に寄せて停めてから，難しい思考や気持ちに対処することにひとまず集中して，対処し終わればすっきりした気持ちで充実した人生を生きられると考えます。でも，そのためにはバスを駐車しなければいけませんので，選んだルートをたどっておらず価値の方向へは進んでいません。それに，乗客たちもそう簡単にはけりがついてくれません。第8章で見たとおり，実際には，感情や思考たちは追い払おう

第 10 章 何が大切かをはっきりさせて，方向を定める 267

として追い払えるものではありません。

　そうすると，解決策は，バスを運転しつつ乗客たちには叫びたいだけ叫ばせておくことです。マインドフルネス・スキルを使うと，思考や気持ちを追い払わなくてもありのままに気づいていられます。「成功できるわけがない，という思考がある」「不安と恐れの気持ちがある」などと気づいておきます。それから，進むと決めた方向へそのまま運転し続けます。何とかして進路を変えさせようとする乗客たちのわめき声があまりに大きくて周りの音が何も聞こえないくらいになる瞬間もあるかもしれません。それでも，深呼吸をし，経験全体に注意を向けて，何が大切だったかを思い出しながら，たどっていた道に沿って進み続けます。また，いつの間にか乗客が運転席に座っていて，見ればバスは乗客が選んだ方向へ曲がっているかもしれません。それも自然です。事態に気がついたら，乗客の抜け目なさに微笑んで，今日は全く手に負えない乗客を乗せて運転することになってしまったものだと自分を思いやってから，元々進もうと選んでいたルートに戻る道を見つけます。何度も行動を選び続けるうちに，ルートからそれたのに気づきやすくなりますし，価値を感じる方向へも戻りやすくなります。続けていると，いずれは「バスを運転しているのは誰？」と自分に問いかけるだけで，道からそれても価値に沿った行動に戻れるようになるでしょう。

好み？　それとも回避？

　J. D. は，同僚たちが仕事帰りにバーに寄ってゲームを観戦する計画を立てているのを聞いていました。一緒に行くかと誘われたとき，失礼のないように丁寧に断りました。J. D. は，自分が他のみんなとはなんと違うのだろうと考えました。みんな，人と一緒にいるのが本当に楽しいらしく，仕事以外の場で集まる計画をしょっちゅう立てていました。J. D. は，「いつも誰かと一緒にいたがる人」だった試しがありません。

一人の作業が心地よくて，独り暮らしの静かなアパートにいると落ちついて，行動が読みきれない他の人よりも絶対に確実な自分自身を頼るほうが好きでした。同僚たちがどっと笑い合う声が聞こえたとき，発作的にうらやましさが湧いて，寂しさも少し感じました。でも，そうした気持ちを急いで払いのけて，自宅で誰にも気兼ねなく独りでただリラックスする心地よさ，好きなものを食べる幸せ，他の誰かを心配しなくてもよい気楽さを想像しました。

不安を喚起するものを避ける習慣がしっかりついてしまうと，何かをするのが好みからなのか，それとも別な何かを避けているからなのかがとても見分けにくくなります。明らかにいつでも誰かと一緒にいたがる人は独りになる状況を避けているかもしれませんし，逆に独りが好きだと話す人は他の人と一緒にいるときに感じる不安をできるだけ減らそうとしているかもしれません。頻繁に仕事や住む場所を変える人は，新しいことに挑戦したり環境が変わったりするのが本当に好きなのかもしれませんが，もしかしたらそうではなくて，一か所にしっかり根づいて一つの仕事を続けるのを恐れて避けているかもしれません。また当然ですが，私たちの好みは，純粋とはいえなくてもっと複雑です。大抵は本物の好みと恐怖や苦しさへの回避とが入り混じっています。J. D. だって，アパートで過ごす静けさと孤独を心から楽しんでいて，彼にとっては独りで時間を過ごすのは実際に大切かもしれません。それでも，もっと社交的になりたいと心のどこかで切に願いつつ，でも自分は「いつも誰かと一緒にいたがる人」ではないとあまりに固く信じ込んでいるために，そうした願いに自分で気がついていないかもしれません。

　好みだと思っているものが実

何かを選ぶときに，姿勢が頑なだと大抵回避を示していて，柔軟だと好みを示しています。

第10章　何が大切かをはっきりさせて，方向を定める　269

は回避に導かれていると見抜くには，その好みにどれだけ頑なに執着しているかを考える方法があります。例えば，一般道路を走るとはるかに不便な状況であっても決して高速道路を使わないとしたら，たぶん高速道路を走るのを回避しているでしょう。それに対して，必要なら高速道路を走るけれども時間にゆとりがあるときには一般道路を使うのでしたら，一般道路を走るのが本当に好きなのでしょう。その時々で違っている状況に合わせて変わる柔軟な行動は，大抵好みから選んでいるのを示します。一方，状況や文脈がさまざまでも一貫している頑なな行動は，大抵辛さや苦しさを避けようとするもがきです。マインドフルに注意を向けながら行動をよく眺めると，私たちがしていることが本当に好みからなのかどうかに気がつきやすくなるでしょう。

> 本当にそれを願って選んでいるでしょうか——それとももう一方の選択肢が不安だから選んでいるでしょうか？

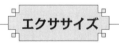

エクササイズ

回避か，個人的な好みか？

　ここ数日かけて書き出したあなたの個人的な価値を見返して，価値として書き出していても，実際には，いくらかは回避に導かれているかもしれないと感じるものがないかを考えてみましょう。マインドフルネス実践を使うと取り組みやすいでしょう。まずは呼吸に注目し，それからあなたの個人的な価値を書き出した内容を読むうちに，心にどんな思考や感情が浮かぶのもありのままにします。それぞれの領域で好ましいと感じる事柄のリストを作ってから，項目ごとに，全体を100とすると何パーセントが好みからと言えて何パーセントは回避からそう思っているかを評価するとよいでしょう。例えば，独りで仕事をするのが好きだと書いていたのなら，たった独りで仕事をしている場面を考えて，どれほ

ど満足できるかを考えます。次に他の人と一緒に仕事をしている状況を考えて，実際に全く魅力を感じないのか，それとも誰かがいると不安が湧いてきてそれが理由で魅力がないと感じているだけなのかを考えます。他の人たちと一緒に仕事をしている場面を想像しながら，あなたにどんな反応が起きるかに注意を向けましょう。苦しさを避けようとしている感じがあったなら，避けたい感じの強さを0から100までの数値で評価しましょう。そうすると，本当に好ましいと個人的に感じている何かに向かうと選んでいるつもりが，むしろ実はある選択肢から離れるもがきだった，ということがどのくらいあったかわかってくるでしょう。あなたの本当の好みを表す活動を書き出して，別なリストを作りましょう。また，一見すると好みのように見えても，今見返すとむしろ回避しようと衝き動かされていると思える活動のリストも別に作りましょう。後者のリストに挙げた活動をしたいと感じているのに自分で気づいたら，そのときの状況の中で本当に好ましいと感じる方向に沿った活動を意識的に選ぶようにするとよいでしょう。

自分の価値と他の人の価値を分ける

　私たちの人生で中心にいると言える人たちは，私たちが何を大切と感じるかにも影響を及ぼしがちです。それは自然です。自分がどんな人間に，どんな生徒に，どんな社会人になりたいか，どんな人間関係を築きたいか，自由時間をどう過ごしたいかなどは，周りで褒めてくれる人たちや，尊敬する人たちをお手本にして（またいくらか指示されながら）学びます。そうして学んだ価値観は，成長する中で変わったかもしれません。親や養育者が大事と考えることが自分にとってはそれほどでもないと気がつくときもありますし，そうした人たちが大して気に留めなかったことでも自分にとってはかなり大切だと気がつく場合もあります。いろんな人と出会う中で，彼らが自分とは違う何かを大切に感じて

いる中から自分にとっても大切なものを見つけて，今まで考えたことがなかっただけだったと気づく場合もあります。

　個人的に何に価値を感じるかはそうして磨かれ，成長と共にあなたと一緒に変化していきます。ただ，その自然なプロセスの中で混乱する場合もあります。あなたが本当に大切と感じるものとは合わないのに，何かの価値（例えばとても愛しているパートナーの価値かもしれません）を本能的に取り込んでいたり，古い価値（例えば親や養育者から学んだ価値）をそのまま持ち続けていたりするからでしょう。そうした状態は，苦しさの原因になります。なぜなら，何かの行動を選んでも，それがあなたの本当の価値に基づいてはいないために，どこか納得できなかったり心が満たされた感じがしなかったりするためです。

　個人的な価値だと思っているものが，実は他の誰かから来ていて，あなたにとって意味があって大切に感じられるものではないのをよく示すのは，それについて話すときにまるで何かのルールのように聞こえるか，「べき」の形で終わる表現になっている場合です[64]。つまり，あなたが何を大切に感じているかを心から伝える表現にはなっていません。

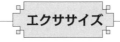

あなた自身の価値を見つける

　ここ数日に書き出したあなたの価値に関連する内容を見返して，価値を感じる何かとして書いているものの中に，他の人から来ていてあなたの本当の価値を表してはいないものがあるかどうかを調べましょう。あなたが書き出した価値の内容を誰かが口にしているのを聞いた覚えがあるのでしたら，それはあなた自身の価値ではないかもしれません。マインドフルネス・スキルを使って，価値だと思って書いた内容にあなたが本当はどう反応しているかをよく観察して，心から大切と感じているのかどうかを理解しましょう。まず，いくらか時間をとって呼吸に注目し

ます。次に，一つひとつの価値を読み返すときに内面にどんな思考，感情，イメージ，記憶が浮かぶかに注意を向けます。何が浮かんできても，決めつけないで浮かんでくるままにします。価値として書き出した項目の中に，他の誰かと結びついていて，あなた自身の好みを表していないとわかるものはありますか？　他の人から来ていそうな価値を書き出して別なリストを作りましょう。そうすると，リストにある価値については　あらかじめ注意して，それに沿って行動しなければいけないと強く感じるかもしれない，またそれに沿って行動してもおそらく満足しないだろう，と意識していられます。次に，あなたが心から本当に大切だと感じる価値（先の「行動すると気持ちがついてくる」の節（p.265）で＊をつけました）を書き出して，あなたにとって何が本当に大切なのかをさらによく理解しましょう。価値があなた自身のものか他の誰かから来ているものなのかを見分けるのが難しい場合は，少し時間を取って価値について考えたときに何が心に浮かぶかに注意を向けながら，息を吸って吐いてを続けつつ，どんな反応があってもそのままにして決めつけないでいます。それでもまだはっきりしないようでしたら，わからない価値については「？」の下に並べて書き出したリストを作り，そのリストの項目は日頃から注意し続けるようにしましょう。いずれ，あなたが本当に大切と感じている価値なのか，それとも他の誰かからもらってきた価値なのかがはっきりしてくるでしょう。

　文芸誌で編集とフリーランス・ライターの仕事をしているワンダは，独身で，よい友人たちに恵まれていました。両親は，ワンダが書く文章をいつもとても褒めて，ワンダはきっと物書きとしての素晴らしいキャリアを積むだろうと信じていました。また，いつか孫が生まれるのも楽しみにしていて，ワンダはすばらしい母親になるだろうともよく話していました。ワンダは，両親のそうした価値をそのまま受け入れて自

分のものとして育ってきましたが，最近，大切だと信じてきた価値が本当に自分自身が大切と感じるものを表しているのかを見定めようと苦闘している自分に気がつきました。毎週末に無理してでもまとまった時間を作って書き物をしましたが，そのうちただ身体を動かしているだけの感じがしてきました。また，ここしばらくは，両親が引き合わせてくれた男性から誘われるデートに出掛けるために，気心の知れた友人たちとの約束を何週間も続けて直前にキャンセルしていました。男性は優しくて愉快な人でしたが，深いところでつながり合う感じや魅かれる気持ちはありませんでした。それに，友人たちと過ごす時間を恋しく感じました。人生を自ら積極的にそうした方向へ一歩一歩進んでいるはずなのに，いまいち納得しきれずに気持ちが満たされないでいる時間がとても多くて，混乱して気持ちが落ち込みました。ワンダが先ほどご紹介した価値をはっきりさせるプロセスを踏んで，何を経験しているかとそのときの自分の反応とを注意深く観察し始めると，自分の本当の才能に気がつきました。ワンダは，言おうとしていることを上手に伝える方法を著者たちが探すのを手伝うのが得意で，荒っぽい原石のような物語を美しい宝石にまで磨き上げるプロセスに心から喜びを感じました。もう，自分で書きたいとは感じませんでした。編集するほうが気持ちが満たされたためです。また，自分にとっては気持ちが深く通じ合って気心が知れた関係のほうがパートナーになる関係よりも大切だと気がついて，また以前のように友人たちと時間を過ごしたいと感じました。両親が引き合わせてくれた男性とのおつき合いを止めるのは，ひとまず今はパートナーを探さず子どもを持つ方向にも向かわないことを意味しましたが，もっと気持ちを豊かにしてくれる人間関係を築くと選びました。自分で子どもを持ちたいと本当に思っているのかどうかははっきりわからなくて，その点は，引き続き心から価値を感じる方向なのかどうかを注意深く観察し続けようと計画しています。

ワンダは，自分自身の価値に導かれた人生を生きていましたが，同時に，一部は両親から来ていた古い価値にもまだ従っていました。さまざまな活動をしたときに気持ちがどれほど満たされるかを注意深く観察すると，何を大切に感じるべきと考えるかに惑わされずに，何が自分にとって本当に大切かを見つけやすくなります。勿論，価値に沿った姿勢で行動するのは，いつでも心地よいとも簡単だとも限りません。人間関係において心を開いていようとすると，そのプロセスでは必ずあらゆる気持ちを感じることになり，そこには悲しさ，怒り，恐怖，喜びも含まれます。健康なライフスタイルに価値を感じてそれに沿って振る舞おうとすると，アイスクリームを大容器ごと抱えて思いっきり味わいたいところをこらえて，雨が降る寒い夜に本当は自宅の心地よいソファの上で丸くなっていたい気持ちを押して，重い足取りでジムまで出掛けることになるかもしれません。行動が価値に沿っているかいないかを示すのは，その瞬間ごとにどんな感情を経験するかではありません。そうではなくて，もっと大きな感じで，目的と意図に沿って生きている手応えとでも言えるでしょう。価値に沿って生きているときには，たとえ一時的な心地悪さがあっても，人生を存分に生きるためにはそうした気持ちもしっかり感じ，考えて，経験しようとします。マインドフルになると，その違いにずっと気づきやすくなります。

周りの人の行動を変えたがっていませんか？

　価値に導かれて生きようとするときにぶつかる苦しさの中でも特に一筋縄では乗り越えられないのが，私たちには他の人の行動を変える力がないという事実です。あなたにとって何が大切かを探ってくる中で，誰かが別な振る舞い方をしてくれればいいのに，その人さえ変わればあなたの人生の意味がずっと深まるのに，と考えているのに気がつきましたか？　パートナーが批判でなく愛情で応えてくれたらいいのに，上司が失敗点だけでなく成功した点にも気づいてくれればいいのに，町内会

第10章　何が大切かをはっきりさせて，方向を定める　　275

のメンバーがもっと協力して建設的な活動をしたらよいのに，などと考えるのは理にかなっています。誰かから不公平な立場に追い込まれていると感じる人も沢山います。義理の母が無理難題を言ってきて，決して満足しないようだ。同僚がいつも自

> 変えられないもの——他人——をコントロールしようとすると，不安がますます燃え上がって一層苦しくなります。

分の成果ばかりをアピールしてあなたの失敗を指摘する。教会活動のリーダーは，みんなをまとめる力がないのにリーダーの役割を誰かと分け合ったり他の人の意見に耳を貸したりしたがらない。あなたの中に起きる感情に関する反応は，心を乱す状況について重要な何かを伝えますが，必ずしも役立つ行動に導いてくれるとは限りません。そうした状況であなたが何を経験しているかによく注意を向け始めると，大抵，誰かの行動を変えたいと必死に願うのは，あなたの苦しさをやわらげるよりもむしろ強くしていると気がつくでしょう。

　実際に役立つ行動を見つけるには，状況を具体的に考えて，その状況の中であなただったらどんな人間になりたいかを決めるとうまくいく場合があります。パートナーがあなたの願うように反応してくれない状況でしたら，自分の願いをパートナーにどんな形で伝えたいか，またその願いをあなた自身がモデルになって示せるか，を考えるとよいでしょう。例えば，カラは，マイケルが愛情をもっとはっきりと表現してくれたら嬉しいと思っていますので，二人で歩いているときに彼が頬にキスをしてくれたり手を握ってくれたりするのがどれほど好きかを話してみるかもしれません（もしもそれが二人にとって長いこと解決されないままできた問題でしたら，カラがマインドフルネスを実践すると，会話の前や途中で心に浮かぶ思考や感情にも落ちついて反応できて，「今，この瞬間」に注意を向け続けやすくなるでしょう）。

　時々，状況を初心から眺めてみると，自分が自然にしていた反応が物

事の展開に一役買っているのがはっきりとわかって，何とかしたいと気
がつく場合があります。先ほどのカラは，気持ちを伝えてみると，マイ
ケルがカラ自身の普段からの反応を指摘したので，驚くと共に少し恥ず
かしくなりました。マイケルが愛情を表現するたびにカラは大抵答えて
いたのです，「どうしてそんなに優しいのかしら？　何かしてほしいの
か，それとも何かとんでもないことをしでかしたに違いないわね！」。

　重要なのは，**他の人の行動**はパートナーほど近い関係の人の振る舞い
も含めて最終的には**決してコントロールできない**点です。あなたが個人
的に大切と感じる価値に沿って行動して，二人の関係の中で私はこんな
人間でいたいと思うとおりに振る舞うか，何を願うのかをもう一人に
はっきりと伝えたとします。それでも相手の行動が変わらないのでした
ら，あなたには選択肢があります。その人をありのままにアクセプトす
ると選んで相手を変えようとするもがきを止める，または，その人との
関係は止めると選ぶ方法もあります。

　他の人の行動をコントロールしたいと思う気持ちは大抵感情を濁ら
せ，大切と感じる価値には沿わない反応や行動へと衝き動かします。価
値に沿わない行動をしていると，個人的にとても苦しくなります。どん
どん苦しくなるのに気がついて，それを相手の人との関係のせいにする
と，その人をコントロールしようとしてさらに必死にあくせくすること
になります。そうした複雑な内面の反応にマインドフルに気がついてい
ないと，また何を本当に大切と感じているのかを自分でしっかりわかっ
ていないと，そしてコントロールできることの限界をアクセプトしてい
ないと，人間関係に関する苦しい悪循環にあっという間に陥ってしまい
ます。

　例えば，レックスが，ガールフレンドのカーラが自分に興味を失い始
めているのを感じたとします。レックスは，何か言葉をかけたり行動し
たりして二人の関係を保つ方法はないかと探すかもしれません。個人的
に関心がある活動をいくらか諦めて，例えば教会でのボランティアや仕

事帰りに友人たちとバスケットボールを楽しむ代わりに，カーラの用事や家事を手伝うかもしれません。カーラが2週連続で電話を折り返さなかったら，離れていかないようにと頼む必死なメッセージを留守番電話に沢山残すかもしれません。または，実際の気持ちとは違う無頓着に明るいメッセージをフェイスブックに投稿して，カーラのことを何とも思っていない印象を与えようとするかもしれません。そうした行動を通じてレックスは何とかしてカーラの気持ちを変えようとしますが，実際にはそれをほとんどコントロールできません。コントロールしようとして振る舞うレックスの行動は，どれ一つとしてレックスが本当に大切と感じる価値に沿っていません。ですので，レックスは，行動するたびに二重に苦しくなるといえます。カーラの行動をコントロールできないと感じるうえに，頑張っても効果がないとも感じます。

　そうしたパターンに気がつくのも，人生で重要な位置にいる人たちをコントロールしようとする悪戦苦闘を止めるのも，なかなか難しいものです。特に，誠実に接してもらっていないと感じる相手に親切にしたり理解を示したりするのは降参することまたは弱みを見せることだと思っている場合はなおさらです。誠実に接してもらっていないと感じるときには，おかえしとばかりに相手に不親切に対応するかもしれません。でもそうした振る舞いは，気持ちを強くして満足させてくれそうに思えても，大抵逆効果になって，後味としては怒りと憤慨と混乱が残ります。

　ロッドとジョージは同じオフィスで10年働いていますが，性格が極端に正反対です。どんな問題でも決して目を合わせずに，頻繁に口論になって，要するに犬猿の仲です。はじめは主任が二人の仲を取り持とうとしたものです。でも，二人とも各々あまりにもわが道に凝り固まっていて，聞く耳を持とうとも譲ろうともしませんでした。主任はとうとう匙を投げて，せめて二人をなるべく離しておこうとするだけになりました。ある日のスタッフミーティングで，ジョージは，嬉々としてロッドの今月の成績が悪いことを指摘しました。それからそうした場で本来は

不適切な冗談をとばして，ロッドの認知力が年齢とともに落ちてきているとほのめかしました。その出来事がきっかけで，ロッドはついにセラピーを受けようと決めました。十分予想されたとおり，ロッドの感情に関する反応はとても濁っていました。ロッドは，怒りと恥ずかしさをはっきりと感じていました。でも，他にも，それだけ心地悪い仕事環境で身動きが取れなくなっているのを悲しいとも感じていましたし，もしかしたら仕事を失うかもしれないといくらか恐れてもいました。今の状況にどう反応できるかを考えてみたときに，ジョージの個人的な性格を悪く言うことから，ジョージに不利な内容のよくないメールを全社員に一斉送信することまで，いくつか思いつきました。ところが，置かれた状況の中で何が大切と感じるかの価値について聞かれると，完全に不意を突かれたようでした。ロッドは，はじめはジョージの行動から離れてもっと大きく眺めることを拒否していました。でもやがて心を開いて，職場で何が一番大切かを考えてみてもいいかと思い始めると，以前には感じていたはずの価値をすっかり見失っていることに気がつきました。時間をかけて探るうちに，率直に振る舞って誰にも分け隔てなく接して親切にするのを大切だと感じていたことがはっきりわかるようになりました。それで何かが変わるかとても疑わしかったものの，他に選択肢もほとんどないとわかったので，ロッドは，職場でこの価値に沿って少し行動してみると同意しました。

　次のスタッフミーティングで，ジョージがいつもの攻撃を仕掛けながらロッドを怒らせようとしました。ロッドは，ジョージの目をしっかり見つめながら，コメントにお礼を言いました。あまりに驚いたジョージは，その日のミーティングの残り時間は沈黙したままでした。主任がロッドを呼び寄せて，穏やかな行動を褒めました。ロッドは，自分の中に力強さと勇気が湧くのを感じました。そのうち調子を取り戻したジョージがまたロッドをちくちくと刺激し始めましたが，ロッドは，マインドフルネスを実践して本当に大切と感じる価値をガイドに反応し続

第10章 何が大切かをはっきりさせて，方向を定める 279

けました。職場では不愉快な瞬間もまだたまにはありましたが，ジョージをコントロールしたいと感じる強い衝動からは一歩離れられて，いくらか同情を込めてジョージを眺められるようにもなりました。他の人をコントロールしようとしてもがくサイクルから抜け出せずに，人生において自分が大切に感じることに集中できないでいるジョージが気の毒に思えました。

他の人の行動をコントロールできないことは，内面の経験をコントロールできないのと同じで，大きな欲求不満の原因になります。そして，その現実をアクセプトする方法を探すときにも，内面の経験をアクセプトする場合と同じスキルが使えます。まず，他の人が行動したときにあなたの中に起きる反応に注意を向けて観察します。次に，物事の在り方が違っていればよかったのに願う気持ちが内面にあるのを認識します。そして，本当に大切と感じる価値に沿った行動を選びます。あなたがそう行動した結果，その人の行動が変わるかもしれませんし，変わらないかもしれません。いずれにしても，あなたは，意味を感じる仕方であなた自身の大切な価値に沿って行動していることをしっかりわかっています。それを知っているだけでも，状況が変わらなくても大抵気持ちが落ちついてそれほど反応しにくくなり，苦しさが減ります。

禅の思想から弓道を題材にしたメタファーをご紹介しましょう。的を狙って弓を引く場合，私たちがコントロールできるのは，どれだけ慎重に狙うか，どこまで弓の弦を引き込むか，どの瞬間に矢を放つかです。しかし矢が実際にどこへ飛んで行くかは，他にも突風などの要素が影響を及ぼします。矢を放とうとして用意をしているときの私たちの意図は，結果，すなわち的を射貫くことにまさしく集中しています。それでも，矢を放ってしまったらもう結果に意図を集中するのを止めて，矢が当たるところへ当たるままにしなければなりません。それと似て，私たちは他の人との交流ができるだけ理想的になるようにベストを尽くして自分の行動を選べますが，あるところからは，結果が自分の行動だけで

決まるわけではないことを理解して，物事が成りゆくままにアクセプトしなければなりません。

人は必ず何かに価値を感じている（自覚がなくても）

　私たちのところへ通ってくださるクライエントの中には，不安と痛みを経験する状況を避けようとしてあまりに長い間甲斐なくもがき続けてきたために，何が本当に大切だったかがわからなくなってしまっている方が大勢います。中には，不安を感じなくてすむことの他に人生で本当に大切に思えるものがないと話す人たちもいます。そんなクライエントたちも，経験を丁寧に観察して，辛さをコントロールしようとする習慣的なもがきを手放せるようになると，何が重要かが必ず見えてきます。大切な価値を見つけるには，例えば先にもご紹介したように，これまであなたの注意を捉え続けてきた不安，疑い，怒り，また他のどんな苦しい感情にせよ，それがなかったとしたら何をしているかを想像する方法があります。もう一つの選択肢としては，日頃から生活の中でマインドフルになって，気持ちが満たされたり活動に意味を感じたりしたときの経験に注意を向けるようにするという方法もあります。マインドフルに観察できる瞬間は，思いがけない形で訪れるかもしれません。周りの人と何らかの交流をしているとき，問題を解決したり何かを直したりしたとき，独りで静かに時間を過ごしながら考えごとをしているときなどに訪れるかもしれません。

　何に価値を感じているのかがよくわからない，または大切と感じるものの候補が二つ以上あって選べずに引き裂かれる思いがする，と感じる人もいます。そうしたケースでは，大抵，正しい選択があるはずだと信じていて，そのために決められずにいます。でも，価値は好みの問題ですので，どれかの価値が他よりもよいことはありません。アイスクリームにお気に入りの味があるとか，コカコーラよりもペプシコーラのほうが好き（または逆）などと同じです。好みに理由はありませんし，アイ

スクリームの特定の味がなぜ他の味よりも好きなのかを誰かに説明する
必要もありません。人間関係で大切に感じる価値は，仕事や学校の領
域，また人生の他の領域で感じる価値と根本は同じです。何かに価値を
感じるのは，それが好きだからで，気持ちを満たしてくれて，心が豊か
になるからです。他の人の心を豊かにしないかもしれません。それに，
あなたの心にしてもいつでもずっと豊かにするとも限りません。でも，
価値は，人生のその時期に私たちが何を重要で意味深いと感じているか
を表します。ですので，何を好きと感じるかに注意を向けて耳を澄まし
ましょう。誰かに同意してもらう必要はありません。そして，忘れずに
マインドフルネスを実践してください。そうすれば，好みに耳を澄ます
ときに，気づきの範囲が狭くならないで反応しやすくならずに，姿勢を
開いて経験を丸ごと眺められます。

あなたの仕事の領域で価値を見つける

　何が本当に大切かを見定めていくときに，仕事／学業／家事の領域は
特に難しいと感じがちです。勿論，仕事そのものを心から有意義に感じ
ていてその理由をはっきり説明できる人もいます。でも，仕事や学業の
何に価値を感じるかがはっきりとわからない人も沢山います。今の仕事
にせよ学校の進路にせよ，それほど情熱を感じたわけではないけれども
とりあえず仕事が必要だった，学歴が必要だった，などの理由で選んだ
かもしれません。他のどんな価値とも同じで，仕事の面で何を大切に感
じるかの問いにも正しい答えや間違った答えはありません。あなた次第
なのですが，それでもはっきりさせようとすると難しい場合もありま
す。価値をはっきりさせる最初のステップとして，「今ここでは何が大
切だろうか？」と自分に問いかけてみましょう。平凡な日常の中でマイ
ンドフルに注意を向けながら学校へ通い，子どもたちの面倒を見て，仕
事に出掛けると，日課の中でもあなたにとって意味があって喜びを感じ
る部分を見つけやすくなります。ただ，このとき同時に，それほど喜び

を感じない部分にも気がつくでしょう。

価値と道徳が別なら，他者を傷つけたり利用したりすることも価値になるか？

価値と道徳は同じではありませんが，だからといって価値が道徳や倫理とは無関係にはなりません。私たち著者の経験では，マインドフルネスをしばらく実践し，感情に関する経験は注意を向けるだけでそのままにして，思いやりを育む（第12章で詳しく見ます）と，みなさん，他の人を傷つける行動にはほとんど魅力を感じなくなるようです。確かに，人間は四六時中他の人を傷つけています。でも，そうした行動は，大抵自分の痛みや現実を避けようとするもがきに衝き動かされています。感情を丸ごと全体に眺めながら，「今，この瞬間」に起きている全てを注意の範囲に取り込んで観察し始めると，自然に，他の人を傷つけない振る舞い方を好むようになります。自分の人間らしさを認めて受け止めると，他の人の人間らしさも見えてきます。

そうしたときには第5章でご紹介した「漕ぎ出す」メタファー[65]を使うのがお勧めです。仕事や学業に関わる活動には，面白くもなく退屈で欲求不満に感じる側面もあります。そうした「漕ぎ出す」作業のいくらかは，時々「波に乗って」本当に大切と感じる活動をするには必要かもしれません。例えば，私たち著者二人にとっては，大学院コースへの入学願書100通に目を通すのはとても退屈で決して楽しい作業ではありません。それでも，大学院生をその学生生活を通じて相談に乗りながら指導するのはこの上なく価値を感じる活動です。この波に乗りたければ，入学願書の中を漕ぎ出さなければいけません。

第 10 章　何が大切かをはっきりさせて，方向を定める　　283

　ところが，現代生活の忙しさの問題は，仕事や学校や家事がいつの間にか全部漕ぎ出す作業になってしまい波に乗る時間がなくなっていても，それに気がつかないままになりやすい点です。漕ぎ出すのにあまりに多くの時間とエネルギーを取られ，力尽きて波に乗れないか，仕事に夢中になって元はといえば波に乗る部分が好きだったことを忘れてしまいます。毎日の活動にマインドフルに注意を向け始めると，漕ぎ出すのに時間とエネルギーを取られ過ぎて全く波に乗れていないとき，また仕事に関して好きなのは波に乗る部分だったことを忘れてしまったときに，自分でそうと気がつきやすくなります。マインドフルネスを実践すると，今の仕事に就いた元々の理由とも言える波に注意を戻しやすくなるか，古い波がもう魅力的ではないのでしたら新しい波を探すのを助けてくれます。大企業の営業主任を務めるダニエルの例を見てみましょう。ダニエルは，よい賃金をもらいながら，大勢の部下のチームを管理しています。

　ダニエルは，はじめの頃は，家族が経済的に安心して暮らせることが嬉しくて，仕事もいろんな点で面白く，挑戦し甲斐も感じていました。ところが，そのうち，同僚の何人かが感じているほどには営業の仕事を心から楽しいとも，挑戦し甲斐があるとも感じなくなってきているのに気がつきました。ダニエルは，今の仕事を選んだ自分を非難し始めて，やがて反応とフュージョンし，巻き込まれました。あるとき何かの記事で，どこかの企業重役が仕事を辞めて何百万ドルもチャリティーに寄付してから平和部隊に加わったと読みました。それ以来，ダニエルはあまりに「無益」なキャリアを積んできた自分を責め始めました。それまでしてきた仕事には何の意味もなくて人生を無駄にしているという恐怖が心に湧いて消えなくなりました。じきに，家計を支えるために仕事に費やす時間について家族を恨んでいるのに気がつきました。仕事の無益さを反芻するうちに，仕事をしたい気持ちが減って，責任もそれほど感じ

なくなりました。同僚たちに対しても批判的に決めつけるようになり，気がつくとケンカになっていました。上司がダニエルのそうした行動を戒めると，ダニエルは怒り心頭に発し，帰宅すると，次の仕事が決まっていてもいなくても今の仕事を辞めようと思うと妻に伝えました。そのときに妻が見せた恐れと心配の反応を，ダニエルは家計を支えてきた自分を否定するもので身勝手だと解釈して，夫婦の間の対立が激しくなりました。ダニエルの心で濁った感情が雪だるま式に膨らんでくると，職場でも状況がますます不愉快で満足できないものになって，不安と絶望の悪循環に陥りました。

　不安への反応の仕方を変えたいと考えたダニエルは，マインドフルネス実践の計画を立てて，日課や暮らしに心を開いて注意を向け始めました。すると，仕事に意味を感じられない，別な仕事だったらよかったのに，といった内容の思考がよく浮かぶのに気がつきました。また，思考に反応して頻繁に決めつけたり自分を非難したりしていることと，思考を反芻している状態と思考を追い払おうとしている状態との間を揺れ動いている自分にも気がつきました。そして，思考に巻き込まれているときの自分の行動が大切と感じる価値に沿っていないとも気がつきました。巻き込まれているときには，同僚たちに対して苛立って短気に振る舞い，仕事をする姿勢も無責任で効率が悪く，家族にもとげとげしくなっていました。

　思考や感情に注意を向けてそうした点に気がついただけでなく，ダニエルは，思いやりを持って自分の反応を受け止めようとも取り組みました。内面に起きる思考や感情を注意深く眺めると，仕事に満足できないでいるのは人間ともっと深く関わる分野に貢献したいと感じている願いの表れだと気がつきました。そして，ついに，それこそが自分の中心とでも言える一番大切な価値だと気がつきました。やがて，ダニエルは，ささやかでも大切な価値に沿って行動できる方法をボランティアや地域活動を通じて探し始めました。また，自分を思いやる姿勢を育んで，

第10章　何が大切かをはっきりさせて，方向を定める　　285

「一家の大黒柱」の男性である自分に社会がかけるプレッシャーと寄せる期待を意識するようにしました。マインドフルに反応できるようになると，思考が湧くのを観察しつつフュージョンしないでいられるようになったので，イライラし通しではなくなりました。苛立ちがやわらぐと，同僚たちとの交流もずっと快適になりました。すると気がつきました。ダニエルは，若い営業担当者たちを管理して指導する仕事を心から楽しんでいて，よく注意を向けてみると，仕事の大部分を占めるその側面にとても大きな喜びを感じていたのです。そうとわかると，仕事がずっと充実して感じられて，家族に対しても恨みがましく感じなくなりました。

◇◇◇◇◇◇◇◇◇◇◇◇◇◇◇◇◇◇◇◇◇◇◇◇◇◇◇◇◇◇◇◇◇◇◇◇◇

　アメリアは，パートナーの収入が十分で，自宅にいながら三人の愛しい子どもたちの世話に専念できることを感謝していました。家庭を切り盛りする仕事の何に価値を感じるか，また子どもたちの世話をして家の中を整理整頓して家族全員の暮らしを快適にする幸せについてなら，いくらでも話せました。それでも，暮らしにマインドフルに注意を向けてみると，こなさなければいけない家事の多さに頻繁に不満を感じていることに気がつきました。洗濯物と汚れた食器は終わりがないように見える量を片づけ，家族全員のスケジュールを調整し，忙しい生活の中でも食卓を囲んで楽しめる栄養満点の献立を考えました。パートナーが仕事から帰ってリラックスしている時間になっても，アメリアはまだ家事に追われて，テーブルを片づけ，次の日のランチを考え，子どもたちの宿題を手伝っていました。目の回る家事をこなす中で，アメリアは，その時々にしている作業について何が大切だったかを見失っていました。そのため，今の人生を選んだ理由を話すときに感じる満足を，実際の作業をしながら感じることはごく稀になっていました。マインドフルに眺めてその現実に気がつくと，家事をこなすときにもっと注意を向けやすく

なり，今のスタイルで家族の世話をするのがなぜ大切だと感じていたのかをもっと意識していられるようになりました。また，それに気がついてからは，パートナーにいくらか家事を手伝ってほしいと頼めましたので，時間とエネルギーを人生の他の領域の人間関係や自分のための活動にも回せるようになりました。

◇◇◇

　何を専門にするかの候補が複数あってなかなか一つの進路を選べない人も大勢います。大学4年生のクラークは，大学院でどの学科を専攻するかを決めようとしていました。これまではずっと法律の学位を取ろうと計画していました。弁護士になれば両親や兄弟たちを経済的に支えられる自信がありましたし，それは自分にとってとても大切だったためです。ところが，この1年の間に，アフリカ系アメリカ人とその文化に関する研究のコースがとても興味深くて楽しいのを発見していました。また，その領域で大学院の学位を取得すると知的には大きな喜びになって，全体としては自分が所属するコミュニティーにもっと貢献できるとも感じました。クラークは進路を選ばなければいけませんでしたが，正しい答えはありませんでした。どちらを選択しても，はっきりと価値を感じる方向でした。その進路を選ぶと人生がどうなるかを各々について探りながら，そのときに自分の中に起きる反応を注意深く観察して，クラークは法科大学院へ進むことを選びました。大好きなアフリカ系アメリカ人の研究については，価値を感じる研究領域に知的にも感情の面でも関わり続けられるように，読んでおくべきお勧めの文献を教授に教えてもらいました。また，その分野で感じる価値に沿ったボランティアの仕事を探すとも決めました。こうして，クラークは，大切と感じる二つの分野の両方に，人生の領域を超えて携わり続けられました。

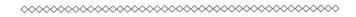

第10章　何が大切かをはっきりさせて，方向を定める　　287

　ジョーは，仕事が自分にとって意味があると考えたことはほとんどありませんでした。勿論工場での仕事があるからこそ家族は屋根の下で暮らせて食卓にも食べ物が並んだので，仕事があることには感謝していました。今の仕事を失えば次を見つけるのは難しいと知っていたので，解雇されないように勤勉に働きました。でも，職場にいる時間のほとんどは，家に帰って友人や家族と一緒になるのを待っている時間でした。ジョーがそうした職場での毎日に意識的に注意を向けると，どこか別な場所にいたいと思う思考が日中いかに沢山浮かんでいるかに気がつきました。また，そうした思考とそれに対して起きる反応が，その日の気分を重くして仕事時間が延々と続くのではないかと感じさせているのにも気づきました。でも，チームで協力しながら仕事をするのが楽しい瞬間も時々あって，チームの成果に貢献できると気分がよいのにも気がつきました。さらに，仕事をしていて欲求不満を感じたときに，仕事は家族の暮らしを支えるためだったことを思い出すと苦しい反応に巻き込まれにくくなるのにも気がつきました。苦しい反応がなくなるわけではありません。でも，それほど気にならなくなり，仕事時間が延々と続くように感じることもなくなりました。このように，何が大切かの価値をはっきりさせて仕事をマインドフルに経験し始めることで，ジョーは，仕事は以前と同じでも，仕事との関係を変えられました。

　あなたも，ダニエル，アメリア，クラーク，ジョーの四人が各々に経験した苦しさに似た気持ちを経験するかもしれません。ここでは取り挙げなかった複雑な事情が絡んだ苦しさかもしれません。暮らしをマインドフルに眺めて，きれいな感情と濁った感情に注意を向けて，何が本当に大切と感じるかを開かれた姿勢

> 何となく感じる不安は，日々の仕事や家事に意味を見いだせないでいることからきているかもしれません。

で探ると，喜びが感じられて気持ちが満たされるような仕事や学業，家事，あるいは両方をこなす方法が見つかるでしょう。いつも必ずとはいかなくても，少なくともたまには見つけられるはずです。仕事／学業／家事の領域で大切に感じる価値がすぐに見つからなくても，またそう簡単にはわからなくても，がっかりしないでください。その時々の経験に心を開いて注意を向け続け，仕事をする中で感じる価値をどうしたら見つけられそうか，何かヒントがないかを観察しましょう。

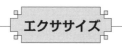

それぞれの領域であなたの価値をはっきりさせる

　本章ではあなたにとって何が一番大切かを探りました。こうなってほしいと願う人生の方向へ動き出すにあたって，ここまでに書き出した価値をもう一度見返して，本当に変えたいと思う分野をそれぞれの領域ごとにいくつかに絞り込んでおくとよいでしょう。ノートの新しいページを開いて，上のほうに「人間関係」と記入してください。それから本章を読みながら書いた内容を全部読み返して，人間関係では何があなたにとって大切かを考えましょう。これから数週間かけて注意を向けていきたいと思うものを二つか三つ選んで書き出してください。誰か他の人の価値ではなくて，確かにあなた自身が大切と感じるものを表す価値を選んでください。また，こう感じたいと思う内面の状態ではなく，こうしたいと考える行動に注目した価値を選んでください。価値が他の人に関わるものでしたら，その人との関係の中であなたがどう振る舞いたいかに注目して，その人に何をしてほしいと考えているかも含めて考えましょう。さて，またノートの新しいページを開いて，上のほうに今度は「仕事」「学業」「家事」のどれでもあなたが大切と感じるものを記入してから，先ほどと同じプロセスをたどります。その領域で特に注目したいと思う重要な価値を二つか三つ決めます。最後に，また新しいページの上に「自

第10章　何が大切かをはっきりさせて，方向を定める　　289

分のための活動」および／または「地域参加」（それがあなたにとって大切でしたら）と書いてから，もう一度同じプロセスをたどります。では，このエクササイズで書き出した内容を見返して，本文でお伝えした内容も考えあわせながら，これから数週間かけて注目していくために選んだ価値が回避ではなくて確かにあなたの好みになっていて，あなたが何を大切と感じるかを表していることを確かめてください。本当に重要かどうかに自信がない価値があっても大丈夫です。その領域で何を大切と感じているかを，わかる範囲でできるだけ予測して書き出しましょう。自信がなかった価値でも，さらに注目して，マインドフルに行動しているうちに，大切に感じるものを正確に見つけられたかどうかがわかるでしょう。

　第11章を読み始める前に，三つの領域のそれぞれで価値に導かれた行動（価値に沿った行動）を1週間かけて観察してください。一日の終わりに，あなたが注意を向けようと選んだ価値に沿った行動を実際に行動できたときを全てノートに書き出しましょう。また，行動する機会はあったけれども逃してしまったときも書き出してください。例えば，あなたが周りの人たちとつながり合うことに価値を感じていて，誰かがあなたをランチに誘ったときに断ったのでしたら，それは機会を逃しています。価値に沿って行動できた機会を全て書き出してから，実際に行動したのでしたら「○」，機会を逃したのでしたら「×」の印をつけましょう。また，行動した瞬間または逃した瞬間にどれほどマインドフルだったかも，1から100までの数値で評価してみましょう。最後に，あなたが行動するのを妨げたものがありましたら，それも全て書き出しましょう。行動を妨げる要素には，内面に不安や不快な気持ちがあった，外側の問題として例えば電話をしても誰もつかまらなかった，などがあるかもしれません。機会を逃しているときにしっかり気づけるようになると，初めは辛いかもしれませんが，いずれ役に立ちます。どんなときにも，苦しさを感じたらマインドフルネスを実践するのを忘れないでください。

マインドフルになると，人間として自然な反応をアクセプトできて，反応に妨げられずに価値に沿って選んで行動しやすくなります。日頃のマインドフルネス実践を今週も続けるときに，「感情のマインドフルネス」（p.172）と「空に浮かぶ雲」のエクササイズ（p.237）を使うと，アクセプタンスとウィリングネスを育めて，これまでに見つけたあなたの価値に沿って行動しやすくなるでしょう。

第11章
スキルを使いこなす
―コミットメント―

　それぞれの章を読み始める前にマインドフルネスを簡単に実践しておくと効果的なのは，第6章の終わりにお伝えしました。本章のためにまだ実践されていないのでしたら，日頃からしているフォーマルなマインドフルネスをここで一つ実践しておきましょう。それをするだけで，本章で見ていく課題にしっかり取り組めるようになって，最大の効果を引き出せます。実践の中でも感情や思考に関連するものがお勧めです，例えば第9章でご紹介した「空に浮かぶ雲」のマインドフルネス・エクササイズや「小川に浮かぶ葉っぱ」あたりがよいでしょう。

　ここまでで，あなたにとって何が大切かをはっきりさせてきました。また，内面の経験から習慣的に逃げないで経験と向き合うことも身につけてきました。いよいよ，二つのスキルを合わせて使いながら人生を変えるためのステップを踏み出す用意ができました。人生を変えるときは，今までしなかった行動をしなければいけないかもしれませんし，今までしていた行動を止めなければいけないかもしれません。今までしてきた行動にもっと注意を向けなければいけないこともあるでしょう。あるいは，先に探ったように，不安が強いと自分の人生なのに傍観者になった感じがして，目一杯活動しているはずでもそれぞれの活動を十分に経験しきれていない場合も時々あります。そうしたケースでは，行動をマインドフルに眺め始めることこそ，人生を変えるステップになるでしょう。どのようにして人生を変えていくかへと話を進める前に，人生を変えようとするのはどんな感じがするものかを少し考えてみましょう。

行動を変えるコミットメント

　行動を変えると心に決める，つまりコミットする。そう考えたときに，どんな思考や気持ちが浮かびますか？　私たち著者もそうですが，あなたも，うまくいきそうもない理由をすぐに片っ端から挙げ始めているのに気がつくかもしれません。例えば，過去に変わろうとしてうまくいかなかったときを思い出すとか，今の暮らしをあまりに長く続けてきたので別な人生の可能性なんて想像さえできないなど。それとも逆に，人生を変えると考えただけですぐにも変えたいところがどんどん思い浮かんできて，期待していたほど素早く変えられないとイライラするでしょうか？　「変えるとコミットする」と考えたときにあなたの中にどんな反応が起きるかを，少し立ち止まってマインドフルに眺めてみましょう。

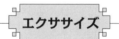

あなたにとってコミットメントは何でしょうか？

　20分時間をとって，行動を変えると考えたときにあなたに起きる反応を書いてください。これまでと同じように心を開いて，以下の項目について，あなたの一番深いところにある感情と思考を探りましょう。思考と気持ちをありのままに受け止めてできるだけ完全に経験することが大切です。なぜなら，苦しい思考をどこかへ押しやろうとすると実際にはかえって苦しくなるためです。

　以下の項目のどれか，または全部についてノートに書いてください。その中から一つは，その項目だけに集中して20分間書き続けてください。順番は何でもかまいません。書いているうち次に何を書いてよいかがわからなくなったら，何か新しいことを思いつくまで同じ内容を繰り

第11章　スキルを使いこなす　　　293

返して書きましょう。必ず 20 分間を書き通します。誤字，句読点，文法
は気にしないでください。この課題では「意識の流れ」を書き出すのが
狙いともいえます。思い浮かぶことは何を書いてもかまいません。

- 何が大切かに沿って人生の選択をして行動すると考えるとどうなりま
  すか？
  - 人生がしたいことよりも，しなければならないことでいっぱいの感
    じがよくありますか？
  - したい活動をしているけれども，行動に心が伴っていない感じがし
    ますか？
  - 本当にしたいと思うけれども，不安が理由でできないと感じる事柄
    はありますか？
- あなたが選んだ価値の何が重要ですか？　その価値はあなたにとって
  どんな意味を持ちますか？
- たとえ苦しくても，人生を変えるためには苦しさも経験しようと思う
  ウィリングネスについて考えると，どうなりますか？　人生を変える
  方向へ行動すると考えたとき，何が一番大きな障害になっていますか？
- コミットしようと考えると，どんなプラスまたはマイナスの反応が起
  きますか？　以前にコミットしたときには何を経験しましたか？

　このエクササイズは，人生を変えようと考えながら同時に何が妨げに
なっているかを探っていく間に繰り返し取り組むとよいでしょう。何日
も続けて書いてもかまいませんし，少し時間をおいてからまた書くのも
よいでしょう。こうした書き出しをすると，なぜ変わりたいのかの動機
を見つけやすくなり，価値に沿った方向へ行動するのを妨げているかも
しれない恐怖にも気づきやすくなります。動機と妨げを意識できると，
大切と感じる方向へもっと効果的に進みやすくなります。

> ### 行動を変えようとするときによくある反応
>
> ・「どうせうまくいくはずがないから，はじめから試さないほうが
> 　まだまし」
> ・「行動を変えようとするには，今はいろんなことが起き過ぎてい
> 　る」
> ・「変えるには不安が強すぎる。ストレスがそれほど強くなくなる
> 　まで待とう」
> ・「変えるのなんて簡単なはずだ。こんなに大変なら，私はどこか
> 　がおかしいに違いない」
> ・「以前にも行動を変えようとして失敗した。だから諦めるべきだ」
> ・「変えようとしてうまくいかなかったのなら，そのまま諦めるべ
> 　きだ」
> ・「行動を変え始めるのが待ちきれない。すでに結果が出ていれば
> 　いいのに，と思うくらいだ！」

　人生で何かを変えようとしてうまくいかなかった経験は誰にでもある
でしょう。中には，いくらかならうまくいったという人もいるかもしれ
ません。そのときにどうしたらうまくいったかを思い出すと，もっと
価値に沿って生き始めるための計画を立てるときに役立つでしょう。
時々，行動を変えようとコミットすることに関して浮かぶ考えそのもの
が妨げになっている場合があります。以下では，私たち著者が自らの経
験と大勢のクライエントたちと取り組んできた経験の中で観察したこと
をいくつかご紹介します。

選択と柔軟性
　ある状況に反応して自動的に行動するのに慣れきってしまっているた

めに，行動には選択肢があるという考えになじむのにしばらく時間がかかる場合があります。習慣のようにして，不安を掻き立てる状況を避けている，辛さを感じさせる状況には近づかないでおく，苦しさを抑え込んで感じないでおこうとしているなどの場合にそうなりがちです。あなたも不安と悪戦苦闘してきたのですから，おそらく，人生の少なくともいくつかの領域では考えずに反応しがちになっているでしょう。選択肢が他にも実は沢山あるかもしれない点を考えずに行動しているのです。そうなってしまうのには，いくつか理由があります。一つは，本書を通じてお伝えしてきたように，特定の仕方で行動しなければいけないと感情が伝えている，とあなた自身が受け取りがちな点です。不安なら避けなければいけない，悲しいなら引きこもらなければいけない，などと受け取りやすくなっています。二つ目として，不安に関する行動は学習されてとても強く習慣化される場合がある点です。例えば，社交が苦手なソニアが，マインドフルネスを使って社交の場で心に浮かぶ不安や自己批判的な思考を経験するのにウィリングになったとします。それでも，気がつくと，すっかり身についてしまった習慣からソニアは毎晩自宅で独りテレビの前に座っているかもしれません。本書を通じてマインドフルネスを実践してくる中でだんだんおわかりになったとおり，気持ちや思考があっても行動しなければいけないわけではありません。マインドフルネスを実践中に，立ち上がりたい気持ちがあっても，もっと有意義な時間の使い方が別にあるといった思考が浮かんでも，足を動かしたい感覚があっても，そうした気持ちや思考や感覚をそのままにしてマインドフルネス実践を続けられます。ここからは，あなたも，生活の中でマインドフルに行動を選び始めましょう。

　さて，気持ちや思考をそのままにして価値に沿って生きるためには，たとえそうは感じられなくても私たちが自分で行動を選んでいるのだと意識することが重要になります。選んでいる以上，私たちはどの瞬間にも自分に問いかけられます，「これが，今この瞬間に本当にしたいと

思っている行動だろうか？」。例えば，今日４回目のパソコンゲームを始めようとしていて，その日にするはずの仕事にまだ手をつけていないのでしたら，これが本当にそうしたいと思う時間の使い方なのか，それとも他の過ごし方を選びたいだろうかと自分に問いかけられます。「行動は選べる」という認識は，気分がすぐによくなるわけではないけれども長い目で見ると気持ちを満たしてくれる生き方をしようとするときには特に大切です。健康な食生活を続けようと頑張った経験がある人なら，その瞬間に食べたいと感じるものでも食べないと選ぶことが，価値に沿って行動して長い目で見て納得するには大切だと知っているでしょう。また，誰か特別な人とおつき合いしたいけれども初デートには出掛けたくないと感じているのでしたら，身の周りで知っている人の中にロマンティックに魅かれる人がいない限り，出掛けたくない気持ちはそのままにして，やはり出掛けることを選ぶほかないでしょう。

コミットメントは「しようと思う」ことで，行動ではない

　行動を変えると決めておきながら決めたとおりにできなくてがっかりした経験はありませんか？　私たちもあります！　人生で何かを変えようとするときに一番難しいのは，コミットしようとする中で絶対に避けられない「しそびれ」に上手に反応することです。いくらしっかり心に決めてコミットしても，価値に沿わない仕方で振る舞うときもあれば，不安を強める習慣がぶり返すこともありますし，間違いもします。そんなこともあると認めるのも，人間らしく生きることの一部です。そこで私たち著者は，人生で何かを変えるとコミットするのは，行動というよりもむしろ意図として，「しようと思う」ことと考えるとわかりやすいと感じます。そう考えると，身体を健康に引き締めようとコミットしているときにも，前の晩に寝たのが遅過ぎて寝不足だから今日はジムに行かないと決められます。ジムには行かなくても身体を引き締めることを「しようと思って」いますのでコミットし続けているといえます。です

ので，次の日からまた価値に沿って行動できて，自分を非難するあまり何もかもを諦めてしまう状況にはなりません。この戦略は，私（L. R.）が禁煙するときにとても役立ちました。決してヘビースモーカーではありませんでしたが，私は，ある状況でタバコを吸う癖が強くついてしまって，健康のために止めたいと心から思っていたにもかかわらず実際に禁煙するのはかなり大変でした。止めるとコミットするたびに，「一本だけ」と自分を納得させる状況に必ずなってしまい，結局禁煙に「失敗」したので後から気持ちが落ち込みました。そうすると止めようとしなくなり，長時間タバコを吸い続けてますます自己嫌悪に陥る破目になりました。私はついに決心しました。まず，きれいなコミットメントにしました。また，タバコを吸う習慣を断ち切るのがいかに大変かを思いやって，コミットしそびれるたびに自分に優しく接することも決めました。そして，長い目で見るとタバコを止めるほうが自分のためになると心から信じていたので，思いやりを持って接した後でまたコミットするとも決めました。このアプローチにしてからは，コミットしそびれても素早く姿勢を戻して再びコミットできるようになり，やがてタバコを完全に止められました。コミットメントを意図と考えるのは勿論として，そのプロセスで自分に思いやりを持てたのも，プロセスを続けられた大きな要素だったと感じます（自分への思いやりを育む方法は第12章でさらに詳しく見ます）。

　禁煙はかなり具体的な例ですが，私たちが価値を感じる活動には，それほどはっきりとはしていないものの一貫して変えていこうとすると同じくらい（またはもっと）難しい活動が沢山あります。変化をプロセスとみなし，コミットメントを「しようと思う」ことと考えると，はっきりとは捉え難いそうした分野にも取り組みやすくなります。例えば，ノーシは，母に優しくするのが大切だと感じていました。でも，母はノーシが傷つく類の言葉を口にしがちで，ノーシも母のそうした言葉に対して頻繁に心ない発言を返しました。そして後で必ず気分が悪くな

り，母に優しくできなかった自分を責めました。ノーシがこの受け答えの定型のパターンにマインドフルに注意を向け始めると，自分を責めて罪の意識を感じるのは感情をますます濁らせるだけだと気がつきました。また，気分が濁ると，さらにケンカ腰になったり，ときには関わりがあまりに不愉快で会話を完全に避けたりしがちになるのにも気がつきました。ノーシが，本心に反してきつい反応をしてしまったときにも自分を思いやるようにすると，感情に関する反応がきれいになり，むしろほとんどの状況で母にも優しく反応できるとわかりました。うっかり度量の小さい発言をしたり言い訳がましくなったりすることもまだありましたが，そうしたときにも，マインドフルネスを実践して，母に優しく接しようとまたコミットすると，以前よりも早く元の気持ちに戻れるようになりました。

　ご存じの通り，価値に沿って行動するのは，不安を感じている状況では特に難しくなります。カルロスは，友情では誠実さが大切と感じていて，何があっても友人を弁護する人間になりたいと思っていました。でも，社会的な場で注目を浴びると必ず心臓が早鐘のように打って，手の平に汗が吹き出し，声が振るえました。職場では，同僚の一人が日頃からランチの時間になるとカルロスの友人を中傷していました。カルロスは反応したいと思っていましたが，何かを言いかけるたびに不安が湧くのを感じて，結局大抵は何も言いませんでした。すると，友人が中傷されるのをそのままにしてしまった自分に対してあまりにも自己嫌悪に陥ってますます不安になり，自己意識も強くなりました。そんないつもの状況にカルロスが優しく注意を向け始めると，ほとんど自動的に発言を止めている原因が不安の症状が苦しいためだと気づきました。でも，発言しなくても苦しさは変わらず，なくなることはありません。そこでカルロスは，不安に関して苦しさを経験するかどうかとは関係なく，大切と感じる自分の価値に沿った姿勢で行動しようとコミットしました。マインドフルネス・スキルを使って身体の中の感覚をありのままに注目

しました。誰にでもある身体の反応です。そして，同僚が友人をまた中傷し始めたときに，自分の身体の反応はそのままアクセプトして，ともかく声を上げました。声が振るえているのに気がついて，周りの人たちが自分をどう見ているだろうかと不安になる思考が浮かぶのにも気がつきました。それから友人の顔を見て，自分が何を本当に大切と感じているかをしっかりと思い出して，友人を支持する言葉を言いました。全員の視線が自分に向いている中でまだ落ちつきませんでしたが，同時に勇気も湧いてきて，友人のために声を上げてよかったと感じました。

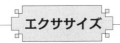

山の瞑想[66)]

　ジョン・カバットジンが開発した中からご紹介する次のエクササイズは，私たち著者も大好きな一つです。ここまでに身につけてきたスキルを同時に沢山使って，瞑想を体験します。その体験は，生きていれば必ず経験することになる沢山の思考や気持ちや感覚を受け止めながら，それでも大切な方向を見失わないでこうなってほしいと願うあなたらしい人生を生きるのを助けてくれるでしょう。15分時間を取りましょう。先にご紹介したエクササイズと同じで，ここでも「……しています」の表現を使います。そのほうが，何かの終着点に向かおうとしているというよりも注意を向け続けるプロセスの感じがよく伝わると考えるためです。本書のウェブサイトから録音をダウンロードしてもかまいませんし，次の説明を読んでから実践してもかまいません。

◇◇◇◇◇◇◇◇◇◇◇◇◇◇◇◇◇◇◇◇◇◇◇◇◇◇◇◇◇◇◇◇◇◇

　世にも美しい山を思い浮かべ［てい］ます。よく知っている山でも，何かで聞いたことがある山でも，想像できる限りの山でもかまいません。その姿があなたの心に響く山です。山のイメージや雰囲気を，心の目で

見ながら，注意を向け［てい］ます。全体の形，そびえ立つ峰。裾野は
そのまま地殻にしっかりと根づいていて，稜線は急かもしれませんし，
なだらかかもしれません。なんとがっしりとしているのでしょう。なん
と不動で，美しく，遠くから見ても，近くからでも……。

　頂上近くに冠雪があって，裾野は木々が茂っているかもしれません。
たった一つの峰が崇高にそびえているかもしれませんし，切り立つ峰々
が連なっているか，平らな高地も見えるかもしれません。どんな姿にし
ても，山のイメージと一緒にただ座っ［てい］て，呼吸し［てい］て，
眺めながら，さまざまな特徴に注意を向けています。用意ができました
ら，山をあなたの身体の中へ取り込んでみ［てい］て，ここに座る身体
と，心の目で見ている山とが，一つになる感じです。あなたの頭はそび
える峰になり，肩と腕は稜線です。お尻と脚は岩盤になって，床のクッ
ションか椅子にしっかりと根づいています。身体に隆起する感じがみな
ぎります……山の高さを背骨の髄で感じます。さあ，息づく山になりま
しょう。静けさの中で確固として，ありのままにそこにいます。言葉も
思考も超えて，中心にあって，根づいて，動かずに，まぎれもなくそこ
にいます。

　さて，言うまでもなく，一日を通じて太陽が空を移動する間も，山は
ただそこに在ります。山そのものの力強い不動さに対して，光と影と色
彩は休むことを知らずに刻々と変化し続けています。一時間もすると，
景色が変わったのが誰の目にもわかります……。光の加減が移ろい，夜
が来て朝になり，朝になったらまた夜が来ますが，山はただそこに，あ
りのままにどっしりとしているだけです。ただそこに在って，季節が巡
り，天候が日ごとに刻々と変わります。何がどれだけ変わっても，穏や
かさはそのままです。

　夏には，頂や，深く刻まれた谷の一年を通して日が直接当たらない部
分の他は，雪がほとんど消えるかもしれません。秋には燃える紅葉で色
づくでしょう。冬は雪と氷に覆われます。どの季節にも，気がつくと雲

や霧に包まれていたり，凍てつくような雨に山肌を洗われていたりする
ときもあるでしょう。訪れた観光客たちは山がはっきり見えないとがっ
かりするかもしれませんが，山にとっては何も変わりません。見られて
も見られなくても，陽ざしの中でも雲の中でも，焼かれても凍えても，
ただそこに在って，山そのものです。ときには荒れ狂う嵐に見舞われ，
人間には思いもおよばないスケールの雪や雨や風に打たれるかもしれま
せんが，そうしたもの全ての中でも山はそこに在ります。春が来ると，
鳥たちが木々の中でまた歌い始め，落葉していた枝には新芽が戻り，高
地のお花畑や斜面で花が咲き出して，雪解け水をたたえて小川が溢れま
す。そうしたこと全ての中でも，山はそこに在って，天候にも，表面で
何が起きても，景色がどう見えても，不動（**動かざること山の如し**）で
す。

　このイメージを心に抱いて座りながら，私たちも，人生で刻々と起き
ること，一時間ごとの移ろい，何年越しに変わっていく事柄全ての中で，
山と同じ揺らがない不動さと根づいた感じとを体現できます。人生の中
で，また［マインドフルネスを］実践する中で，私たちは，心と身体と
周りの世界が変化していく自然な性質を絶えず経験しています。光もあ
れば，闇もあり，鮮やかな色もあれば，くすんだ色もあります。人生の
嵐はその時々で強さも荒っぽさもさまざまで，広い世界でも，あなたの
人生でも，心の中でも起きます。強風にあおられ，寒さと雨に打たれ，
闇と辛さの時期を耐え抜いて，味わい深い喜びや高揚の瞬間も訪れます。
私たちの姿さえ，変わり続けます。山の姿と同じで，周りが移り変わる
のと同時に自身の姿も移り変わるのを経験します。

　［このエクササイズで］山そのものになると，山の力と安定性と結び
ついて，それを授かって自分のものにできます。山のエネルギーを使っ
て，一つひとつの瞬間をマインドフルに，落ちついて，はっきりと受け
止めるのを支えられます。思考や気持ち，思いこみ，感情の嵐と危機，
それに身に起きることさえ，山の天気に似たものと考えるとよいでしょ

う。嵐に遭えばつい個人的な問題のように受け止めがちですが，天気が
どれほど強烈でも，個人の問題ではありません。人生の天候は，無視し
ても否定してもいけません。ありのままに向き合って，敬意を払って，
感じて，理解しなければいけませんし，時には私たちを死なせかねない
のですから慎重に注意を向けていなければいけません。人生の嵐をそう
受け止めると，嵐の真っ只中にいてもなお，想像もできなかった深い沈
黙と静けさと知恵があるのに気がつくはずです。山はそれを教えてくれ
ますし，耳を傾けると，もっと多くを教わるでしょう。

価値に沿って生きよう

　山の瞑想をすると，私たちが元から持っている内面の力と安定性を引
き出してくれます。自分の中のそうした不動なものを意識できると，一
見するとまるで私たちがどんな人間かを表しているようにさえ思える思
考や気持ちも，過ぎ去る性質のものだと気がつくでしょう。山の瞑想を
ご紹介すると，自然の力や人間の力が山を侵食できるではないかと心配
される方が時々います。また，内面の力も外側からの影響でいずれ弱く
なるかもしれないと心配される方もいます。山と同じで，私たちも確か
に外側の環境から明らかに影響を受けて，外見も間違いなく時間ととも
に変わります。でも，山が山の天候以上の存在で，外側から見た姿以上
の存在なのと同じで，来ては去っていく思考や感情や身体感覚の経験が
瞬間的にどれほど高まっても，私たちが内側に持つ拠りどころはそうし
たものよりもずっと強くて，長く持ちこたえます。
　山の瞑想（またはあなたの思考や気持ちとあなた自身は別な存在だ，
という感じを育んでくれるイメージやエクササイズでしたら何でもかま
いません）から授かる強さと安定した感じを，意味深い人生を生きよう
と思うコミットメントと合わせましょう。さて，人生の三つの領域のそ

れぞれで何を大切と感じるかを見つけましたし，どんなときに価値に沿って行動する機会が訪れるかにも注意を向け始めましたので，人生で価値に沿った行動にコミットし始める用意ができました。人生を変え始めるときには，ひとまずその日にしようと思う行動を一つか二つずつ選ぶか，その週にしようと思う行動をいくつか選ぶ方法がお勧めです。しようと思う行動は，ノートに書き出しましょう。1ページに1項目を書くと，しようと思うとおりに行動できているかどうかを記録できます。価値に沿って行動したのでしたら，行動しているときにマインドフルでいられたかどうか，実際に行動するときに役に立った要素があったかどうかを書きましょう。しようと思っていても実際にはできなかった行動は，何が妨げになったかを書き留めて，それを参考にしながら将来にはどうしたら価値に沿って行動できそうかを計画しましょう。

　何年も不安に苦しんできたオスカーは，苦しさを減らそうとして効果なくあくせくするうちに人生の幅をだんだん狭めてしまっていたのに気がつきました。そこでマインドフルネスを実践するようになり，何が自分にとって一番大切なのかがはっきりしてきたので，人生を実際に変え始める準備ができました。オスカーは，孤独を感じて周りの人たちと交流したいと思っていましたので，まず周りの人たちともっとつながり合おうと決めます。また，食生活が不健康なのを自覚していて，パニック発作を恐れて運動も止めていたので，もっと上手に身体の健康を管理できるようになろうとも決めます。人生を変えるために行動し始めると決めた第一日目に，同僚をランチに誘って，近くのサンドイッチ店（普段よく行くファストフード店ではなく）へ行こうと提案します。ランチを食べながら会話をしているときには不安を感じますが，他の人と一緒にランチを食べるのはいいものであるとも気づいて，気持ちが通じ合っていると感じる瞬間も時々ありました。オスカーは，不安を感じるのは，今リスクを冒しているけれどもそうするのは自分が人生で周りの人とつ

ながり合うのを大切にする人間だからだと伝えるメッセージだと認めます。何かを発言してから間抜けなことを言ってしまったのではないかという思考が浮かんだときは、思考に注意を向けて、自分を批判する思考を浮かべた自分をいくらか思いやってから、注意を元の会話と味わっていたサンドイッチに戻します。

　夕方になると、遅くまで残業して仕事をいくらか終わらせなければいけない言い訳の思考がいくつも浮かんできます。オスカーは、人生では仕事を優先しなければいけないという社会的なメッセージをこれまでに沢山受け取ってきたことを少し考えてから、ジムに行くことを選びます。トレッドミルの上で走りながら心拍数が高いのに何度も注意が引きつけられますが、心臓は健康だと医師から伝えられたことと、心拍数が心配になるのは自分の普段の反応で、そのたびにこれまで何ともなかったことを思い出します。オスカーは、不安になる思考を経験し続けているときにも、また走れるのが嬉しいと感じる気持ちが同時にあるのに気づくことができています。一日の終わりには、その日を振り返って何度も価値に沿って行動できた自分に感心しています。簡単ではありませんでしたし、不快になった瞬間も沢山ありましたが、そうして価値に沿って選択したことのメリットも感じています。

　オスカーの価値に沿って生きる第一日目はわりとうまくいきました。私たち全員がオスカーのような経験をできるとは限りませんし、オスカーだって二日目にはそれほどうまくいかないかもしれません。でも、オスカーがどうしたら価値に沿って行動し続けられたかをここでよく見ておくと参考になるでしょう。オスカーは、普段から感じている妨げが消えたわけではなくて、第一日目にも相変わらず経験しています。苦しい思考も浮かんで、いつもの身体感覚もありました。でも、そのときに、いつものようにそうした感覚を消してしまおうとするのではなく、注意を向ける範囲を広げました。だから、習慣のようにして気がつく苦

しい経験の他に，走っているときの
気持ちよさ，ランチを一緒に楽しむ
ときの心がつながり合う感じなどの
プラスの経験にも同時に気づけまし
た。思い出しましょう，不安がある
と注意の範囲が狭まります。それは
人間として自然です。でも，天敵に
捕食されそうなどの切羽詰まった事
情がないのでしたら，注意の範囲を

> 不安は，注意の範囲を狭め
> て一番脅威と感じるものだ
> けに集中させます。マイン
> ドフルネスは，注意の範囲
> を逆に広げて，人生をもっ
> と広く深く満喫できるよう
> にします。

マインドフルに広げられると，一番脅威と感じている事柄だけに集中す
るのではなく経験全体を意識できて，起きていることを全て経験できる
ようになります。オスカーが日頃からマインドフルネスを実践している
と，不安を感じる状況でとても役立つはずです。なぜなら，マインド
フルネスを定期的に実践していると，不安に関して日頃から心にどんな
思考が浮かぶかを自分でよくわかっていますし，そうした思考が来ては
去っていくものだとも知っているので，不安に関連するもの以外の経験
にも注意を向けやすくなるためです。

　オスカーは，感情の機能だと学んだものも使いこなしました。以前な
ら，不安を感じると，恐怖で反応していました。ひとまず気持ちを落ち
つかせようと注意を集中して，それがうまくいかなければ席を外す理由
を探していたでしょう。でも今回は違いました。感情には機能があって
何かのメッセージを伝えているはずだと思い出して，不安をありのまま
に認め，そのままアクセプトして，交流を続けられました。

　自分を批判する思考が浮かんだときも，あっという間に自信喪失に押
し流されるのではなく，思考を思考として観察できました。また自分に
起きる反応を思いやりの眼差しで眺めて，自分にとって今の状況がどれ
ほど苦しいかを認めてから，注意を「今，この瞬間」に戻しました。

価値に沿って行動したら後はマインドフルになるだけ

　第10章までにエクササイズをいくつかこなしてくる中で，さまざまな意味で価値に沿った生き方をしているはずなのに，心配と不安があまりに強く，そちらに気を取られてしまって結局自分の人生の傍観者になった気分がする，と感じた方もいらっしゃるかもしれません。あなたがそうでしたら，価値に沿って行動するのは，あなたの場合，今の生活に注意を向けて，すでに生きている人生をもっと楽しめるようにすることです。日頃の活動をもっとしっかり経験して味わうには，フォーマルでないマインドフルネス・エクササイズを使って生活の中のそれぞれの活動にマインドフルに注意を向けると効果的です。また，本章の終わりでご紹介する「3分間呼吸空間法」も，日頃の生活にマインドフルネスを取り入れるにはとてもよい実践です。価値に沿った活動を始めようとする直前に数分だけ時間をとってこれを実践すると，注意が鋭くなり，活動をもっと味わえるようになります。また，価値に沿った活動をしているときに心がふらふらと他の何かへさまよっていくのは人間として自然ですが，気づいたら，今している活動に連れ戻しましょう。そうしていると，身体だけを動かしている感じがしなくて，大切と感じる活動の手応えと心が満たされる感じをしっかり経験できるでしょう。

　時々，マインドフルネス実践があまりにリラックスできて心地よいために，気がつくと，価値に沿って生きるよりもフォーマルなマインドフルネスを実践することを選んでいる場合があります。でも思い出しましょう，私たちが取り組みを通して目指すのは，傍観者にならず人生にしっかり参加して経験することです。人生で使いこなしていこうとするマインドフルネス・スキルを身につけるときにフォーマルなマインドフルネス実践がとても助けになるのは間違いありません。しかしフォーマルな実践によって得られる穏やかさを求めすぎると，いつの間にか目的と手段が逆になって，肝心な人生そのものから離れてしまいかねません。例えば，パートナーと重要な問題について対立する意見を摺合わせ

第 11 章 スキルを使いこなす　　307

なければいけないときには，マイン
ドフルネスを実践するために人生か
ら 45 分間離れるのはベストな方法
とはいえません。マインドフルネス
実践を使って，自分が今どれほど反
応しやすいかを知り，経験を優しく
受け止められるようになり，状況の
中で何が大切か価値を思い出したい

> マインドフルネスを実践す
> ると，人生の傍観者では
> なくなり，大切と感じる活
> 動をするときの手応えと満
> たされる感じを経験できま
> す。

と感じるかもしれませんが，どんな解決法にしても，パートナーと心を
通じ合わせておくことが大切です。

大きい行動も小さい行動も織り交ぜて

　大切と感じるものに導かれた人生を生き始めるにあたって，最初に取
り組む行動はどうやって選べばよいのだろうと考えていらっしゃるかも
しれません。価値の中には，最初に取り組むには大きすぎると感じるも
の（例：パートナーもいないのに，誰かと感情を打ち明けられる親密な
関係になろうとする）から，エネルギーを振り向けるには些細すぎると
感じるもの（例：健康な食事をする）まであるでしょう。私たち著者の
経験では，バランスを考えて選んで，例えばより大きな価値で人間関係
の在り方や仕事で充実感を得るようなものと，よりささやかで具体的で
簡単に取り組める価値とを組み合わせると一番よいようです。そうする
と，それまであまり顧みずにいたけれども簡単に取り組める活動から一
つひとつ達成していけるので，価値に沿って行動するときの満たされる
感じを味わえます。同時に，そうした小さな達成から気持ちが動機づけ
られて，取り組むのがもっと難しかったり複雑だったりする分野でも変
わろうとする気持ちを高めて持ち続けられます。大きな分野はつい後回
しにしたくなりがちですが，私たちが見るところでは，そうした分野に
限って一番大切ですので，いつも念頭において，ゆっくりとでも変わっ

ていくのも効果的です。

　マリサがセラピーを受けたのは，不安があまりに全般に強くて人生そのものを妨げていると感じたためでした。マリサにはボーイフレンドがいましたが，気持ちが満たされるほど感情の面で親密になれなくて，マリサが大切と感じる人間関係についになれないのではないかと心配でした。それとは別に，マリサは地域への参加の仕方も変えたいとも感じていました。子ども時代から教会に通いながら成長しましたが，家族と離れて暮らすようになってからは教会に関わる活動に参加する時間を見つけられませんでした。マリサは，ボーイフレンドと感情面で親密になる価値に正面から向き合うと「状況をさらに悪くして」下手をすると別れることになってしまうかもしれないと考えて，なかなか取り組めずにいました。かといって，地域活動に参加するのは人生の今の時期にはそれほど大事だとは思えなかったので，その分野に取り組む気にもなりませんでした。マリサがセラピストと一緒に二つの分野の価値を探ると，人間関係の領域でも地域活動の領域でも大切と感じる価値に沿って生きられておらず，その状況が人生にマイナスの影響を及ぼしているのが自分でも理解できました。セラピストは次の週は二つの分野の両方に注意を向けてみることを提案して，どうしたらそれぞれの価値に取り組めるかを二人で考えました。マリサは，地域に参加する価値については，行けそうな範囲にある教会のリストを作って，その日曜日にどれかへ実際に行ってみてどんな考えが浮かぶかを観察すると決めました。また，ボーイフレンドとは，その週のうちに一度は感情を打ち明けて，なかなか親密になれないのにはマリサ側が感情面の弱さを見せたくないと感じていることが妨げの一つになっているかどうかを調べようと決めました。

　マリサとセラピストは，マリサの人生の大きな分野（ボーイフレンドとの感情面の親密さ）で意味のある一歩を踏み出すのと，より小さいけ

第11章　スキルを使いこなす　　309

れどもやはり重要な分野ではっきり
わかりやすい一歩を踏み出すのとを
組み合わせて同時にする方法を見つ
けました。二つの分野に同時に取り
組むと，マリサにとっては，それま
で避けてきた何かに向けて動き出す
のがどんな気持ちかをいくつかの
違った状況で眺められるだけでな

> 大きな行動も小さな行動も同時に始めると，さまざまな状況で避けていたことに向けて動き始めるときに達成感を経験しやすくなります。

く，取り組み始めて比較的すぐにいくらかの手応えを感じて気持ちが
満たされる機会も増えるでしょう。

　大きな分野に一気に取り組むのではなく，小さなステップを見つけ
て少しずつ取り組み始める方法もあります。エリックは恋人がほしい
と考えていましたが，社交不安があまりに強かったために初対面の人
と話をするのを完全に避けていました。デートをするなんて到底無理
に思えたので，どう考えてもエリックが踏み出すはじめのステップと
してデートは不向きでした。その代わり，エリックは，はじめに踏み
出せそうな小さなステップとして，不安はかなり掻き立てられるけれ
ども大切と感じるもののためなら経験しようとウィリングになれる行
動をいくつか見つけました。例えば，エレベーターで乗り合わせた人
に「こんにちは」と挨拶する，授業が終わったら誰かにノートを見せ
てほしいと頼む，などならできそうです。小さくても，そうした行動
は人間関係を広げるには重要なステップで，新しい親密な関係を育み
たいと思うエリックの価値に沿っていました。価値に沿った小さな行
動を沢山重ねるうちに不安が少し和らいで，エリックは，新しく知り
合いになった人と話をするのは不安を感じるけれども実際に楽しいと
いうことを発見しました。この新しい発見から次のステップを踏み出
せたエリックは，インターネットの出会い系サイトに参加し始めまし
た。

行動するときの妨げをどうするか？

　日頃からさまざまな状況で自分が何を選んでいるかに注意を向け始めて，人生のそれぞれの領域で価値に沿って行動しようとコミットし始めると，明らかな妨げが沢山あるのにいやでも気がつくでしょう。内面の問題もありますし，周りの環境の問題もあります。内面の妨げは，思考，気持ち，身体感覚などで，何かをできないと私たちに感じさせるものです。そうした妨げは，ウィリングネスの姿勢を身につけると向き合えるのはすでに見てきたとおりです。マインドフルネスを実践し，感情が本来持っている機能を理解し，コントロールしようとする悪戦苦闘を手放し，思考を真実を告げる言明ではなくてただ単に思考として眺められれば，心でどんな反応が起きていてもそのままにして，本当に大切と感じる行動を続けられるようになります。先ほどご紹介したオスカーのように。

　感情が濁ると，内面の妨げがもっと厄介になります。第7章では，感情がどんなときにきれいではなくなって濁るか，さらに結果として強くなってわかりにくくなるかを沢山見ました。価値に沿って行動するのを感情に関する反応が妨げているのに気がついたら，感情が濁っていないかどうかを自分に問いかけましょう。濁っていたら，感情をマインドフルに眺めましょう。第6章でご紹介した「感情のマインドフルネス」か第12章でご紹介する「困難を招き入れる」エクササイズを使うと経験に向き合って苦しさを受け容れやすくなるので，感情の濁りが減っていくらかきれいになるでしょう。マインドフルネス実践は，心の状態にかかわらず，何が大切かに沿って行動を選びやすくします。

　大切と感じるものに沿って生きられるように行動を変えようとするうちに，環境や周りからの条件に妨げられる状況もおそらく出てくるでしょう。もっと社交的になりたいと思っても，自宅で仕事をしていて人間関係を広げるチャンスが全くないかもしれません。または，難しい仕事を頑張っている手応えを味わいたいけれども，今の仕事はすっかりマ

第 11 章　スキルを使いこなす　　311

スターして簡単になってしまったと感じているかもしれません。そうしたケースでは，問題解決を使うと価値に沿って行動するための選択肢を広げやすいでしょう。行き詰まったと感じたときは，恐れないで周りの人にアドバイスを求めましょう。

　選択肢を思いついても，心地悪いとか不安を感じるなどの理由で候補から外すのは自然です。ただ，価値に導かれて生きるのは，大切と感じ

> 価値に導かれて生きるのは，大切と感じるものの方へ進むことで，不安を感じさせるものから遠ざかることではありません——ですので，妨げを取り除こうとするときには心地悪さを感じる解決策も含めて考えましょう。

る何かに向かっていくことで，不安になるものから遠ざかることではありません。ですので，例えばインターネットの出会い系サイトに登録するのはあまり気が進まなくても，新しい人たちの中に入っていくにはすばらしい方法かもしれません。クラブに入ったり何かの活動に参加したりするのも，社交の輪を広げるにはよいでしょう。上司に新しい仕事を求めるのは心地悪いかもしれませんが，難しい何かに一生懸命取り組むのがあなたにとって大切なら，心地悪さはそのままにして，仕事を求めてもよいでしょう。エクササイズをしながら見つけたあなたの価値に沿った行動のいくつかが環境や周りからの条件に妨げられているのでしたら，少し時間を取ってブレーンストーミングをして，価値を感じる方向へ進み続けるときに通れる他の道筋がないかをノートに書き出してみましょう。何を思いついても，どれほど突拍子もなく思えても，書き出しましょう。全部書いてから，見返して，どの方法から試し始めるかを選べます。

あなたの怒りはきれいですか？　濁っていますか？

　第7章で見たように，人生を自分らしく意味深く生きるために
は，きれいな感情と濁った感情を区別するのがとても重要です。
きれいな感情は，行動するときに参考になる情報を伝えてくれま
す。一方濁った感情からわかるのは，私たちが感情に対して反応し
ていて，それが自分を大切にしていないか，心配や反芻をしている
か，経験を決めつけているか，反応をコントロールしようとしてい
るためだということです。マインドフルネス・エクササイズをする
と濁った感情をきれいにしやすくなるか，少なくとも濁っていると
知って感情が叫んでいる内容に耳を貸してはいけないと気がつけま
す。

　ただ，感情がきれいか濁っているかを見分けるのが難しい場合も
あって，どの感情がきれいになりやすくてどれが濁りやすいかにつ
いて一般に言える傾向はありません。それでも，よく観察している
と，あなたの場合はある感情が特に濁りやすくて別な感情はそうで
もないとわかり始めるかもしれません。怒りは，人によって濁りや
すいかそうでないかの違いが出る感情のよい例です。怒りとのつき
合い方は人それぞれでかなり違いがあって，怒りを自分の中でどう
受け止めるかは大抵社会的に大きく影響されています。そうした違
いは，性別による部分もあります。勿論グループとして見たときの
男性の中でも女性の中でも反応の幅は各々かなり広いのですが，そ
れでも傾向として，男性は，怒りは許される数少ない感情の一つだ
と学んでいます。そのため，恐怖や悲しさのように傷つきやすい側
面を表す感情を経験したときに，急いで怒りで反応します。怒りで
反応すると傷つきやすい側面を曝している感じがそれほどしなくな
りますが，その代わり，はじめの感情が何を伝えていたのかを知る
力が妨げられます。そうした場合の怒りは，はじめのきれいな感情

への反応として起きているので，濁った感情です。頻繁に怒りを感じたり気持ちが高ぶったりするのでしたら，あなたの怒りは濁った感情の場合が多いかもしれません。怒りに向き合って，マインドフルネス・エクササイズ（第6章の「感情のマインドフルネス」，第7章の「感情と身体感覚のマインドフルネス」，第9章の「空に浮かぶ雲」，第12章の「困難を招き入れる」など）を実践すると，隠れているきれいな感情を見つけられるかもしれません。

　一方，女性は，怒りを表さないで目をそらすように社会的に学びがちです。そのため，怒りの気配を少しでも感じると，それに反応して不安，罪の意識，恥ずかしさなどを感じやすくなります。その場合，怒りはきれいな感情で，誰かが何かで不当な扱いを受けたことを伝えているかもしれません。でも，感情に関する濁った反応がその重要なメッセージを妨げるので，不当な扱いを受けている状況を正すために行動するのが難しくなります。怒りを感じることは少ないけれども不安や罪の意識や恥ずかしさをよく経験しているのでしたら，そうした経験に向き合って，前の段落の終わりに挙げたマインドフルネス・エクササイズを実践すると，きれいな怒りの感情を見つけて重要な情報を引き出せるかもしれません。勿論，怒りを表さないように社会的に学んでいる男性も中にはいますし，傷つきやすさを表す感情よりも怒りを表現するように学んでいる女性もいます。あなたが怒りとどんなつき合い方をしているかを考えて，きれいな感情と濁った感情を整理していくときに参考にするとよいでしょう。

バランスを見つける

　一つの領域（例えば人間関係）に価値を感じて注目しているうちに別な領域（例えば仕事）がおろそかになっているのに気がつくかもしれま

せん。私たち著者の経験では，いくらかのバランスの悪さは避けられないと言えそうです。人生では，例えば学業または仕事にどうしても集中しなければならず，他の領域まで気が回らなくなる時期もあります。ひょっとしたら曜日によって一つの領域で発生する責任が重いために，他の全ての領域に向き合えなくなるという場合もあるかもしれません。それでも，人生の三つの領域のどれにも注意を向けて常に気づきの範囲に捉えておくと，長い目で見たときにいくらかバランスを保ちやすくなります。そうしないと，一つの領域（例えば自分を大切にする活動や地域参加）がすっかり習慣的になおざりになって，時間が経つうちに，そうした領域で全く価値に沿って生きていないと気がつくことになるでしょう。私たちが人生に納得できるのは，おそらく，同時にではなくても一つひとつの領域としっかり向き合う時期がそれぞれにあって，全体のバランスがいくらか取れるときです。バランスは，必ずしも一日のうちに，または1週間のうちに取らなければいけないわけではありません。三つの領域のそれぞれで何を大切に感じるかの価値をしっかり把握し，どの領域で何が大切だったかの全体像をいつでも思い出していると，一つひとつの瞬間にももっと柔軟に反応して全体のバランスをとりやすくなります。

　例えば，私（L. R.）は現在，この章の原稿を書くのにとても集中しています。なぜなら，私たち著者は，もうすぐ原稿一式を揃えて送ると編集者に約束したからです。原稿を書く作業は，研究と臨床に何年も携わる中で学んだものをできるだけ多くの方々を助けるために使うことを大切に感じる私の価値に沿っています。ここ数日この価値を優先している間に，本を執筆し，編集し，企画するためにずいぶん時間を割きました。パートナーはとても広い心で家の雑用の大部分をこなしてくれて，私が仕事の領域の価値に沿って行動するのを助けてくれました。

　ところが，今日です。用事を済ませて家に向かって歩いて戻るときに，一旦家に入ってパソコンの前に座ったら次に何を書くかを考えるの

にとても集中していたところ，ふと気がつくと，家の前の歩道に雪が積もって，またもや雪かきをしなければいけない状態になっていました（一月のニューイングランド地方の幸せ！）。パートナーがしてくれる，ととっさに思考が浮かんで，そのまま二階に駆け上がってパソコンの前に引き続き陣取る用意をしました。でもそのとき，パートナーがすでにここ数日の間に何時間も雪かきをしてくれていたことを思い出しました。そうして，私のもう一つの価値を考えました。実生活では私の仕事があまりに沢山時間を取るためにパートナーが家事雑用の大部分を引き受けてくれる場合が多いものの，私は，自宅を維持していく責任を分け合うのが大切だと感じていました。そして，執筆しなければいけないという理由から，いかに自動的に前提のようにして今は雪かきをできるはずがないと考えたかにも気づきました。一呼吸して，どの行動を選びたいのかを心の中で考えてから，スコップに手を伸ばしました。

それからの45分間には沢山の思考が浮かびました。どれほど寒くて濡れていたか，どれほど執筆しなければいけないか，隣人たちが雪かきを手伝ってくれたらいいのに，など。でも，同時に，誰も滑って転ばないように歩道をきれいにしていることに満足する気持ちもありました。腕は少し痛み始めていましたが，パソコンの前にそれだけ長く座っていた後に上半身を動かす運動を少しするのが心地よいのにも気がつきました。パートナーが少なくとも今日一日は雪かきから解放されると知って心が満たされる感じもしました。そして，たまたま通りかかった10代の女の子が携帯電話で「彼のことは忘れるのよ。もう泣かないで」と話しているのを聞いて，気持ちから注意をそらすのではなくてしっかり向き合って人生をもっと自分らしく生きる方法について書く作業になぜ戻りたいのかを思い出させてくれた出来事に，少し嬉しくなりました。

この小さな例からは，価値に沿った行動がまぎれもなく選択であり，正しいか間違っているかの問題ではないこともよくわかります。私は

勿論雪かきをしないで家にこもって書くことも選べたわけです（そして編集者はそれを正しい選択だったと考えるかもしれません！）。ときには，二つの同じくらい大切な選択肢のどちらかを選ばなければいけない場合もあって，決めるのは決して簡単ではありません。それでも，十分注意を向けて，自らの意志で選んでいるなら，長い目で見ると沢山の選択のバランスがとれるでしょう。今日は，これまで何日も連続で家事よりも仕事を選んできたことを考えて，雪かきをすることを選びました。別な日には執筆を選ぶかもしれません。大切なのは，そうした行動を私たち自身が選んでいるのだという点を忘れないで，選んだ結果がどうなったかに注意を向け続けることです。

結果よりもプロセス

　第10章で見たように，価値に沿って生きるのはプロセスと言え，あるとき達成したら後は忘れてしまう類のものではありません。プロセスを踏み出したばかりの頃は，その日またはその週のための具体的な活動を選び，行動した結果を観察し，調子がよければ価値に沿った行動をだんだん増やしていく方法が役立つでしょう。でも，ゆくゆくはもっと柔軟に反応できるようになって，何が大切かに絶えず気づいていながら刻々と価値に沿って行動できる状態を目指します。

　不安に沢山苦しんできた人は，いつも何事もかなり上手にまたは完璧にこなそうとして，それがすっかり習慣になりがちです。その習慣は，とても役に立ってさまざまな分野で成功に結びつくことも多いのですが，逆に多くの苦しさといつも不安を感じる原因にもなって，価値に沿った充実した人生を生きるのを妨げる場合もあります。あなたもそうでしたら，行動し始めると，価値に沿ってしっかり生きていない，価値に沿った生き方ができていない領域がある，などと気になって頻繁に苛立つかもしれません。次の第12章では自分自身を思いやる姿勢を身につけます。それを使うと，プロセスの途中に後戻りや妨げがあっても，

第11章　スキルを使いこなす

完璧ではないことにイライラしない
で価値に沿った方向へ進み続けられ
るでしょう。

　価値に沿って行動するときには，
完璧にこなさなければいけないと考
えるのではなく，ある方向へ動いて
いると考えると効果的です。行動す

> 完璧主義は不安の副作用
> で，価値に沿った行動をそ
> こで終わるものとしてでは
> なくプロセスと考えると避
> けられます。

ると選ぶのはどの瞬間にもできて，もっと心を開く，気遣う，熱心にな
る，誠実になる，創造的になる，他にも価値を感じるどんな姿勢でもか
まいません。でも，選んだからといって必ずしも自分のベストを尽くし
て完璧に創造的になるわけではありません（大体，どの行動を選んでも
そんな完璧さを求めれば求めるほど何が完璧かは雲をつかむように捉え
どころがなくなります）。それでも，大切なものの方向へ動いている経
験をしっかり感じて気持ちが満たされて，確かに前に進んでいるのを認
められます。引き続き価値に沿った行動を見つけて選んでいく中で，
「価値に沿った方向への動き」というこのプロセスの考え方を念頭に置
き続けられるかどうか，また置き続けたときに人生を先に進みやすくな
るかどうかを観察しましょう。

　価値に沿って生きるのはプロセスですが，方向性を示してくれる価値
そのものをはっきりさせるのもまたプロセスです。大切と感じる行動を
選び始めて人生で身動きが取りやすくなってくると，見つけたと思った
はずの価値がはたして大切と感じるものを本当に表しているのだろうか
と考え始めるかもしれません。それはとても自然です。そうした疑問が
湧いたら，もう一度価値を書き出して，最近浮かび始めた新しい考えを
探るとよいでしょう。ただ，価値に沿っているものとして一度選んだ行
動は，諦める前に数週間続けてみてください。そうすると，湧いた疑問
が回避や短気から来ているのか（どちらも人間としてごく自然な反応で
す。変化のプロセスはときにとてもゆっくりですから），それともあな

たの中に芽生えた新しい気づきを表しているのかがわかります。感じている価値が本当に心からのものかどうかを知るには，価値に沿って行動してみたときに人生がより納得できる手応えを感じられるかを観察するのがベストです。忘れないでください，納得している感じは苦しさがほとんどないことではありません——そうではなくて，もっと深い部分で意味を感じて豊かになる感じで，苦しさも同時にあるかもしれません。それが，本当に価値に導かれて人生を生きているときの気持ちです。

価値に沿って行動するのを忘れないために

　日常生活は習慣的に過ごしている部分が多いので，価値に沿って行動したりマインドフルに行動したりする機会があってもなかなか気がつきにくいものです。そこで，一日のはじめにコミットメントしなおすと，日中も価値を思い出しやすくなるかもしれません。マインドフルネス実践を日課に組み込んでしまうのもよい方法です。フォーマルでない実践（マインドフルに食器を洗う，マインドフルにエレベーターに乗る，電話に出る前に呼吸に注意を向けるなど）は，暮らしの中でマインドフルネスを高める方法です。あなたの生活に取り入れてみたいと思うフォーマルでないマインドフルネス実践を考えて，ノートに書きましょう。日課にマインドフルネスを組み込み始めるとその日の気持ちがどう変化するかを観察しましょう。

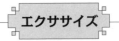

3分間呼吸空間法[67]

　ジンデル・シーガルと同僚らが開発したこのエクササイズは，今までのものよりも短い時間しかかけませんが，ここまでに時間をかけて実践してきたスキルを沢山合わせて使います。短い中にスキルが凝集されているので忙しい生活でもそうした実践を使う機会を増やせて，これまで

のようにまとまった時間を割いてフォーマルな実践をするのとはまた別な方法でマインドフルネスを人生に取り入れられます。エクササイズは砂時計に似たイメージです。まず，今心にある経験に注意を向けます（これが砂時計の上半分の広い部分です）。次に注意をぐっと絞って呼吸に注目しながら「今，この瞬間」にしっかりと根づきます。それからもう一度注意の範囲を広げます。

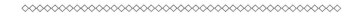

　はじめに，姿勢を正します……リラックスしているけれども，堂々として，背筋が伸び，無理な緊張がない姿勢で，身体がまさに「今，ここ」に在ってしっかり気づいている感じです。
　では，目を閉じても開いたままでもかまいません。第一のステップでは，心で何が起きているかに気づきます。どんな思考が浮かんでいますか？　なるべく，思考を心で起きているただの出来事として眺めています……思考に注意を向けて，同時に感じている気持ちにも注意を向けています……特に苦しさや不快な気持ちがあれば，必ず向き合います。苦しい気持ちがあっても遠くへ押しやろうとしたり，閉めだそうとしたりしないで，そのままにして，ひょっとして声かけさえしているかもしれません，「ああ，そこにいるんだね。今はそうなんだね」。身体の感覚にも同じように向き合っています……。緊張した感じ，姿勢を保つときの感じなどはありますか？　ここでも，気づいて，ただ注意を向けています。結構です。それが，今の状態です。
　さて，心で今何が起きているかの感じをつかみました。つまり自動操縦状態から抜けました。第二のステップでは，気づきを集中するためにたった一点に注意を絞り込みます――呼吸の動きに注目します。注意を深い所へ絞っていきながら，お腹の動き，呼吸が高まっては落ちる感じに集中しています……そのまま1分ほど腹壁の動きに集中し続けています……瞬間から瞬間へ，呼吸から呼吸へ，できる限りそれだけに集中し

て感じます。呼気が流れ込んでくるのも，流れ出していくのもわかります。深いところの動きのリズムに気づくままに……全てを集中して，呼吸のリズムを錨に使いながら「今，この瞬間」をしっかり感じています。

　そして，第三のステップです。いくらか集中したので，今度はまた気づきを広げています。呼吸に注意を向け続けながら，身体全体の感じにも注意を向けています。気づきの空間が広がる感じがするでしょう……。身体を丸ごと感じて，緊張した感じ，姿勢を保つときの感じが肩，首，背中，顔などにないでしょうか……身体全体で息をしている感じで呼吸に注目し続けています。全てを，前よりも少し優しく……広がった意識の中に抱いています。

　用意ができたら，目を開けています。

　「3分間呼吸空間法」があまりに短いのに驚かれて，もっと長い時間をかけてする実践法の効果と比べて物足りなく感じるでしょうか？　でも，3分間呼吸空間法は，忙しい日常のそこかしこに少しずつマインドフルネスを取り入れるにはとてもよい方法です。忙しさの中で何かにもう耐えきれそうもないと感じた瞬間や，何が本当に大切だったかを見失ったと感じた瞬間などに使うとよいでしょう。また，何か大切な活動を始める直前に実践するのもお勧めです。そうすると，例えば愛する人との対話や職場での重要な会議などといった大きな意味を持つ状況にもマインドフルネスを取り入れてこられます。

　価値に導かれて行動しようとコミットし続けるには，価値や大切と感じることに何度でも注意を戻してくるのもとても重要です。価値に沿った行動は，まずほとんどと言えるほど，その瞬間には心地よくないけれども長い目で見ると意味があると期待する行動に関わります。ですので，何度でも価値に立ち戻ってなぜそう行動するのかの理由を忘れないでいられると，価値に沿って選んだ行動を続けやすくなります。ノート

を見返す，書き出す宿題を時々するなどのことを習慣にできると，本当に大切と感じるものとつながり合ったままでいられて，方向を見失い難くなるでしょう。

価値に沿って行動するためのガイドライン

- 何を感じているかに注意を向けて気づきましょう。
    - 気持ちはきれいですか？　濁っていますか？
    - マインドフルネスを実践して感情をきれいにしましょう（感情のマインドフルネス，身体感覚と感情のマインドフルネス，空に浮かぶ雲，困難を招き入れる）。
    - きれいな感情は，あなたにとって今の状況では何が大切だと伝えていますか？
- 内面の経験をコントロールまたは避けようとしていますか？
    - マインドフルネスとウィリングネスの姿勢を育みましょう。
    - 人生のその領域で何が大切だったかを思い出しましょう。
- 自分を思いやりましょう。
- 大切と感じるものに注意を向けて，行動しようと思う気持ちを高めましょう。
- 価値に沿って選んだ行動は，マインドフルに取り組んで手応えを感じながらしっかり経験しましょう。
- 人生の三つの領域を普段から眺めて，どれかが極端におろそかにならないように，いつでも人生全体としてバランスがとれて価値に沿って行動しているのを確かめましょう。
- 価値に沿って行動できなかったときは，自分を思いやり，何が妨げになっているかを探って向き合い，あらためて行動を選んでコミットしましょう。

第12章
自分への思いやりを持とう

　お気づきのように，マインドフルネスの姿勢を身につけるには我慢強くなければいけませんし，繰り返し実践しなければいけません。心は自然にあちこちさまようもので，徘徊によく気がついて「今，この瞬間」へ心を連れ戻せるようになるにはそれなりの努力が必要です。不安な気持ちを観察したりそれに積極的に向き合ったりするのにも，努めて慣れなければいけません。なぜなら，不安を感じさせる思考，感情，身体感覚，イメージなどから目をそらそうとするのが私たちにとっては当たり前だからです。また初心から眺めるのもすんなりとはいきません。心は手を抜きたがって，情報を処理するときにはいつでもより手短かで素早い方法を探すためです。なかなか大変ですが，それでも，マインドフルネスのメリットにもお気づきになったのではないでしょうか？　心が時々静かになる……愛する人や友人たちとのつながりが深まる……不安のサインにサイクルの早いうちから気がつけると，決めつけや気持ちをコントロールしようとするもがきなどの不安を煽り立てるだけの習慣的な反応がわかりやすくなる……。マインドフルネスの姿勢は繰り返し実践しているうちにそれほど大変ではなくなってきますが，それでも，マインドフルネスがプロセスで，いずれ達成できる何かの最終的な状態ではない点を日頃から時々思い出すとよいでしょう。一番熟練した教師や仏教のお坊さんたちでさえ，心がさまよっては，自己批判的になり，何かと決めつけがちになるのに対してマインドフルネス・スキルを日頃から実践し続けなければいけないのです。

マインドフルネスの中でも生活に取り入れるのが特に難しいスキルは，自分への思いやりです。心理学者のクリスティーン・ネフが自分への思いやりを説明しています[68]。「苦しみに心を開いて感動し，自分自身を気遣って優しくするときの気持ちを経験しながら，力不足も失敗もくみとって批判しない姿勢で受け止めて，その経験が人間なら誰でもする経験の一部だと認める」。自分に思いやりを持つと，人間として生きている状態の一部には間違ったり苦しい経験をしたりすることも含まれるのがわかります。経験や悪戦苦闘が，個人的な短所というよりもむしろ人間の条件を表しているのに他ならないともわかります。また，欠点を隠したり，厳しく批判したりする代わりに，自分に優しく接して，そうした弱い部分も認めたうえで経験から学べます。自分へのその優しい眼差しを持てると，人生で経験する苦しさが和らいで，気持ちがしなやかになります。

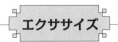

自分への思いやりを振り返る

本書でご紹介した観察エクササイズでは，決めつけたり自己批判的になったりしているときにそのことに自分で気づけるようになって，不安に関する反応があったら自分を思いやりましょうとお伝えしました。またマインドフルネス・エクササイズでも，自分への思いやりのスキルを実践しましょうとお伝えしました。いかがでしたか？ 不安に関する経験を思いやりを持って受け止められましたか？ できたのでしたら，思いやりを持って受け止めるのはどんな感じでしたか？ 思いやりを持てずに悪戦苦闘したのでしたら，何が妨げになっていましたか？ 自分に対して思いやりを持つと考えると，心配になりますか？ 心配の原因が思い当たる思考はありますか？ 自分に対して思いやりを持つよりも批判的になるほうが簡単ですか？

自分への思いやりを妨げているのは？

　思いやりも，マインドフルネスの他のスキルと同じで，実践し続けると習慣的にできるようになります。ただ，私たちは内面の反応の多くについて批判的に厳しく決めつけたくなる気持ちがとても強いので，思いやろうとするとさまざまな邪魔に遭うのに気がつくでしょう。不安を強く感じる人は大抵習慣的に自己批判していて，自分を思いやろうとするときにそれが邪魔になります。本章では，自分への思いやりを育んで身につけようとするときに妨げになる要素を考えます。また，自分への思いやりは，少し捉えにくいかもしれませんがマインドフルネス実践の中でもとても価値のある部分ですので，身につけてどんどん使いこなしていけるようになるためのエクササイズもご紹介します。

感情に関する反応をアクセプトしてはいけないと決めつけている

　感情に関する反応をアクセプトしてはいけないと決めつけているために自分への思いやりを持てず，悪戦苦闘する場合があります。第6章では，感情が私たちの人生で果たす大きな役割を考えました。感情は，誰にでもあって，とても役立つ情報を伝えて，日々のさまざまな困難に上手に対処できるようにしてくれます。それなのに，必ずしも敬意を払われて価値を認められているとはいえません。社会的・文化的な基準が，感情の種類によってはそれを表現するのを歓迎するまたは軽んじることを決定づけている場合もあります。第8章でご説明したように，恐怖，悲しさ，怒りの感情を経験するのは弱さや自己コントロール力のなさを示すと見なされる場合もあって，そのため私たちはそうした感情があるのに気がつくと自動的に自己批判したり決めつけたりして反応しがちです。自分への思いやりとは正反対の姿勢ですが，あまりに習慣化しているので，感情にどれほど辛辣に反応し続けているかに自分でも気づいて

さえいない状態になりかねません。また，感情に関する反応に自分で混乱している場合もあります。感情が濁っているとそうなりがちで，濁りの原因としては，自分を大切にしていない，未来について考えている，過去の出来事の記憶に影響されている，フュージョンして自分がどんな人間かを感情が表すと思いこんでいる，批判的な反応をしている，などがあるでしょう。いずれにしても決めつけが強くなって感情をアクセプトしにくくなります。そうした決めつけと自己批判は感情をますます濁らせるので，もっと辛辣に決めつけるようになり，苦しさをどんどん強くする悪循環に陥ります。感情の機能に気づいて，感情がどのようにして濁るかを理解し，感情が湧いたときの反応をきれいにできると，自分への思いやりを高められます。それだけではありません。自分を思いやりながら感情と向き合うと，経験がその瞬間にどれほど濁っていて強くても，苦しさと不安を強めるサイクルを断ち切ることができて，感情に関する反応をきれいにしやすくなります。

　決めつけとまでは言えなくても，感情とそれに関する反応を思いやりのある姿勢で受け止めるのが実際にとても難しい場合もあります。その類の感情には真逆に反応するようにと学んでしまっている場合には特にそうです。第9章の冒頭でご紹介した詩「ゲストハウス」を初めて聞いたときに受ける印象の異質さが驚くほどなのは，私たちが日頃から苦しい感情を招き入れずに，あまりに習慣的に締め出しているためです。それでいて，どんな感情でもそれを締め出す反応は，私たちの人生を狭めて，ウィリングネスや自由を遠ざけます。ですので，感情に関する反応をマインドフルに受け止める姿勢を育むのは，価値に導かれた人生を生きるにはとても重要な要素です。クライエントたちと一緒に不安に取り組む中で，自分への思いやりを育むには以下のエクササイズが特に役立ってきました。*The Mindful Way through Depression*〔邦訳書『うつのためのマインドフルネス実践』（星和書店，2012）〕から少し改変して掲載します。このエクササイズでは，苦しい感情が浮かんでいるとき

第 12 章　自分への思いやりを持とう　　327

に同時に身体にある感覚に注目して，それを使って，苦しい感情があっても決めつけずに優しく接して気遣えるようにします。

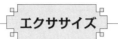

困難を招き入れる──そして身体を通じて働きかける[69]

　エクササイズを始める前に，あなたが現在経験している困難な問題を考えてください。大きな困難でなくてもかまいませんが，不愉快で，まだ解決されていない何かを選びましょう。心配事，意見が一致しないか誤解されている状況，怒りか憤慨か罪の意識か欲求不満を感じる何か，など。たまたま今は何事もないのでしたら，最近の出来事で恐怖，心配，欲求不満，憤慨，怒り，罪の意識などを感じたときを思い出してテーマにしましょう。では，次の説明を読んだら，クッションか椅子に座って実践し始めましょう。本書のウェブサイトから録音をダウンロードしていただいてもかまいません（このエクササイズでも，「……しています」の表現を使って，マインドフルネスが終わりのある取り組みではなくプロセスだという感じを伝えています）。

◇◇◇◇◇◇◇◇◇◇◇◇◇◇◇◇◇◇◇◇◇◇◇◇◇◇◇◇◇◇◇◇◇◇◇

　椅子か床に座っている感じに注意を向けています。身体が椅子か床に触れているところの感じに注意を向けています。注意を呼吸に導いて，しばらく感じています。空気が流れ込んできて……流れ出していきます……。さて，気づきの範囲を優しく広げながら，身体を丸ごと意識の範囲に取り込んできます。身体のどこにどんな感じが起きても注意を向けていて，身体全体で呼吸しています。

　用意ができましたら，あなたの苦しい感情を引き起こしてきた状況を思い出していきます。心に浮かんでくる一つひとつの感情と，感情に対して起きるどんな反応にも注意を向けています。困難な状況とそれに関

連する感情とに注意を集中する間も，同時に気づくどんな身体感覚にも
しっかり共鳴して感じています……身体感覚にしっかり注意を向けてい
て……あえて，でも優しく，一番強くそれを感じる身体の部分へ注意の
焦点を導きながら，抱き締める身振りで喜んで感覚を迎え入れています
……それが今の状態だと，気づいています……呼吸の波に乗って，身体
のその部分へ息を吸いこんでいて，身体のその部分から息を吐き出して
いて，感覚をよく探りながら，強さが高まっては引いて刻々と変わるの
を眺めています。

　では，たった今の注意の状態から，思いやりと開かれた姿勢をもっと
ずっと深いレベルまで広げられるかを試しています。どんな感覚や思考
や感情を経験していても，どれほど心地悪くても，時折自分に話しかけ
ながら注意を広げていきます。「大丈夫。何であっても，もう，ここにあ
るのだから。心を開いて受け容れよう」。

　身体にあるそうした感覚に，気づいたままでいます。一緒に呼吸しな
がら，アクセプトしていて，そのままにしていて，ありのままに認めて
います。効果を感じたら，また自分に語りかけましょう，「今，ここにあ
る。何であっても，もう，ここにあるのだから。心を開いて受け容れよ
う」。気がつく感覚には優しく心を開いていて，どんな緊張も，身構える
姿勢も解いています。少し試してみるとよいかもしれません，感覚に寄
り添って呼吸し続けるときに，息を吸って吐く感じと身体感覚の両方を
同時に気づきの中に捉えられるでしょうか？

　そして，身体の感覚があなたの注意を以前ほど強く捉えなくなってい
るのに気づいたら，呼吸する感じに注意を100パーセント戻して，その
まま主に呼吸に注目し続けましょう。やがて，注意を優しく導いて椅子
に座っている感じと呼吸に戻しながら，用意ができましたら，目を開け
ています。

第 12 章　自分への思いやりを持とう　　329

　ピアは，10代の娘リアと口論になりました。朝，リアが学校へ出掛
ける前です。食卓に現れたリアは，身体にぴったり張りつくタンクトッ
プと破れたジーンズを着ていました。ピアは，その服装は週末用で学校
へ着ていってよい服ではないと念を押しました。するとリアが怒って，
最後には口論を打ち切って部屋を勢いよく出て行くときに叫びました，
「大嫌い！　私のことなんて全く考えてくれない！」。セラピーに向か
う道で，ピアは，朝の言葉の応酬を頭の中で何度も再現して不安を感
じ，娘の怒りの表情を思い出すたびに胸とお腹に締めつけられる感じを
覚えました。気がつくと，リアの最近の気分のむらと反抗を心配してい
て，二人の関係の中で対立がこのまま際限なく激しくなっていくのを想
像していました。ピアは，繰り返し自分に言い聞かせていました。考え
ない，心配しない，そんなふうにリアに影響されてはいけない。でも，
心はどうしても朝の場面のイメージに何度でも戻って，二人の関係の将
来が心配で頭から離れなくなってしまいました。ピアは，何が起きたか
をセラピストに話して，「困難を招きいれる」エクササイズを実践して
感情に関する反応をうまく受け止められるように取り組むと同意しまし
た。数分かけて胸とお腹に息を吸いこみ，不安に関する身体感覚の締め
つける感じと痛みとに姿勢を開くと，締めつける感じが緩んで，目に涙
が溢れてきました。娘と自分の感情が離れてしまっているのに深い悲し
みを感じました。リアを深く愛しているのもわかって，彼女の幸せをと
ても気にかけていました。「もう，ここにあるのだから」と繰り返し自
分に語りかけていると，今の痛みともがきが，自分にとって大切な一人
の人間がこの時期を成長していく間も愛し続けることにはつきものなの
だと感じました。目を開けると，10代の子の親としての悲しさや恐怖
があっても気持ちが平和で，今のこの経験からは喜びも生まれることを
思い出しました。ピアは，自分にもリアにも思いやりを感じて，人生の
難しい時期をときには一緒に，ときには別々に進んでいくことになるの
だと感じました。

感情の経験に姿勢を開いてありのままにアクセプトすると，そうした感情が人間らしさの一部に他ならず，自分らしい意味深い人生を生きるときに不可欠な一部だと実感できるものです。このエクササイズをすると，実感しやすくなるでしょう。私たちが一緒に取り組んだクライエントの多くが，「大丈夫。もう，ここにあるのだから」のフレーズをくり返すだけでも，しばらく続けていると感情と悪戦苦闘するのを手放して自分を思いやる気持ちを広げやすくなると気がつきました。あなたも，人生の中で不安や他の感情と闘っている，またはそうした感情が浮かんできたことを自己批判していると感じたときに，このエクササイズを使ってください。そして，感情に関する経験を遠ざけておくのではなくて優しく向き合えるようになると何が起きるかを観察しましょう。

評価が悪くても自分を褒めることだと思っている

自分を思いやる考え方に抵抗を感じるのでしたら，概念を間違って理解している場合があります。例えば，いくらか関連するけれどもはっきりと別な概念の「自尊心」と同じと考えているかもしれません。自尊心は，自己評価や決めつけをよりどころにしていて，どれだけ自分を好きか，自分のよさを感じるか，自分に価値を感じるかなどを，大抵は周りの人と比べて判断しています。これは私たちの社会ではしばしば触れる機会のある概念で，自尊心を高めようとする動きや努力を沢山見かけます。でも，自尊心を巡っては，必ずしもよいものとはしないで非難や反対をする声もあります。一見すると，誰かが自分をプラスに感じたり特別と考えたりできるように助けることのメリットに反対するのは難しそうです。ところが，自尊心の問題は，それが大抵どれだけ上手に振る舞えたか，どれだけ達成できたか，見た目がどれほど好ましいかなどと結びつけられている点です。仮に私が一流の野球チームに入団した，かっこいいスポーツカーを手に入れた，スタイル抜群だったなどでしたら，自尊心が高くなるでしょう。でも，私がいつもベンチにいる，おんぼろ

第 12 章 自分への思いやりを持とう 331

車に乗っている，体重がかなり増えると，自尊心が地に落ちるかもしれません。最近の学校やスポーツではなにかと競争を減らそうとする傾向があります。学校のスペリング・コンテストでビリになる，競技で走るのが一番遅かった，などの結果が子どもの自尊心の発達を妨げるという信念からです。一方で，そうした配慮をして競争をなくすと，子どもが間違って自分の力を実際よりも高いと感じる，苦闘したり失敗したりする経験に耐えられなくなる，などと反対する人たちもいます。例えば，ダニエルが本当に努力したかやスキルがあるかにかかわらず，自尊心を高めてあげようという目的で成果を褒め称え続けると，ダニエルはかなり深刻な行動上の問題や対人関係の問題を見せるようになるかもしれません。幸せで成功した人生を生きるには高い自尊心が必要だと主張する人は多いのですが，自尊心についての研究からは，話はそう単純でもないと示されています[70]。適度に高い自尊心はどうやら幸せと関連づけられそうですが，高い自尊心は，他にも自己陶酔，ナルシシズム，社会的に問題のある振る舞いなどと結びつくとも示されています。

　一方，自分への思いやりは，自分自身に向けられたもっと安定した姿勢と言え，何かを達成できたか，見た目がよいか，立派に行動できているかなどには影響されません。評価したり比較したり決めつけたりしなくてもよいのです。成功しても，失敗しても，褒められても，責められても，自分を思いやる姿勢を持ち続けられます。何よりも，自分に対して感じる思いやりは，元をたどると人間は誰でも完璧ではなく苦しい経験をすると認めているところから来ます。前提になっているのは，私たちが自分に思いやりを持っているだけではなく，人間なら誰にでも思いやりを持っている点です。だって，みんな似たように悪戦苦闘するのですから。

> 自分への思いやりは，自尊心とは違います。

間違いを無視するまたは認めないことだと思っている

自分への思いやりを持つには現実を飾り立ててよく見せなければいけない，自分の行動のよいところだけを見るようにしなければいけない，と恐れる人たちもいます。興味深いのは，心理学者のマーク・リアリィが[71]，自分を思いやる人のほうがそれほど思いやらない人と比べて，自分の行動を観察しても評価しても実際にはより正確だと最近発見した点です。リアリィと同僚たちは，他にも，自分を思いやるときのほうが，マイナスの出来事があっても個人的な責任を引き受けやすく，またそうした出来事から感じる苦しい気持ちにも耐えやすい点も発見しています。心理学者のクリスティーン・ネフも似ていて，自分を思いやる学生のほうが[72]，中間試験の評価が好ましくなかったときにそれを次回以降に成績を伸ばしていく機会だと受け止めやすく，マイナスの気持ちに注意を向けたり，対処するために避けたりしない傾向があるのを観察しています。また，自分を思いやれる学生の特徴として，勉強しようと動機づけられているのが，自分の価値を守ったりもっと高めたりしなければいけないと考えるからというよりもむしろ，興味があってスキルを身につけたいと思っている点がありました。

自分を思いやると軟弱な怠け者になってしまうと恐れる

中には，自分を思いやると一生懸命働く気を失って「行いを正す」ことをしなくなり，代わりに怠けて今の自分に満足しきってしまう，と考える人がいます。そうした考え方には，私たちの文化に深く根を張った「罰すると意欲を引き出せる」という信念が表れています。私たちがセラピーを担当したクライエントのブライアンは，恐怖と不安に向き合うときに自分を思いやるのは決してよくないと考えて，強く反対しました。自分をもっと律して

> 自分を思いやる姿勢は，ありのままの自分の価値をアクセプトすることです。

鋼のように強い決意で恐怖に立ち向かうことこそ治療を進めるには必要だ，と考えていました。ブライアンは，別な身近な話を引いてきて，不安に立ち向かうときの強い「妥協を許さない」哲学は自分が実際にしている権威主義的な子育てと似ていると話しました。彼は子育てについてどう考えるかを頻繁に説明してくれ，最近の子どもは自分を律する力を失っていて，そのために行動上の問題があったり，年齢相応の学力がつきにくくなったりしていると言いました。そして，どんどん大きくなるこの問題の原因を，文化そのものの最近の傾向として，親たちが自由放任で甘くなり，親としての権威をしっかり見せて子どもの不適切な行動を罰することをしなくなってきたからだと話しました。

　社会についても同じで，人々が自分を律しなくなって社会全体で雰囲気が「軟化」してきていることが，不安やうつ病が蔓延する状態に荷担しているとも信じていました。ブライアンは，自分の不安との闘いも，精神的に強ければ打ち克てると信じていました。ただ，自分の行動をまだ十分に厳しく律しきれていないと考えていたので，他のアプローチを考えてみたいとは思いませんでした。

　ブライアンは，権威主義的な子育てのメリットを強く信じていましたが，それでも子どもたちとの関係が険しいと認めて，もっと心が通じ合えばと願っていました。また，家でのルールについて妥協のない姿勢を示して，違反したときにはしっかりけじめをつけて罰しているにもかかわらず，子どもたちは日頃から悪さをして問題を起こしているとも認めました。そうした状況を，父親の自分が不安を感じているから弱く見えて，親としての権威が落ちているのだろうと理解していました。始めの頃，ブライアンは，自分にも子どもたちにもさらに厳しくしなければいけないと強く信じて，考えを変えようとしませんでした。でも，不満と絶望感が膨らむにつれて，他の説明と解決策を探してみようと同意しました。

　マインドフルネスを実践するうちに，ブライアンは自分をどんどんよ

く観察できるようになって，自分の行動とそれに関する結果に気づき始めました。そこで，子育てをするときに柱にしている信念のいくつかがどれほど実際に効果を発揮しているかをマインドフルネス・スキルを使って客観的に評価してみてはどうかと勧めました。数週間かけて慎重に自分の行動とその結果を観察したところ，ブライアンは，罰や制限の中には短期的に好ましい効果があるものが多かったけれども，目立ちにくいものの，意図せず好ましくない長期的結果が伴うものもありそうだとわかりました。子どもたちは，自宅でブライアンが子どもたちの行動を制限したりコントロールしようとしたりしたときには反論や自己主張をほとんどしませんでしたが，学校や親の目が届かないところでは何度も言いつけに背いて行動しました。ブライアンは，自分が伝えようとしているメッセージが子どもたちに実感として伝わっておらず，本心から受け容れられていないらしいと気がつきました。子どもたちはブライアンがいるところでは「模範解答」を口にし，言葉づかいも言いつけどおり丁寧で，雑用もしましたが，目を離すとよくごまかして，嘘をつき，攻撃的に行動しました。権威主義的な親に育てられた子どもたちにありがちなように，ブライアンの子どもたちも，行動に対する罰や制限に怒りを感じていて，親のコントロールから自由なところでは親の価値に沿って行動したいとはほとんど思っていませんでした。矛盾するようですが，ブライアンが子どもたちの行動に厳しく批判的に反応すればするほど，子どもたちはますます問題を起こすようでした。

　子育てに際して他のやり方がよいとははじめは思えませんでしたが，それでも，ブライアンは，自分の方法があまり効果的ではないと認めて，ひょっとしたら自分と子どもたちとの人間関係に悪い影響を及ぼしているかもしれないとも認めました。セラピーでは，マイナスの行動を罰するよりもプラスの行動を褒めるほうが効果があると示す研究結果を，動物を使った研究や学習に関する研究の両分野から[73] 沢山紹介しました。それから数週の間，ブライアンは，子どもたちが「お行儀よく

しているところを見つけ」て好ましい行動を褒めて促してみました。すると子どもたちの行動が少しだけれど明らかによくなって，家庭内が和やかになったのに感心しました。

　そこで，子育てで効果があったのと同じ初心で，自分の感情の状態と行動を批判したときの結果がどうなるかも慎重に観察してみるようにとブライアンに伝えました。自分を脅したり厳しく批判したりすると，決めたとおりに行動し通そうと思う気持ちと実際の行動がどう変わるか，その関係を観察するように伝えました。数週間にわたって自己観察したブライアンは，子育てのときと似たパターンが表れてくるのに気がつきました。自分を脅すと，行動しようと思う気持ちを短期的には高めるようだけれども，長期的には逆効果になりました。例えば，ブライアンはよくマイナスなコメントで自分に話しかけて，「お前は太っていて，怠け者で，醜いから，運動して夏までに体重を 20 キロ以上減らさないとデビーに離婚されるぞ」などと言いながら，不安に悩まされてよく眠れなかった翌朝にも何とかベッドから起き出してジムへ行くための気持ちを高めようとしていました。そうした辛辣な脅しが頭の中を巡っていると，ジムへは三日続けて通えましたが，四日目になると気分がうんざりして，それ以上続けなくてもいいと思いました。また，運動について考えるたびに決めつけや批判的な思考が必ず浮かんできて，そうした思考がさらに寂しさ，怒り，絶望感を沢山生みました。濁った思考や感情に耐え切れなくなって，気持ちを慰めて自尊心を保つために状況から目を逸らすようになりました。そのうち早起きをしなくなり，運動や健康なライフスタイルに関係することは何でも避けて，アイスクリームを容器ごと抱えて食べて気を紛らすようになりました。

　権威主義的な親が脅したり罰したりすると[74]，子どもたちは，短期的には従うかもしれませんが，長期的には反抗して，苦しみ

> 自分を批判しても，気持ちは
> 短期的にしか高められません。

を大きくし，関わりを避けるようになるでしょう。それと似て，自分に対して辛辣で批判的な姿勢で向き合うと，いくらかでしたら価値に沿って行動できるかもしれませんが，長い目で見ると大抵逆効果になります。思いやりのある姿勢で接する親は，子どもが間違ったときに，間違いから学んで絶えず前に進み続けて成長できるように励まします。そうした学びは，子どもが親に認めてもらって無条件にアクセプトしてもらう中で起きます。子どもは，親の愛を勝ち取る必要も，自分の生まれながらの価値を示してみせる必要もありません。自分への思いやりもそれと似て，ありのままの自分をアクセプトする中で，バランスをとりつつ，絶えず行動して変わろうとコミットする姿勢です。思いやりのある姿勢で接する親の子どもたちは，すすんで難しいことにも挑戦してリスクを負ってみようとします。大抵，何があってもしなやかに回復できて，好奇心に満ちて，一生懸命です。同じように，自分自身に対しても思いやりのある姿勢で接すると，もっと軽やかに，自由に，ウィリングになって，たとえ妨げがあっても大切と感じるものの方向へ進んでいけるでしょう。

　時々，自分を批判する行動には長期的に見て好ましくないという欠点があるにせよ，自分を思いやる行動のほうは欠点どころかむしろ完全に怠惰になってしまうのではないか，と心配する人がいます。行動しようとする気持ちを高める方法としてずっと自分を批判してきたのでしたら，そうしたことを恐れるのもよくわかります。なにしろ自分への思いやりを試して実際に怠けてしまうかどうかを確かめる機会がこれまでなかったのですから。でも，自分を批判し続けるときのマイナスの結果をこうして眺めると，今までとは違う方法を試してみる価値がありそうではないでしょうか？

> 自分を思いやると怠けてしまうとわかっても心配いりません。自分を批判する方法にでしたら，私たち人間はあっという間に戻れます。

自分への思いやりを試してみて，本当に怠けきって何も達成できなくなってしまうとわかったのでしたら，自分を批判する方法に戻るのはいつでも簡単にできます。

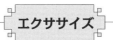

自己批判すると行動しようと思う気持ちが高まるでしょうか？

　行動や活動をするときに，批判する，強く言い聞かせる，ののしるなどして自分を追い立てていますか？　いくらか時間を作って，自分自身，感情，行動に向き合うときのあなたの姿勢をマインドフルに観察しましょう。自分に批判的なときと思いやりを持っているときとで，それぞれどんな気持ちが浮かぶかに注意を向けましょう。批判や脅威から行動しているときと，価値を感じるから行動しているときとで，怒りがあるか満足しているかにそれぞれ注意を向けましょう。自分を思いやると何もしたくなくなりそうだと恐れますか？　ひとまず一日だけ自分を思いやってみて，本当に一生懸命ではなくなったり何かに挑戦しなくなったりするかどうかを観察しましょう。

自分を思いやるのは利己的だと信じる

　ソフィアは，地域の人々にとって希望と優しさの光です。地元の無料食堂でボランティアのまとめ役を引き受けて，ホームレスの人たちのために温かい食事を用意して配る手伝いをしています。教会でも，病気や他の事情で家から出られない人のために食事を用意して配る手配もします。また，ホンジュラスとグアテマラで支援を必要としている人たちに送るための医療品や日用品を集めに回る車を手配します。養祖父母ボランティア・プログラムにも参加して，街のあちらこちらで就学前児童のための読み聞かせもしています。

日頃から世話をしてもらって支えられ，ソフィアがそばにいるだけで元気づけられている人たちは，彼女が個人的には不安に苦しんでいると知ると驚くでしょう。かなりよくなったものの，ソフィアは，5年前に目撃した，人が亡くなった大きな交通事故からくる心的外傷後ストレス障害（PTSD）の名残とも言える症状に今でも苦しんでいます。また，友人や知人たちも，ソフィアがどれほど自分を決めつけているかを知ればさらに驚くでしょう。ソフィアは，心に湧いてくる辛い感情を，不謹慎，恥ずかしい，くだらないと考えて，特に自分で普段からお世話をしている人たちが経験している苦しさと比べると些細でしかないと決めつけ，それと向き合おうとしません。セラピーは自分を甘やかすことだと考えて，不眠や過度の興奮が身体の健康に影響しかねないと医師が話しても，セラピストへの紹介状を受け取りません。心配した友人がマインドフルネスのCDを貸しても，それも聞こうとしません。ソフィアは，周りでそれだけ大勢の人々が自分の助けと支えを必要としているときに，自分のために時間を割くのがどうしても許せずにいます。ボランティアの長い一日を終えて友人何人かを自宅まで送っているときにうとうとして交通事故を起こしてからやっと，自分を大切にするのは大切かもしれないと考え始めます。

　自分に優しくして気遣うのは利己的だと考えて自分への思いやりの考え方に抵抗する人もいます。文化的な圧力から，自分のニーズよりも他人のニーズを優先するべきだと教わっている人が大勢います。ただ，それだけでもないようで，私たちがなんとなく本能的にそう考えるのには，文化の他にも，興味深いことに生物学的な基盤もありそうです。ご存じの闘争−逃避−凍りつき反応の他に，私たち人間，特に女性には，ストレスを感じると面倒をみたり仲間意識を持とうとしたりする傾向があると研究からわかっています。心理学者のシェリー・テイラーは[75]，ストレスを感じるとオキシトシンと呼ばれるホルモンが放出さ

第12章　自分への思いやりを持とう　　　339

れて，周りの人の面倒をみたい，社会的につながり合いたいという気持ちを引き出すのだろうと仮説を立てています。

　恐ろしい状況に闘争－逃避－凍りつきで反応するのが時と場合によって防衛的（例：相手が武装男）にも有害（例：相手が上司）にもなるのと同じで，面倒をみたり仲間になったりする行動にもメリットとデメリットがあります。面倒をみる行動は，不安を減らして人間関係を深めるかもしれませんが，そのプロセスで行動し過ぎて疲れ果ててしまうと，努力が効果を失います。周りの人を気遣って支えようとするときには，先に自分自身を大切にして思いやっていなければいけません。飛行機に乗ると，機内の気圧が落ちたときには先に自分の酸素マスクを着用してから子どものマスクを着けるようにと警告されるのを思い出しましょう。親の気持ちとしては子どもの面倒をみるのを優先したくなるでしょうが，酸素が不足しては，子どもを助けられる親の力そのものが落ちてしまいます。

自分を思いやる資格がないと信じる

　自分に優しくして気遣うのは利己的だとする考え方と強く結びついていて，やはり自分への思いやりを妨げる要素となるものに，自分には資格がないと考えることがあります。資格を巡るこのテーマには，パターンが二つあります。一つ目のパターンでは，個人的に弱い部分がある，まずい選択をした，行いが悪いなどの場合は自分を思いやらなくて当然だと感じるようです。意図的に悪い行いをして他人を傷つけてしまったと正直に認める人が沢山います。そうした人たちは，自分の行いが悪いのだから，自分に親切にする，優しくする，自分をアクセプトする資格がないと考えます。

　キャットは，夫のトロイと9か月になる娘ジーナを置いて，最近家を出ました。ウェイトレスとして働いていたバーのライブハウスのバ

ンドでドラマーをしているマックスとの関係を深めたかったためです。身を寄せる場所を探して，何でも話せる親友のサディーの家を訪ねたときに，最近犯した数々の罪を涙ながらに告白しました。キャットとトロイの関係は，赤ちゃんのジーナが生まれてからどんどんぎくしゃくしてきていました。キャットは，よい親になる能力が自分にあるかどうかを強迫的に心配し続けて，トロイに確かめずにはいられませんでした。ごく小さな決定で，例えば天候に合った服を赤ちゃんに着せているかどうかなどまで確認しました。心には秘かに気がかりなことがあって，ジーナが生まれてから感じ続けている恐怖と倦怠感と身体の疲れが異常な反応ではないか，親になる能力が自分に本質的にないことを示しているのではないかと考え続けていました。また，体重が増えて目の下にクマを作っている自分をトロイが拒否していると心配し，さらにトロイが他の女性たちと仲良くするのを責めました。子育てをしていくときのほとんど無限にも感じられる出費も恐ろしくなり，債権者たちが毎日のようにかけてきて即刻支払いを迫る電話を避けました。

　トロイは勤務時間を増やしました。お金がもっと必要なのは理解できましたが，キャットは，この新しい役割をこなしているうちにどんどん寂しくなり，ストレスを感じるようになりました。そこで，孤立した感じを減らしてくれるのを期待して，お楽しみグループの類の「ママと私」に参加してみました。でも，一歩足を踏み入れた瞬間に場違いだったと気がつきました。ほとんどの女性が，カントリークラブの優雅なランチ会にでも出掛けるような恰好で，プレスの効いたチノパンにボタンダウンのシャツを着ています。キャットは周りを気にしながら，染みのついたトレーナーを引っぱり下ろして色あせたジーンズのウエストのゴムを隠しながら，友達になれそうな人を探しました。女性たちはみんな取りつく島がないほど穏やかで，幸せそうで，有能そうです。明らかに，入り込めませんでした。

　その帰りに，バーの窓越しに求人広告が貼りだされているのを見つけ

第 12 章　自分への思いやりを持とう　　341

て立ち寄りました。その場で採用されたので，さっそく近所の人に週に
何日か夜のベビーシッターをお願いしてジーナを預ける手配をしまし
た。これで，共働きができます。キャットは，家から出るのが待ちきれ
ず，店のお客たちとお喋りをするのも心配を忘れさせてくれるので楽し
みました。でも，じきに，キャットがバーへ出掛けるのは主にマックス
に会うためになりました。マックスには一目見たときから惹かれて，彼
が初めて近づいてきたときは急いで結婚指輪を外してポケットに押し込
みました。1 週間もしないうちに，仕事帰りに毎回二人でマックスのア
パートへ行って数時間を一緒に過ごすようになっていました。キャット
は，親としての務めをはたしていないことと夫を裏切っていることの両
方の罪悪感で，気持ちが崩れました。それでも，マックスといるとどん
な恐怖も和らいで，批判的な思考も止むのです。不倫し始めて一月した
ときに，マックスと過ごす時間をさらに増やすために，トロイに言わず
に仕事を辞めました。疲れ果てて，前の晩からの二日酔いも時々あっ
て，娘のジーナと一緒に毎朝起きるときにはゾンビになった気分でし
た。昼間にテレビだけを相手にベビーサークルの中でジーナを遊ばせた
まま，何時間も昼寝することもしょっちゅうでした。自宅の駐車スペー
スに入ってくる車の音で突然目を覚まして，朝から一度もジーナに食事
をさせず，おむつも替えていないと，重たい頭で気がつくことも一度な
らずありました。
　秘密の生活を送っている不安とストレスと罪の意識にあっという間に
耐えられなくなりました。もう戻らないと走り書きしたメモをトロイ宛
てに書いて，ベビーシッターにことづけて家を出ました。他にどうした
らよいかもわからず，サディーの家に走って助けを求めました。

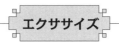

自分を思いやることと，悪い行い

あなたはキャットの物語にどう反応するでしょうか？ キャットがトロイと赤ちゃんの娘に対処した方法をどう感じますか？ キャットが自分と向き合う姿勢には思いやりがあったでしょうか？ 思いやりがあった，またはなかったと感じるのはなぜですか？ キャットの人生をもう一度軌道に乗せていくプロセスで，自分への思いやりはどのように役立つと思いますか？

キャットは，周りの人たちに対して何通りにも自分勝手な傷つける仕方で行動しています。夫のトロイを裏切って赤ちゃんを虐待している過ちは，誰の目にも明らかです。勿論，キャットには自分の行動と選択に対する責任があります。そんなキャットは，思いやりを持って接してもらう資格があるでしょうか？ キャットが自分を思いやって行動しているように見えますか？

キャットが選んだ行動が違っていたら，同情するのは簡単でしょう。親になるのは誰にとってもとても大変で，特に周りで助けてくれる人，社会的なサポート，経済力など限られているならなおさらそうです。ですので，新しく親になった人たちは，大抵どこかで耐え切れそうもない気持ち，憤慨，怒り，絶望，恥ずかしさなどを感じる時期を経験します。それでも，みんなが周りの人を傷つける振る舞いをするわけではありません。中には，この物語に反応して，他人よりも自分のニーズを優先しているところでキャットはすでに自分に甘すぎたという思考が浮かび，キャットには自分を思いやる資格がないと信じる人がいるかもしれません。実際にキャット自身も，親友のサディーがキャットの気持ちのいくつかを当然だと受け止めたときに，怒って反論し，自分は卑劣な人間で

許してもらう資格も理解してもらう資格もないと主張しています。

ところが，矛盾するようかもしれませんが，子育てに関してきれいな気持ちや反応が起きたときにキャットが自分への思いやりを持てなかったことこそ，問題行動に

> 自分に思いやりのある眼差しを向けられないと，自分を極端に嫌う時期と自分に寛大になる時期との間を揺れがちになります。

つながったと言えるかもしれません。もしもキャットが，新米の親なら誰だって新しい役割に心細くて迷いを感じることがある，とアクセプトできていたらどうでしょう。赤ちゃんを妊娠して出産するまでの奇跡をこなした身体を敬って，身体が完全に回復する時間をとっていたら。また，赤ちゃんを新しく迎えたカップルの出費が実際にどれほどになるのかに冷静に向き合ってしっかり意識していたら。そうしていたら，この物語の振る舞い方をしなければいけないとはそれほど強く感じなかったかもしれません。もしキャットが自分を思いやっていたら，辛い感情に耐えられたかもしれません。愛情や自分の価値を認めてもらうことを，家の外に求めなければいけないと感じなかったかもしれません。

自分への思いやりを持つと，キャットは，いろんな関係を修復して，前に進み始められるでしょう。ありのままの自分でよくて，それで価値があるし，また人間なら誰でも欠点があってときには大失敗もするという前提で考えて振る舞えると，過ちを認めようとウィリングになって，行動の責任を負いながら価値に沿った選択ができるようになるでしょう。逆に思考，感情，行動が理想から外れるたびに心の中で脅威を感じていては，キャットはいつまでも悲しさや不安や罪悪感を何とかして避けようとし続けるでしょう。自分に思いやりのある眼差しを向けられない人は，自分を極端に嫌う時期と自分に寛大になる時期との間を揺れがちです。自分を甘やかしてはその結果を罰するのを繰り返して，とうとう耐えられなくなると，注意を背けるか逃げ出すかします。

> 自分への思いやりを持つと,「悪い」行動を予防できるので,後になって自分を罰することもなくなります。

自分への思いやりを持っても,行動が完璧になるわけではありません。受け容れられない行動や不適切な行動をしたときに言い訳になったり正当化できたりするわけでもありません。そうではなくて,自分への思いやりを持つと,言い換えれば人間はみんな完璧ではないと理解すると,人間らしい過ちをしてしまっても,その結果を引き受けて修復に取り組めるようになります。

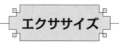

かばいたがる心 [76)]

　少し時間をとって,何かで悪戦苦闘している問題,または自分について好きではない点を考えてみましょう（例：「時々他の人の噂話をしてしまう」）。次に,その問題または行動を極端な形で言明します（例：「私はこの世で最低の噂好きだ。他人の秘密はすぐに話してしまうし,他人の不幸を話すときに浴びる注目が大好きだ」）。極端な言明を何回か繰り返して,心がどう反応するかを観察しましょう。

　マインドフルでないと,心は大抵自分をかばう方向へ反応します（例：「ちょっと待って,それほどひどくはない」）。自分についての極端にマイナスな思考は,自分をかばう反応や時には言い訳さえ引き出すもので,思考とフュージョンしていると特にそうです。

　逆方向へも同じように反応します。自分について好きな点を考えましょう（例：「私はよい友人になれる」）。今回も,評価の度合いを極端に強めましょう（例：「私は一番親切で,私ほど心が広い人はいなくて,私よりもよい友人を持ちようがない」）。大抵心は中庸を求めて,この場合マイナスのほうへ反応します（例：「まあ,確かにまずまずのよい友人だろう

第12章 自分への思いやりを持とう

けど，例の噂話好きの問題は？」)。

　エクササイズの狙いと少しずれますが，プラスにしてもマイナスにしても極端に偏った言明から一歩距離を置いてフュージョンから脱すると，つまりそれが自分を表していると思いこまないですむようになると，自分らしく生きやすくなります。一つひとつの思考を好奇心に満ちた眼差しでしげしげと観察すると，思わず逆方向へ反発しようとする感情がそれほど強くなくなるのがわかるでしょう。極端な思考から離れて，思考のための場所を作ると，反応しなければいけないとそれほど感じなくなります。

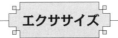

思いやりに関して何を経験してきましたか？

　自分への思いやりは，身体の特徴や何を成し遂げたかとは関係なく人間は誰でも貴重で価値がある，という前提から出発します。でも，生活しているとそれとは違うメッセージを沢山受け取ります。親，先生，上司，友人，メディア，そして社会全体が伝えてくるのは，女性はスリムでスタイルがよくなければいけない，男性は背が高くて筋肉質であるべきだ，成績はＡしか許されない，選抜チームに入れなければいけない，そして人間として受け入れられるにはおおらかで，陽気で，人当たりがよくなければいけない，などのメッセージです。次にご紹介するマインドフルネス・エクササイズを実践するときには，これまであなたが人生で受け取ってきた自己価値に関連するメッセージを考えてみましょう。遠回しにしてもはっきりとにしても，あなたの価値は外見や何を達成したかによって決まるというようなことを伝えた人はいましたか？　本書のウェブサイトからエクササイズのための録音［訳注：英語です］をダウンロードできます。

◇◇

　座っている姿勢から注意を向け始めています。身体が椅子や床に触れるところに注意を向けています。気づきを優しく呼吸へと移しています。呼吸を身体の中に感じる部分に注意を向けています。息を吸って吐くときの感じに注意を向けています。

　気づきが今の瞬間にしっかりと落ちついたら，思考と記憶が浮かんでくるままにして，あなた自身の価値に関してこれまでにどんなメッセージを受け取ってきたかを眺めています。あなたがさまざまな状況や人間関係の中にいるのを思い描きながら，そのときに何が見えたか，何を伝えられたか，どう扱われたかに注意を向けています。

　身体にある感覚に耳を澄まして，締めつける感じや緊張がないかどうかを感じています。思考が心を巡っていくのをありのままに認めています。感情が時間の中で高まってから変化していくのを観察しています。

　決めつける思考に注意を向けて，辛い思考を遠くへ押しやってしまおうとする衝動にも注意を向けています。

　経験にただ注意を向けていて，経験していることに興味を持って思いやりの眼差しを向けています。注意を引きつけようとするどんな思考やイメージがあっても，そのままにして，ありのままに観察しています。これまでに教え伝えられてきたあらゆることの観察者になっている自分に注意を向けています。そうした思考，イメージ，感情を経験している自分を思いやります。

　用意ができたら，呼吸と「今，この瞬間」に注意を戻しながら，目を開けます。

　自分を思いやる資格がないと考えるもう一つのパターンは，自分に価値を感じられないケースです。それまでの学習や経験から自分には思いやってもらうのに見合うだけの価値がないと考えて，マインドフルネス

第12章　自分への思いやりを持とう　　347

をなかなか実践できない人が大勢います。もしかしたら，自分に価値が
あると思えるときと思えないときとがあって，曖昧かもしれません。日
によって，また状況によっては自分に思いやりを感じても，そうではな
いときもあります。例えば，愛する人が亡くなったときに悲しい気持ち
が湧くのは理解できて自分に優しくできるけれども，同僚たちがランチ
に誘ってくれなかったから寂しいと感じるのはアクセプトできないかも
しれません。自分への思いやりの考え方に対して疑問を感じたり矛盾す
る考えが心に同時にあったりするのは珍しくありません。でも，自分へ
の思いやりは，価値があるとか貴重な存在だなどと感じていなくても実
践できます。たとえ妨げがあっても思いやると決めているウィリングネ
スと，そうしようと思うコミットメントがあれば大丈夫です。「自分を
思いやる資格がない」と伝える思考が浮かんだら，本書でご紹介したス
キルを使いましょう。思考が伝えてくる内容を真に受けるのではなく
て，よく観察し，思考をそのまま抱きながら思いやりを持って接します
──「こうした思考や気持ちが浮かぶのは自然なこと。自分の価値が小
さいというこの考えは私の奥深くに根づいているもの」。そして，思考
がそのままそこにあっても価値に沿って行動することを選べます。たと
え「優しくしてもらう資格がない」と考えていても，優しくできます。
ちょうどウィリングネスと同じで，自分への思いやりも私たちが選ぶ姿
勢です。自分を思いやる気分ではなくても，思いやるのが大切だと考え
ていなくてもかまいません。読者のみなさんの一人ひとりが，たった今
この瞬間にも自分を思いやる姿勢になるために必要なものを持っていま
す。難しいと感じるかもしれません
し，そうしようと思う気持ちを意識
しながら実践することがいくらか必
要かもしれませんが，そうする力は
誰でも持っています。後は，思い
切って踏み出すだけです。

> ウィリングネスさえあれ
> ば，自分への思いやりを持
> てます。自分に価値を感じ
> ていなくてもよいのです。

自分への思いやりを育む方法

　自分への思いやりを育むときにお役に立ちそうな情報を，本書を通じてご紹介してきました。心で起きている反応は人間らしさの一部で自然だと思い出すだけでも自分への思いやりを持ちやすくなるのが，私たち著者の経験と研究からわかります。感情が濁っているのが自分でわかって，それがなぜかを理解できると，どれほど反応が強くても大抵自分に優しくできます。マインドフルネス・エクササイズを全部こなしても，自分への思いやりを持ちやすくなります。特に「困難を招きいれる」エクササイズをすると，経験を柔らかく受け止められるようになって，自分に向き合うときの姿勢も優しくなるでしょう。そして，次にご紹介するエクササイズもまた自己への思いやりを育んで，思考が特に批判的なときにも優しく受け止めやすくします。

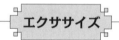

自己批判する思考をマインドフルに観察する

　このエクササイズは，自分に辛辣で批判的になっているのに気がついたときに試すとよいでしょう。このエクササイズも，本書のウェブサイトから録音をダウンロードできます〔訳注：英語です〕。

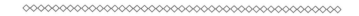

　座っている姿勢に，注意を向け始めています。身体が椅子や床に触れるところに注意を向けています。気づきを優しく呼吸へと移しています。呼吸を身体の中に感じる部分に注意を向けています。息を吸って，吐くときの感じに注意を向けています。呼吸を感じるのは，お腹かもしれませんし，胸か，喉の奥か，鼻孔かもしれません。気づきをしばらくそこ

第 12 章　自分への思いやりを持とう　　　349

にただ落ちつかせながら，呼吸を感じています。

　気づきが今の瞬間にしっかりと落ちついたら，心に浮かんでいる自己批判する思考に注意を移しています。できるだけ，そうした思考の一つひとつを，小川に浮かんで流れていく葉っぱに乗った言葉か，映画のスクリーンに映し出された言葉として少しの間観察しています。思わず思考を決めつけたい，内容を変えたい，遠くへ押しやりたいと感じるかもしれませんが，できるだけありのままに認めて，そのままにしています。

　では，そうした辛辣で批判的な思考がどこから来るのか，出どころと関連づけられるでしょうか？　傷つく言葉は，ひょっとしたら，別れたパートナーから来ているかもしれません。怒った友人が投げつけたかもしれません。子ども時代に，学校で人気者だった子が口にしたのを聞いたかもしれません。それともメッセージは両親から来たでしょうか？

　そうした思考がさまざまな人の声で「聞こえる」かどうか，試してみましょう。上司があなたの仕事ぶりに文句をつけています。母親があなたと体重を巡って口論しています。心に浮かぶ思考をあなたの性格の一部と感じるのではなくて，他の誰かから来る不満や中傷として眺められるかどうかを試してみましょう。もしかしたら，伝え手がその有毒な言葉を吐き出しているところを視覚的に思い描くことさえできるかもしれません。しばらくの間，好奇心のある観察者の姿勢になって，そうした思考が沢山湧いてきてはあなたの注意を引こうとするのを，まるでテレビ番組の途中に入る CM が競ってあなたの注意を捕らえてメッセージが真実だと信じ込ませようとしているかのように眺めています。一つひとつの思考があなたを引っぱって何とか自分に注意を向けさせたがるのは，まるで部屋が駄々っ子の幼児たちでいっぱいのようです。

　用意ができたら，呼吸と「今，この瞬間」に注意を戻しながら，目を開けます。

時々，自分を思いやるのは苦労しても，他の人になら優しくできて許せる場合があります。何かあったときに，友人，兄弟，パートナー，子ども，ひょっとするとかわいがっているペットにさえ優しくできるかもしれません。はじめは少し不自然に感じるかもしれませんが，自分の思考や感情や感覚に反応するときにそうした優しくできる関係を少し拝借すると役立つ場合もあります。

　ジョージアは，妹のマヤとは深い愛情で強く結ばれています。マヤが何かをしてしまった後で自分を責めていると，ジョージアは大抵優しく愛情のこもった姿勢で忍耐強く反応します。例えば，あるとき，夫のデレクが浮気をしているかもしれないと恐れたマヤが，必死な涙声で電話をかけてきました。マヤは手がかりを探して，別れる状況を避けようとしていました。マヤは，自分が弱くて，デレクに頼りきっている気持ちだと打ち明けました。デレクが自分を追いかけてくるように，もっと冷静でいて，気にしていないそぶりで強く行動したいと願っていました。そして，自己嫌悪と恥ずかしさを感じながら，実はデレクのパスワードを使って個人のメールとフェイスブックのアカウントにログインして浮気の証拠を探していると認めました。

　ジョージアは，はじめにマヤの経験を正当化しました。「誰かに愛されて自分は特別だと感じたいと思うのは当然よ。みんな誰かとつながり合って強い絆を持ちたいと思っているわ。あなたがそうなりたいと感じたからといって，弱いことにも，男性に頼りきっていることにもならないわ」。ジョージアは，妹の行動に同意してはいませんでしたが，そうした行動が妹の性格に致命的な欠点でもあることを示しているとは受け取りませんでした。愛情にあふれたアクセプトする姿勢で，ジョージアは，マヤが自分の間違いに気づくのを助けて，向き合って前に進むのを励ましました。「あなたの言う通りで，彼のフェイスブックにログインしたのも，メールを読んだのも，どちらも信頼を裏切る行動ね。彼が浮

気をしているかとは関係なく，あなたはそんな人間になりたいわけではない。彼との関係を失うのを恐れるのも，そんなことは避けたいと思うのも自然だけど，彼が本当に別れると言うなら，彼の行動はコントロールできないわ。あなたがなりふり構わずに行動すると，たぶんもっと自己嫌悪に陥るだけになってしまう。だから，代わりに，何をコントロールできるのか，あなたがどんな人間になりたいのかに注目するといいわ。デレクにはなんて言葉をかけたいかしら？」

　妹には思いやりを持てたジョージアですが，自分のこととなると，経験と行動にもっとずっと厳しい姿勢で接して，なかなか許せませんでした。私たちは，ジョージアに，自分を批判したり決めつけたりする反応に気がついたらマヤに向かって反応していると想像するようにと伝えました。自分に向かって話すときにも妹に話すときと同じ姿勢で語りかけるのです。はじめはこの方法をなんだか不恰好だと感じていたジョージアも，そのうち，今までとは違う新しい姿勢で自分に反応できるようになりました。

　誰でもそうですが，あなたも考えているのではないでしょうか。「まあ，他の人に思いやりを持つときもあるけど，少し意地悪かったり，ケチをつけたり，批判したりするときもある」と。あなたも正真正銘，人の子です。人間は，自分を決めつけて批判的になるのと同じくらい，他の人にも（少なくともある人には，またはときによっては）批判的になることが珍しくありません。でも，自分自身にもっと広い気持ちで思いやりを持って接し始めるにつれて，他の人たちの短所もそれほど気にならなくなってくるのがわかるでしょう。肝心なのは，自分への思いやりを持つためになにもマザー・テレサにならなければいけないわけではない点です。自分に反応するときに，周りの誰かを気遣って理解してあげていたときを思い出してモデルにしましょう。または，周りのさまざまな人間関係の中にモデルになるものがありましたらそれをガイドにして

もかまいません。あなたの状況に合っていて，モデルに沿って実際に行動できるイメージを選びましょう。好きな小説の登場人物が子育てをするときの行動を引いてきてもよいかもしれません。友人がパートナーに示した優しさでも，上司が部下の意欲を上手に引き出す方法でもよいでしょう。または，あなた自身が考える宗教指導者と信者たちとの関係から引いてくるのでさえよいのです。あなたがモデルにできる関係でしたら，何でもかまいません。

　自分を思いやる姿勢を身につけるのは，とても複雑でいて，同時に一見するとやさしいともいえます。複雑なのは，本章でお伝えした全ての理由からです。私たちが人生で経験して学んできていることのあまりに多くが，自分の価値は努力して高めなければいけない，容赦なく厳しく批判することで性格ができてきて成功しようとする気持ちを高められる，と伝えています。それでいて，解決策は，どうやら思い切って踏み出すだけにも見えます。怪物または不安との綱引きでは，ぜひ綱から手を離すようにとお伝えしました。それと同じで，思いやってもらうだけの価値が自分にあると証明してみせようとする悪戦苦闘も，ぜひ手放してください。代わりに，何をするにも，あなたは生まれた瞬間から今日までずっと愛され，アクセプトされ，思いやってもらうのに十分な価値のある人間だという前提から出発します。幼い頃に自分の価値を証明してみせる必要はありませんでしたし，今だってありません。人間は誰でも思いやってもらう資格がある。それが前提です。明らかに誰でも間違いますし，時には過ちが大変な苦しみを生むこともあります。でも，自分を思いやって，人間なら誰でも感じる気持ちを自然に感じるままにして，人間なら誰でもする過ちも自然にするのを許すと，私たちは友人，家族，同僚，地域を多かれ少なかれ助け支えていく力を持てます。想像してください，全エネルギーを自分に価値があると証明するために振り向けないでよくなって，自分らしく生きるために自由に振り向けられるとしたら。

第 12 章　自分への思いやりを持とう　　353

　勿論，自分への思いやりを実践しようと思うのは，自分を思いやりた
いとどの瞬間にも感じ続けるということではありません。マインドフル
ネスのこの側面は，マインドフルネスそのものと似ています。つまり，
自分への思いやりはプロセスで，思いやる姿勢から注意が漂い去って
行っては向け直し，また向け直し，さらにまた向け直さないといけない
のです。私たちはみんな自分を反射的に決めつけて批判します。自分へ
の思いやりをいくら育んでも必ずそうしてしまいます。でも，どの瞬間
も，注意を優しく向け直す新しい機会です。自分を決めつけて思いやり
のない反応をしていると気づいたのでしたら，経験に対してどんな反応
をしているかに注意を向け始めるための大切な第一歩目をすでに踏み出
しています。ですので，次は，その悪戦苦闘をしている自分を思いやれ
るかどうか試してみましょう。そして，思いやれないのを批判的に決め
つけていたら（誰でもします），そんな自分を思いやりましょう。それ
でもどうしても思いやれずに，決めつけたことをさらに決めつけたら，
そのことを思いやれるかどうか試してみましょう。それを続けます。自
己批判の悪循環には，どの瞬間にも割り込めます。そして，人間らしさ
を感じ，いかに私たちが時に問題をさらにややこしくする方法で反応す
るかもしみじみ感じられます。悪循環を破って自分と向き合うときの姿
勢を変えようとして，他の人たちよりもずいぶん長くかかってしまうこ
ともあるかもしれません。それもまた人間として生きる一部です。人生
の苦しい瞬間に自分を思いやり始めると何が見えてくるか，観察しま
しょう。どれほど無理だと思っても，そう思っているまさにその瞬間に
も姿勢を変えられるのに気づいてください。自分に優しく向き合えるよ
うになるのは，成長し，発見を重ねる生涯続く旅の一部です。

第13章
苦しい時期にも気持ちを開いたままで

　経験を探りながら成長していくマインドフルな人生は，終わりのないプロセスです。私たち一人ひとりが人生で何度でも基本原理に立ち戻って深く考える中で，そのたびに感情と向き合う新しい方法を発見し，苦しさを避けようとする悪戦苦闘を手放し，人生をますます自分らしく意味深く生き始めることができます。あなたも，きっとそうできます。不安と恐怖は感情の自然な状態で，勇気を出して難しい問題にしっかりと向き合い，リスクを負って機会をつかもうと心を開く中で，潮のように満ち引きします。人生の旅路でマインドフルになると，さまざまな発見をするでしょう。同じように，人生の旅路では，苦しくて思わず避けたい，引きこもりたい，何もかもを跳ねつけたい衝動を感じる時期も必ず訪れます。そうした時期には，私たち著者もそうだったように，あなたも，いつの間にかマインドフルな生き方を忘れていて改めて大切なものにつながり直さなければいけないと何度も気がつくでしょう。本章では，苦しいときにもマインドフルな生き方を忘れないためのアイデアをいくつかご紹介します。

　本書をまずひととおり最後まで目を通してしまおうと読んでこられて，エクササイズにはまだ取り組んでいないのでしたら，「はじめに」でもお伝えしたように，必要に応じてそれぞれの章を読み返すとよいでしょう。読み返すことで，不安と向き合いながら生きる道を踏み固めるうえで特に役立ちそうな考え方をより本格的に使いこなせるようになります。本章を読み始める前の今は，ちょうどよいタイミングかもしれま

せん。なかなかウィリングになれずにまだ悪戦苦闘しているのでしたら第8章と第9章を，感情が濁っているのでしたら第6章，第7章，第12章を読み返しましょう。また，何を本当に大切と感じているのかを先にはっきりさせておくほうが目指している山を鮮やかに思い描くことができ，沼地を漕ぎ進む間も，転んで顔が泥だらけになったときにも，ウィリングでい続けやすいでしょう。価値をはっきりさせるには，第10章と第11章を読み返しましょう。

　いくらか実際に取り組みながら読み進めてきたけれども，マインドフルネスを生活に取り入れて日頃から実践するところまではまだいっていない，または全てのエクササイズを試したわけではないのでしたら，それぞれの章のエクササイズと実践に一つひとつ取り組むのがお勧めです。そうすると本書でご紹介した内容をより確実に人生で活かせるでしょう。それとも，本書で学んだものをさらに深める用意ができていて，人生を取り戻して自由になるためにすでに踏み出した道を，後はどうしたら進み続けられるかを考えたいでしょうか？　でしたら，読み進めましょう！

　エレナは，マインドフルネスを8週間ほど実践していました。毎朝時間をとってフォーマルなマインドフルネス実践をし，呼吸または周りから聞こえてくる音に注意を集中しました。また，一日を通じてさまざまな経験に優しく注意を向けようともしました。あえて取る朝の時間は楽しんでいましたが，大抵心はその日にしなければいけない沢山の作業に関して目まぐるしく活動していたので，気づきを呼吸や周囲の音に戻すのは一苦労でした。うまくマインドフルになれないのを「悪い」と決めつけているのに気がつきましたが，自分への思いやりを実践するのを思い出して，忙しく走り回る心のスピードを落とすのを難しいと感じるのは自然だとも思い出しました。エレナは，マインドフルネスをこうして朝に実践すると，その日の活動を始めるときに不安とストレスに心を奪

第13章 苦しい時期にも気持ちを開いたままで 357

われた感じが以前ほどしないと気がつきました。それでも，一日のうち
には不安に関する感じや思考がまだ時々浮かびました。

　ある日，仕事でプレゼンテーションをすることになりました。朝のマ
インドフルネス実践をする間中，心はどうしてもプレゼンテーションの
話題へ漂っていって，何を話すかをリハーサルし，聞いている人たち
からはどんな質問が出るだろうかと予想し続けました。気づきが漂って
いったのに気がつくたびに優しく導いて呼吸へ連れ戻しながら，注意は
まるでトイレトレーニング中の子犬で，ふらふら離れていくたびにトイ
レシートの場所まで優しく導いて連れ戻さなければいけないのだと想像
しました。仕事へ向かう地下鉄の中では，不安に関してさまざまな思考
が浮かぶのがわかって，プレゼンテーションのことを考えて胸に締めつ
ける感じと喉に乾いた感じがあるのにも気がつきました。批判的に決め
つける思考が浮かんで，マインドフルネス実践を続けてきているのだか
らそうした反応はもう起きるはずがないと考える思考も一緒にありまし
たが，経験を思いやりを持って受け止めて，大切と感じる何かをしよう
とするときなら誰にでもある人間らしい反応だと理解できました。いよ
いよプレゼンテーションの場で同僚たちの前に立つと，めまいがし始め
て，はっきりと考えにくくなりました。よく知っている習慣がまた表れ
て，注意の範囲が狭まり，不安に関する身体感覚に引きつけられまし
た。エレナは，そうした感覚を危険と決めつけて，それ以上強くなるの
を防ごうとしました。何を言おうとしていたのかを思い出せなくなり，
話す内容を把握するために発表用メモをめくって探さなければいけませ
んでした。手が震えて，顔が赤くなるのを感じました。おなじみの批判
的思考が浮かびました（「間抜けに見える」「みんな，ろくにまとまった
発表もできない私がなぜこんな発表をする立場にいるのかと不思議に
思っている」「絶対に切り抜けられない」）。でもそのとき，エレナは，
そうした言葉が思考にすぎなくて，それに巻き込まれる必要はないと気
づくことができました。一呼吸して，注意の範囲を広げました。心に不

安があっても思いやりを込めて認めて，同僚たちにどうしても伝えて共有したい情報があったことを思い出して，価値に沿った今の行動に注意を集中しました。

　プレゼンテーションを成功裏に終えると，エレナは，消耗していましたが，成し遂げたことに満足していました。ところが，一緒にランチに行かないかと同僚が誘ってくれたときに，考えないですぐに断っていました。同僚がいなくなってから考えると，他の人とのつながりが大切にもかかわらず物足りなかったので職場で同僚たちとの交流を増やそうと思っていたのでした。価値に沿って行動するチャンスを逃したことを批判する思考が浮かび始めました。でもそのときもまたエレナは，自分への思いやりを実践するのを思い出して，本能的に何かを避けるのは特に疲れているときには自然な反応だと認められました。数分取って机で3分間呼吸空間法を実践してから，マインドフルにサンドイッチを食べて，その日の課題に注意を戻しました。今日は価値に沿って実践しそびれたけれども，代わりに明日は同僚をランチに誘おうとコミットメントしました。

　マインドフルネスを実践して人生を変えていくプロセスは一人ひとりで違います。たった今プロセスのどこにいるかも人それぞれで，不安や他の感情についてこれまでに何を学んできたか，そうした感情とどんな関係になっているか，感じているストレスの大きさと得られる支援，どれだけの時間をかけて本書のエクササイズや実践に取り組んできたか，などによります。エレナのように，今までは不安を高める方向へ習慣的に反応してきて，やっと少しずつ変わり始めたのに気づいたばかりかもしれません。変化がゆっくりで実践の効果が少ししか感じられなくても，何か問題があるとは考えないでください。先にもお伝えしたとおり，不安を感じて避けようとする習慣が身につくまでにも長い時間がかかっていますし，マインドフルで手応えある充実した人生はゴールでは

なくてプロセスです。不安に長い間苦しんできたのでしたら，今は出発点にすぎなくて，充実して意味に満ちた人生の旅はこれから始めるところです。たった今あなたの人生で劇的な変化が起きていないからといって，進み続けたときにも大きな変化がないと意味するわけではありません。エレナは，今までの習慣的な反応を崩してだんだん自由になり始めています。新しく身につけたスキルを実践し続けるうちに，小さな変化が広がって，もっとはっきりとわかる変化になるでしょう。他方で，たった今人生でとても苦しい時期に差し掛かっているのでしたら，わずかな変化でもとても勇気づけられるかもしれませんし，人生が広がる中でこれからもっと劇的な変化を経験するかもしれません。あるいは，本書を読んでくるうちに，マインドフルネスの考え方を人生に取り入れようとするときに外側からいくらか手伝ってほしいと感じたでしょうか？これまで長く習慣にしてきた反応パターンを変えようとするときには，セラピストに手伝ってもらうのもよいでしょう（セラピストの探し方は「はじめに」に記しました）。

　ジンは，マインドフルネスをフォーマルとフォーマルではない形の両方で数週間実践してきただけでなく，生活の中でもさまざまな分野で価値に沿って行動してきました。マインドフルネスを実践し始める前は，感情が押し寄せるのをせき止めようとして人生をさまざまな方法で制限していたので，結局気持ちが全く満たされませんでした。その頃は，物事を「コントロールしておこう」としながらいつもどことなく一定の緊張と不安を感じていました。生活の中でマインドフルネスを定期的に実践し始めて，内面の経験から目を背けるのではなくそれに向き合うようになると，人生がいかに束縛されているかがよくわかりました。寂しさがあって，誰かと気持ちが深く通じ合う関係になりたいと願っているのに気がついたので，インターネットの出会い系サイトに登録しました。職場のチームミーティングのときにマインドフルになると，アイデアが

沢山浮かんでいるにもかかわらず拒否されるのを恐れて発言しないでいるのに気がつきました。そこで，ミーティングでアイデアを話し始めました。生きる姿勢を変えてからは，例えばデートの直前やミーティングで発言し始めるときなどに不安が前よりも強くなる瞬間があるのに気がつきましたが，それでもジンは満足でした。そうした不安は自分らしい人生をしっかり生きる一部だと理解できました。不安が強くなるたびに，そこで目を背けずにマインドフルネスを実践して状況にそのままい続けると時間と共に不安が弱くなるのがわかりました。

　あなたもジンのようにいくつか思い切って人生を変えてみた部分があったかもしれません。以前なら避けていたところでも，前に進み，価値に沿って振る舞ったかもしれません。その結果として人生をもっと押さえつけていた頃よりも不安がむしろ強いと感じる瞬間が時々あったでしょうか？　そんな瞬間があっても驚かないでください。新しい姿勢でしっかり生き始めるときには，いずれ生きやすくなるにしても，その前に落ちつかない時期があるものです。そんな時期には，これまでに身につけてきたマインドフルネス・スキルを使いましょう。心地悪さや不安を，ずっと続く心の状態とか何か問題があるサインなどと見なさないで，満ちてはやがて引いていくものとして眺められたら何よりです。
　中には，もっと劇的な変化にすぐに気づく人もいます。新しい位置にいる感じがして気持ちがわくわくするのでしたら，変化がいつまでも続いてそれまでの悪戦苦闘が過去の話になってほしいと願うでしょう。スザンヌが何週間かマインドフルネスを実践し，価値をはっきりさせて，価値に沿って行動すると，あれほど人生を妨げていた社交不安をほとんど経験しなくなりました。毎日マインドフルにヨガを実践すると，社会的な場面で起きることに優しく思いやりながら気づいていられるようになったので，自分を批判する思考が時々湧いても心を開いたままにして周りの人たちと交流を続けられました。社交するときのマインドフルな

姿勢は以前の行動とは天と地ほども違いましたが，新しく築いた人間関係がとても心を満たしてくれたので，その姿勢を新しく習慣にして続けるのは簡単でした。スザンヌは，社交不安と回避が過去のものになってくれていればいいと願いました。あなたもスザンヌと似た経験をしているのでしたら，快適な「今，この瞬間」を楽しみましょう。ただ，身につけたものを維持しながらその一方で避けられない困難も乗り越える方法を以下にご紹介しますので，それにも目を通しておいてください。

　あるいは，どこか中間のあたりにいらっしゃるでしょうか？　例えば，希望はあるけれども，変化が続かないのではないか，本書で学んだことを忘れてしまうのではないかと心配でしょうか？

　あなたがプロセスのどこにいても，未来は希望に満ちています。

本書をまとめましょう

　私たちのところへ通ってくださったクライアントたちがセラピーを終えるときには，必ず時間を取って，一緒に取り組んできた中で何が一番意味深かったかを振り返ってまとめます。それをしておくと，役に立った取り組みを新しい人生へ持ち帰れますし，再び苦しい時期が訪れたときにはいつでも立ち戻れます。一緒に見てきた基本原理を，以下に箇条書きにまとめます。読み返して，一つひとつの項目があなたにとっては特にどう役立ったかを考えましょう。メタファーがありました（沼地のメタファー，大きな波に乗るために沖へ漕ぎ出す考え方など）。マインドフルネス・エクササイズもありましたし，フレーズ（「綱を手放す」「もう，ここにあるのだから」）もありました。特に心に響いたものはありましたか？　少し時間を取って共鳴したものをノートに書き出しておくと，将来苦しくなって普段よりもいくらか助けが必要になったときに，本書を読んで何が役立ったかを思い出しやすくなるでしょう。

本書でお伝えした原理のまとめ

本書で学んだことは：

◆「今，この瞬間」に注目して気づきをはっきりさせる技法。例えば：

・自分をよく知る（思考，感覚，感情を観察する）

・マインドフルネス（ありのままの経験に注意を向けて，「今，この瞬間」の中で決めつけずに観察する）

・思いやりを持って優しく受け止める。そうすると経験をきれいにしやすくなります。

◆感情を回避したりコントロールしようとしたりしないで，向き合う方法：

・感情や思考は（プラスのものもマイナスのものも）人間なら誰にでもあって，とても大切な情報を伝えています。

・思考や感情をコントロールしようとするのは逆効果で，ますます苦しくなり，感情が「濁って」さらにわかりにくくなります。

・思考，気持ち，身体感覚を全て経験しようとウィリングになると，人生で選択肢が増えます。

・思考を思考と認め，気持ちを気持ちと認めて，そうしたものを真実と見なさずに満ちては引いていく様子をありのままに眺めていると，ウィリングネスが高まります。

◆どう行動するかを価値に沿って選ぶと人生が豊かになる：

・本書を読み進める中で，人間関係，仕事／学業／家事，自分のための活動と地域参加，の三つの領域であなたにとって何が大切かをそれぞれ書き出しました。

第13章　苦しい時期にも気持ちを開いたままで　　363

- ・自分らしい生き方を決めてコミットすることを選びました。
- ・ゴールや結果だけを見るのではなく，何に価値を感じているか とそこへ向かうプロセスとに注目する大切さを学びました。
- ・状況や思考や気持ちにただ反応するのではなく，どう行動する かを生活の中で選び始めました。

　気づき，マインドフルネス，ウィリングネス，価値に導かれた行動（または価値に沿った行動）は，どれも，それに向けてずっと取り組み続けられる概念です。いずれもプロセスで，あるとき達成されたり完了したりするゴールではありません。

マインドフルネスを暮らしの一部にしよう

　本書を通じてご紹介した沢山のマインドフルネス・エクササイズはバラエティに富んでいます。呼吸に注目するもの，想像力を使うもの，また詩もありました。ですので，みなさん大抵お気に入りを見つけることができます。おそらくあなたにとっても，エクササイズの中にとても役立つので日常的に実践するものから，自分の経験とはどうもしっくりこないと感じるものまであるでしょう。役に立つと感じたエクササイズは，続けて，日頃から生活の中で使ってください。ただ，それ以外の実践も時々使いましょう。実践も，あまりに習慣化してしまうと，実践の一部として本当に心を開いて新鮮な視点で「今，この瞬間」に注意を向けるのを止めてしまいかねません。たまに実践を変えると，初心を思い出せます。普段とは違う難しさを感じて新しい観察があると，マインドフルネスのプロセスを生き生きと保ちやすいでしょう。ですので，数週間ごとに，または数か月ごとに，しばらく使っていなかったエクササイズを実践して何を発見するかをみましょう。

> しばらく使っていなかったエクササイズのどれかを数週間おきに実践して初心を思い出し，価値をさらに探って自由になりましょう。

また，目的別にはそれぞれに合った実践がお勧めです：

・「呼吸のマインドフルネス」（第4章）は，何といっても**基本**で，場所も選ばないすばらしい実践です。いつでも，フォーマルでもフォーマルでない形でもできます。

・「3分間呼吸空間法」（第11章）は，呼吸のマインドフルネスのよいバリエーションで，忙しい生活の中で一つの活動から次の活動へとあわただしく移るときや，気持ちが混乱しているとき，気持ちがまとまらないときなどに，手軽に心の状態を探れるので役立つでしょう。「呼吸のマインドフルネス」と「3分間呼吸空間法」は，どちらも呼吸が錨の役割をはたして，「今，この瞬間」に素早く戻ってこられます。

・身体に耳を澄ますと，ストレスを観察しやすくなります。特に身体に緊張があると感情が濁りやすい点を考えると，身体に耳を澄まして緊張の状態を知ると役立つのがよくわかるでしょう。「**身体感覚のマインドフルネス**」（第5章）の簡単なエクササイズをするとストレスのレベルが高まったときに気づきます。また，「**漸進的筋弛緩法**」（第5章）も，日頃から実践するとストレスのレベルを全般に下げるので，濁った反応も全体に減るでしょう。

・感情に関する反応がよく理解できない，または反応が状況に不釣り合いなほど強い感じがするのでしたら，「**感情のマインドフルネス**」または「**感情と身体感覚のマインドフルネス**」（それぞれ第6章と第7章）を実践すると反応をきれいにしやすくなるでしょう。

・思考が目まぐるしい，思考に巻き込まれている感じがするなどの場合は，「**思考のマインドフルネス**」がお勧めです（第9章で詳しく説

明しました）。そうした実践をすると，思考が自分自身とは別だという感覚を育みやすくて，反応しなければいけないとは感じずに，思考が来ては去っていくのを眺めやすくなります。

・状況を柔軟に眺められず，移り変わりをありのままにみないでどの状況にも同じ予想や期待をしてしまうのでしたら，**「音のマインドフルネス」**（第5章）を実践するとよいでしょう。またはマインドフルに**食事**をするのもお勧めです。初心に戻って，周囲に心を開いた視点から人生の状況を眺められるようになります。

・苦しい時期，ウィリングになれずに悪戦苦闘している時期には，**「ゲストハウス」**（第9章）をマインドフルに読むか，**「困難を招き入れる」**（第12章）を実践すると特に役立つでしょう。

・最後に**「山の瞑想」**（第11章）は，不確かさと変化のただ中にあっても，あなたの中に元からある力と安定を引き出してくれるでしょう。

　勿論，ここにご紹介しているフォーマルなマインドフルネス実践は沢山ある中のごく一部ですし，それがどのように役立つかは私たち著者の経験に基づいてお伝えしているのにすぎません。何よりも大切なのは，あなた自身が自分で経験をよく振り返って，それぞれの時期や状況で何が助けになってきたかを考えることです。今のうちに少し時間をとって考えて，観察したことをノートに書き出しておくと，後になってエクササイズをしたいと感じたときにどれがよいかを選ぶ参考になるでしょう。

　ここまででマインドフルネス実践をある程度習慣にして，あなたにとっては何が一番役立つかがいくらかおわかりになったでしょうか？
先にご紹介した登場人物たちのように，フォーマルな実践（座ってするエクササイズ，歩きながらするエクササイズ，ヨガ，太極拳，その他の武道など）を毎日または週に数日は生活に取り入れているかもしれませ

ん。フォーマルでない形の実践を日常に取り入れて実践して，フォーマルな実践はそこまでではないけれどもやはり定期的に実践しているかもしれません。それとも，まだ日常生活に無理なく取り入れる方法を試行錯誤しているでしょうか？　日頃から実践できる方法をなかなか見つけられないのでしたら，周りの環境からの助けを上手に利用して，例えば定期的にひらかれるヨガのクラスか瞑想のグループに参加したり，友人たちに声をかけて毎週一緒に座って始めてみたりすると，マインドフルネスを日常に取り入れやすいかもしれません。目印や合図を使ってフォーマルでない実践を日常的に続ける方法もあります。例えば，電話が鳴るたびに呼吸に注意を向けられるでしょう。同じようにして，赤信号で停まる，エレベーターに乗る，赤ちゃんが泣くなどを合図にすると，日に何回も「今，この瞬間」に戻ってこられます。また，一つの活動の場所から次の活動の場所への移動時間を利用するのもよい方法です。例えば，通勤時間，ミーティングへ向かう間，子どもを迎えにいく道すがらなどはマインドフルネスを実践するにはよいでしょう。実践がまだ生活の一部になっていないのでしたら，今ここで少し時間を取って，マインドフルネスを取り入れる戦略としてあなたの今の生活と相性がよさそうな方法を考えてノートに書き出しましょう。書き出した戦略を数週間かけていくつか試して，あまり効果が感じられなかったらリストに立ち戻りましょう。忘れないでください，フォーマルな実践を生活の一部に取り入れるのが今は難しくても，フォーマルでない形ならいつでも経験に注意を向けられます。

　マインドフルネスを自然に生活に組み込んで日課の一部にしてしまう方法は，本書を読み進めながら新しく身につけてきた姿勢を維持し，人生を取り戻して自由になるために踏み出した道をたどり続けるにはとても大切です。優しく思いやりのある姿勢で気づきの範囲を広げて人生を眺めると：

第 13 章　苦しい時期にも気持ちを開いたままで　367

・感情から目をそらそうとする自然な傾向に気づいて，習慣に流されずに感情と向き合えるようになります。
・感情に関する反応が濁っているときに気づいてきれいにできるので，感情が伝えるメッセージに耳を傾けたうえでどう行動するかを選べるようになります。
・意識しないで自動的にしているけれども結局は苦しさを強めることにしかならない類の努力を減らせます。
・習慣的に避けるのではなく価値に沿った行動を選べるので，自分らしい意味深い人生になります。

　どれほど実践を積んでも，つい忘れてマインドレスな悪循環に陥りやすいものです。マインドフルネスを日課にできると，生活の中で忘れずに実践しやすくなります。他にも，リマインダーを工夫する方法もあります。私（L. R.）は，マインドフルネスの実践と関連づけたオブジェを大学の机の上に置いてあり，また関連づけたアートを自宅と大学の両方で飾っています。オブジェやアートを見るたびに「今，この瞬間」に連れ戻されて，優しく思いやりのある気づきを向けようとしていたことを思い出します。忙しい日々の中でイライラした反応が湧いてきても，その瞬間にマインドフルネスを思い出させてくれます。マインドフルネスについて書かれた本を読むのも役立つでしょう。本書の終わりに，私たち著者とクライエントたちが役に立ったと感じた本のリストをご紹介します。どうしたわけかマインドフルネス実践にあまり身が入らないと感じる時期には，その中から何冊かを読むとよいでしょう。日頃のマインドフルネス実践の効果が感じられなくなったときには，本書のウェブページにある録音されたエクササイズに立ち戻るのもお勧めです。録音を使わないで個人的に実践するほうがよりしっかりと自分のものにできますが，実践に身が入らなくなったときは，録音に耳を傾けるのも感覚を取り戻すよい方法です。

きっかけとパターンを忘れないために

　本書のエクササイズをしていくうちに，あなた自身の感情に関する反応について新しく気がついたことがいくつかあったでしょう。経験を観察して，生活のさまざまな分野でマインドフルに注意を向けるうちに，おそらく，あなたにとって特に反応が強くて濁りやすい状況，思考，感覚，感情があるのに気づいたのではないでしょうか？　また，ある種のタイミングでは人生に向き合うよりも避けたくなるとも気づいたのではないでしょうか？　エクササイズをしていくうちに，不安に対してどのように自動的に反応しているか（自分を批判する，落ち込む，注意をそらすなど）に以前よりもよく気づくようになりましたか？　少し立ち止まって，学んだ中にあなたが人生を先へ進むときに覚えておくと役立ちそうな点がないかを考えてみましょう。学んだことをリストにするとよいでしょう。自分らしい意味深い人生を生きやすくすると感じた視点，反応しやすくなっているまたは感情が濁っているのを知らせるとわかったサイン，不安の悪循環につながりそうなのでマインドフルネスを（その前，そのとき，またはその後にも）実践しておいたほうがよさそうだと感じる状況など。そうしたことを今のうちに考えて書き出しておくと，4か月後，6か月後，10か月後に本書の何が役立ったかを思い出そうとするときに参考になります。なにしろ忙しい日常生活には私たちの注意を引くものがいくらでもありますので，大切だと感じたひらめきさえも，書き出しておかないとなかなか覚えていられないものです。

> マインドフルネスがどのように役立っていると感じるかを今のうちに書き出しておくと，数か月後に本書から何を学んだかをどうしても思い出せないときに役立ちます。

生活の中で価値を見失わないために

　価値に沿って生きているかどうかも，折に触れては何度でも注意を向

け直す点です。忙しさの中で，またストレスが強いときには，気がつくと古い習慣が戻ってきて，苦しさを避けたり，考えずに反射的に行動していたり，一番大切な何かを無視していたりする場合があります。また，何を大切と感じるかは時間と共に変わるかもしれませんので，人生の三つの領域に戻ってそれぞれで何が大切かを探るのは，価値に沿って有意義に行動し続けるうえで大切です。毎週，または隔週ごとに，それまでにノートに書いてきた価値を読み返すか，本書の第10章と第11章をもう一度読むと，何が一番大切だったかを見失いにくくなり，納得できて気持ちが豊かになる選択を日頃からできるでしょう。

人生を変えていくときの自然な揺らぎ

研究から（また人生経験からも）示されているのは，古い習慣をかなり効果的に変えられる分野（不安，うつ病，薬物使用，摂食障害など）は確かに沢山あるものの，それでも習慣は完全に消し去ることができず，再び表れると考えておくほうがよくて，特にストレスがかかったり変化があったりするときには表れやすいという点です[77]。そう聞くと少しがっかりされるかもしれませんが，悲観的にならなくても大丈夫です。古い習慣がぶり返したら，これまでに学んだことの全体を振り返るチャンスと考えましょう。身につけてきたスキルをもう一度使って，改めて姿勢を変えるよい機会です。それに，すでに一度は成し遂げた変化ですので，くり返すときには前よりもずっと早く達成できます。実際に，古い習慣が表れたサインに早く気がついてこれまでに学んだことに素早く立ち戻れば，あっという間に価値に沿った道に戻れます。

これまでの取り組みで得たものと成し遂げた変化を維持していくときにとても大切なのは，古い習慣が戻ってきそうなサインに気がついたら，せっかくの変化が失われてしまうと嘆くのではなくて，どんな小さなサインにも積極的に向き合って反応することです。研究からは，例えば不眠症が再発した，パニック発作がまた起きた，過度に心配になった

> **失敗**をマインドフルにアク
> セプトすると**再発**を予防で
> きます。

などの失敗は，必ずしも再発や慢性
の問題に結びつくわけではないと
示されています [78]。そうではなく
て，失敗も，変化のプロセスの一部
です。そうした出来事も自然に発展
していく人生の一部と眺めて，これまでに学んだスキルと身につけた視
点に立ち戻って今の新しい状況にも改めて当てはめられるかどうかを吟
味するためのリマインダーだと考えるとよいでしょう。そうすると，失
敗する前にいた位置に戻って，人生を取り戻して自由になるプロセスを
たどり続けられます。勿論，これまでに学んだものを失ったように見え
て，「後戻り」している印象を受ければ，はじめはがっかりするのが自
然です。でもそうしたときに，心に浮かぶ思考や気持ちに，おそらくそ
れに伴っているマイナスの自己批判も含めて注意を向けて，そんな反応
をしている自分に思いやりの眼差しを向けられると，先に進めるように
なって，それまでに身につけたスキルを今の新しい状況にも当てはめて
使いこなせるようになります。

　イリーナは，パニック発作に長い間苦しんできただけでなく，再び発
作に襲われるのではないかという強い恐怖もあって，人生が明らかに窮
屈でした。そんなイリーナが，経験から目を背けるのではなくしっかり
向き合って，気づきを広げて，ウィリングネスを高め，価値に導かれた
行動を選ぶまでのプロセスに取り組むと，人生を大きく変えられました。
パニックの症状を身体の自然な反応で時間と共に過ぎるものとして眺め
て，そうした感覚が伝えているらしい脅威のメッセージに反応しないと
選ぶと，症状が前ほど恐ろしくなくなり，頻度も強さも実際に減り始め
るのに気がつきました。何か月もかけて人生を広げながら，友人や愛す
る人たちと過ごす時間を増やし，仕事では初めての難しい課題に挑戦し，
大切と感じる姿勢で地域にも参加しました。気がつくと，一度もパニッ

ク発作を起こさないで数か月が過ぎていました。ある日，イリーナは仕事に遅れ，朝食を抜いてバス停まで走らなければいけませんでした。混雑したバスに人をかき分けて乗り込みながら，心臓がドキドキして呼吸が速く浅くなるのを感じました。恐怖が発作的に強くなる慣れ知った感覚があって，症状に続いて，気を失うことや今の状況から逃れる力がないことについての思考が巡りました。思考に続いて，これまでに得てきたものが失われて，何もかもが振り出しに戻ってしまったという思いに気持ちが沈みました。次のバス停で降り，状況から抜け出せたことに深い安堵を感じながら会社に病欠の連絡を入れて，自宅に帰りました。それからの数日は，何回もパニック発作を経験して，再び人生を制限し始め，以前の「不安な私」に戻ってしまった以上，さてどうしたものかと考えました。

　ある晩，イリーナの友人がテイクアウトの夕食を持ってやってきました。食事をしながら，友人は，パニックの症状に対してそれまでに何が役立ったかを話してほしいと言いました。イリーナは，症状がぶり返した今となってはそれまでのアプローチについて考えてもしかたがないと思って乗り気ではありませんでしたが，それでも思い出しながら話し始めました。不安の悪循環について知ったらパニックが理解できるようになったこと。自分の反応が，きれいな感情を濁らせ，濁った感情をさらに濁らせる場合があること。話をしているうちに，イリーナは，ここ数か月のパニックのない間の生き方にあまりに慣れてしまったために，それまでの成果で本当に意味があるのはパニック発作がなくなることではなくて自分らしい人生を生き始めたことだった点をすっかり忘れていたのを理解しました。実際，始めの数か月はパニック発作がありました。でも，それを，人生を変えなければいけない合図ではなく，身体が反応しているものとしてマインドフルに眺めていられました。パニックの症状がない間は，そうしたマインドフルな反応を練習する機会が何週間もなかったので，スキルを忘れて，避けて束縛する古い習慣に戻ってし

まっていました。イリーナは，新しく身につけた習慣を再び始めてもう一度しっかり生きられるようになると決めました。また，どんな経験にも向き合えるように，時々起きるかもしれないパニックの症状にもっと備えておけるように，マインドフルネスを生活の一部に組み込んで続ける工夫として，毎朝シャワーを浴びながらフォーマルではない形で実践し始めました。それからも時々パニックの症状を経験して，特にストレスが強かったり自分を大切にしそびれたりしたときには症状が強くて頻繁な場合もありましたが，それでもイリーナは人生が充実して感じられて，パニック障害そのものの再発はありませんでした。

　人間なら誰でも不安よりも穏やかさを，絶望よりも喜びを，怒りよりも思いやりを好みます。「ゲストハウス」の勧めに沿って全ての感情を招き入れようとどれほど頻繁に実践しても（またはそうするようにと読者に向けてどれほど頻繁に書いても！），私たちは必ず，気がつけば，心地よい感情の経験に執着して不快な感情の経験には不安を感じて身構えています。ときには，感情やそれに関する反応を決めつける，人生を制限する，またはその両方をして，元の反応を何倍にも強くします。そうした習慣は長年にわたり身につけてきたもので，何度でも表れます。反応を避ける方法はなくて，私たちにできるのは，気がついて，習慣がしぶといことに感心し，ウィリングネスとアクセプタンスの姿勢に優しく戻るだけです。でも，姿勢を戻すことでしたらいつでもできます。マイナスの反応や避けようとする傾向が表れた瞬間でも，数時間後でも，数日か数週間後でも，ひょっとしたら数年後でさえかまいません。今の決めつける生き方では以前にうまくいかなかった，人生でもっと沢山の可能性を広げてくれる生き方があったからそれに戻ろうと，どの瞬間にも思い出せます。勿論，早く気がつくほど短い時間で簡単に軌道修正できます。でも，私たちは誰でも，もっと大変な旅をする力を持っています。必要なのは，はじめのステップを踏み出すこと，つまり，気づい

第13章　苦しい時期にも気持ちを開いたままで　　　　373

て，方向を価値へ向け直すのです。

このサインがあったらマインドフルネスと価値に沿った行動に立ち戻ろう

　以下にご紹介するのは，よくあるサインで，それが表れたらマインドフルネス実践に戻るか，価値に導かれた生き方ができているかどうかを振り返るか，その両方をするとよいものです。ご紹介するものの他にも，あなた自身で気づかれた自分のサインもあるかもしれません。当てはまると感じるものを，生活の中で観察したあなた自身のサインも含めて全てノートに書き出しましょう。書き出したサインが人生で表れたら，定期的なマインドフルネス実践をもう一度生活に組み込む方法を考えるか，今行っているマインドフルネス実践を新しくしてみましょう。また，あなたにとって何が大切だったかをもう一度探って，人生のそれぞれの領域で価値に沿った行動を意識的に実践しましょう。

・全般に不安や心地悪さが強くなっていると感じる。
・心配する頻度が増えて，心配の強さも強くなっている。
・全体に「ストレスで疲れきって」，気持ちがぼろぼろになった感じがする。
・心ここに在らず，または切り離された感じがする。
・感情に関する濁った反応が強く頻繁になっている（感情が濁っているかどうかを見分けるサインは p.178 でご紹介しました）。
・人生が束縛された感じがする。自由がなく，硬直していて，選べない感じがする。
・燃え尽きているか，不当に扱われている感じがする。
・忙しすぎるか疲れ過ぎて，社交や他の価値に沿った行動をする

機会を何度も見送っている。

・頻繁に回避している。例えば寝すぎる，テレビを観すぎる，インターネットを見続ける，ジャンクフードばかり食べるなどの行動が増えている。

・この壁さえ越えれば状況はよくなると繰り返し考える。

人生での変化を乗り越える

　人生に変化はつきもので，価値に導かれた人生をマインドフルに生きようとする私たちは，そのたびに新しい困難に向き合うことになります。ときには，プラスに変化する人生での出来事でさえ乗り越えるのが苦しいのに驚くかもしれません。パートナーを大切にする，新しい仕事に就く，子どもを持つなどの出来事は，不安を高めるほうへ人生を変えて，それぞれの領域で価値に沿って生きるのを難しくし，調整しなければいけない場合も出てきます。例えば，誰かと正式なパートナーとして有意義な関係になりたいと思って探し続けてきた人は，そんな人間関係が決まると人生が楽になるだろうと想像するかもしれません。でも，パートナーとしての人間関係は，喜びをもたらして気持ちを満たしてくれますが，同時に注意を向けて行動し続けることも必要になります。そのうえ，新しい人間関係に時間を振り向けるので，自分のための活動，友達との関係，仕事など人生の他の領域も何かしら影響を受けて変わるでしょう。

　人生が変わるときには，本書の基本原理に立ち戻って，価値を書き出すエクササイズをいくつか改めて行ってみると，人生をさらに豊かに充実させる方法で前に進み続けられるでしょう。時間を取って人生の領域を一つひとつ見直し，それぞれで価値をはっきりさせて，新しい状況に合わせて新しい行動を選ぶと，価値に沿った道筋をたどり続けやすくな

第13章　苦しい時期にも気持ちを開いたままで　375

ります。第11章で見たように，人生の三つの領域の間のバランスは時期によって変わりますし，時には偏っているかもしれません。例えば新しい人間関係を築こうとしている時期でしたら，人間関係の領域に注意が集中して，仕事や友情の領域がいくらかおろそかになるかもしれません。それでも，本当に大切と感じるものに沿った方法でどの領域にも取り組んでいると，長い目で見れば全体としては目的のある幸せな感じになるでしょう。

　カップルに初めての子どもが生まれたときにも，似た調整が必要になるでしょう。子どもの誕生は，途方もなく大きなプラスの意味を持つ新要素が人生に加わる変化です。でも，その変化によって，カップルの関係の以前なら簡単だった側面がもっと注意を向けて気遣われないといけなくなるかもしれません。長いうちには，子どもたちの成長の時期に合わせてもっと微妙な変化もあるかもしれません。ですので，人生の三つの領域のどの領域にも折に触れて立ち戻って，変化していく状況に反射的に反応するのではなく，しっかりと選んで人生を生きていることを確かめるとよいでしょう。

　生活パターンやリズムが変わる場合も，要因がプラスの場合でさえ，それまで決め事にしてきた日常のマインドフルネス実践が妨げられやすくなります。私（L. R.）が未来の夫になる男性と真剣におつき合いを始めた頃，週に5，6回ほどヨガスタジオに通っていました。定期的にヨガを実践すると，毎日を通じてマインドフルに活動しやすくなって，とても役に立っていました。夕方からの時間をヨガスタジオへ行くよりもジョシュと一緒に過ごそうと選ぶよ

> 願いが叶うプラスの変化でさえ，進もうと思っていた道から外れる原因になりかねません。価値を，また人生の大切な領域のそれぞれでどの行動を選ぶかを，マインドフルに見直さないといけなくなるかもしれません。

うになると，定期的にヨガを実践するのが難しくなりました。そこで，朝に瞑想を実践し始めました（早起きをするのは私には絶対に無理だとずっと思ってきたにもかかわらず）。今でも，新学期を迎えて講義の時間割が変わるたびに，新しい決まり事が落ちつくまでにはいくらか時間がかかります。そうした時期には，フォーマルでない形の実践とリマインダーが役立ちます。ちなみに，本書を執筆する作業はマインドフルネスを思い出すうえでとても役立ってきました。執筆を終えてしまったら，新しいリマインダーを探さなければ！

　勿論，とても苦しい人生での変化も，価値に導かれた人生をマインドフルに生きようとする気持ちを強くゆさぶります。病気やケガをする（あなたでも愛する人でも），仕事を失う，愛する誰かが亡くなるなどの心が傷つく出来事を経験すると，人生がさまざまな意味で妨げられます。もう少し小さなストレスでもそれが沢山積み重なって心地悪さや苦しさを全体に強めている場合もあります。経済的に苦しい，感情のエネルギーを振り向けなければいけない状況がある，身体を使ってこなさなければいけないことが山ほどある，などでは時間と注意を奪われます。大抵，そうした時期こそ，それまでに身につけてきたものを忘れて古い習慣——辛さから目をそらそうとして，食べすぎる，飲みすぎる，働きすぎる，テレビを観る，または他にもその瞬間はいくらか楽になるけれども全く人生を広げてくれない活動をする——に戻りやすくなります。例えば私（L. R.）は，ストレスが高まって生活が乱れると自分を大切にする効果として学んだはずのことをすぐに全部無視する習慣が染みついています。いうまでもなく，夜更かしをし，不健康な食事をして，定期的な運動をしなくなった結果としてストレスをより上手に管理できるようになった試しはありません。おまけに，またもやそのパターンに戻ってしまっているのに自分で気づくのに大抵数日かかり，パターンから抜け出すのにはさらにもっと長くかかることもあります。それでも，ときには，自分にその習慣があったのを思い出して，物事が困難になり始め

第13章　苦しい時期にも気持ちを開いたままで

たらすぐに自分を大切にすることに注意を向け始められる場合もあります。それができたときには必ず，状況がどれほど困難になっても人生をもっとずっと効果的に管理できます。マインドフルネスを日頃からしっかり実践できていればいるほど，古い習慣に戻りそうになっているときに自分で気がつきやすくなります。

　それだけ大変なストレスの元が山ほどあるときに，いったいマインドフルネスがどう役立つというのか？と思われる方がいます。疑問を感じて否定的な気持ちでいては，ただでさえ雑用や役割に伴う仕事などで忙しい生活の中でマインドフルネスを実践する時間なんてますます見つけられません。大体，呼吸に注目して経済的に楽になるはずはないし，詩が深刻な病を治すわけもないでしょう？　私たちのところへ通ってくださるクライエントが人生でそうした苦しい問題を抱えている場合は，私たちは何よりもまずクライエントの気持ちに寄り添って思いやります。人生は，ときに苦しく，不公平で，予想ができず，喪失や事故やケガや病が大きな痛みをもたらします。起きたことを元に戻したいと願う気持ちはとてもよくわかりますが，残念ながら，少なくともある瞬間だけをみると，私たちに許される選択としては大抵，きれいな痛みに抵抗して濁らせるか，きれいな痛みをマインドフルに眺めるかの二つに一つです。マインドフルネスを実践しても，コントロールしたいと願ってやまないそうした人生に関わるほどの出来事や状況に直接働きかけることはできません。でも，マインドフルネスは，逆境の中でも自分を優しく育める方法で，混乱した状況やほとんどの場合に答えのない疑問をいくらかきれいにできる方法です。そうしたときに，状況を元に戻すのではなく状況に上手に反応するという意味で行動するべき何かがあるとしたら，マインドフルネスを実践すると，慎重に考えて選んだうえで価値に沿って行動できます。

　愛する誰かが慢性の病にかかったり亡くなったりすると，私たちは自然にとても深い悲しみや恐怖を感じます。感情に関する経験もある程度

の範囲なら向き合えると学んでいても，そうした状況では強烈な感情にあまりに圧倒されそうになる場合もあって，耐えられるはずがないから痛みを抑え込んだり避けたりしなければいけないと考えるかもしれません。トラウマを負う類の経験で例えば誰かに襲われたり自然災害に遭ったりしても似た反応をしがちです。ただ，そうした強烈な感情は完全に抑え込んだり避けたりはできません。注意をそらす，回避するなどの行動で楽になると感じるときもあるかもしれませんが，感じている痛みを何らかの方法でしっかりと受け止めなければいけないともわかるはずです。夫の死を悲しむ女性が友人たちとコメディー映画を観に出掛けると悲しみから束の間解放されて，その日の夜はもっとしっかりと気持ちに向き合えるようになる，と感じるかもしれません。性的虐待の被害者なら，近親相姦について無思慮な発言をする人には自分の経験を敢えて打ち明けず，レイプのシーンが露骨に描かれた映画を観に行く誘いは断わるかもしれません。それでも，夫を失った女性も性的虐待の被害者も，経験している痛みに正面から向き合わなければいけないときがあること，また本書で身につけたスキルを使うととても辛い経験にも向き合えることがわかるでしょう。人生での変化がもたらす痛みがとても深いときには，自分への思いやりとマインドフルネスがとても役立つはずです。実際に，マインドフルネスを実践し始めたのが，その類の痛みにうまく反応しようとしても他の方法ではどれ一つとしてうまくいかなかったから，という人が大勢います。感情がそれほど強くない場合は注意をそらして避ける方法でうまくいっていたのに。

　時には，喪失やトラウマがあるからこそ，何が本当に大切かがはっきり見えて価値に沿った人生を生きやすくなる場合さえあります[79]。誰かの死は，生きているうちに人生を存分に生きることの大切さを思い出させてくれるかもしれません。困難の中で家族や愛する人たちが集まると，お互いのつながりの大切さを思い出して，つまらない意見の違いを脇へ置いたり，あまりにも長く抱き続けてきた不満を手放したりできる

かもしれません。でも，制限して避けたいと感じる自然な願いのほうが強く掻き立てられると，喪失やトラウマの経験から，行動を選ぶ意味なんてない，これ以上の喪失を避けるために人とつながり合うべきではないと感じる気持ちにつながるかもしれません。苦しさを避けようとして反応しやすくなり，感情が濁り，選ばず行動するために人生がますますストレスフルで困難になります。マインドフルな視点を忘れ，以前のように小さな違いに注意を絞って意見の食い違いに怒りを示すと，少しの間でしたら気持ちが楽になって深い痛みからは注意をそらせるでしょう。そして，悲しみや恐れをしっかり感じるよりも，口論や論争を始めます。

　そうした反応は，どれも深い喪失と痛みがあるときには人間として自然で，価値に沿ってマインドフルに生きようとどれほどコミットしているかとは関係なく誰でも経験する可能性があります。それでいて，これもまた誰にでも，どの瞬間にもできるのは，とても苦しい状況の中でも気づいて，心を開いてマインドフルになろうと選ぶことです。従妹の不注意を非難しながらその瞳に悲しみが浮かんでいるのがふと見えるかもしれません。身体中が緊張しているのに気づくかもしれません。赤ちゃんが笑うのを見て，悲しみの中にも喜びの瞬間があるのを思い出すかもしれません。または自分から呼吸に注意を向けて，息を吸い込み，吐き出し，また吸い込むかもしれません。そうした一つひとつの瞬間のどれでも，悪循環を少なくとも束の間断ち切ることができて，そこから別な可能性が開けて，辛い状況の中でも再び自由に選べるようになります。

　悲しみや痛みが深いそうした時期には，マインドフルネス実践に戻るだけでなく，何を大切に感じているかも振り返るとよいでしょう。本書の前のほうで取り組んだ，書き出す類のエクササイズに立ち戻るのも，こうなってほしいと願っていた人生や大切な価値を思い出して，たった今経験している状況に合わせて少し修正するにはよい方法で

す。トラウマを負う経験をした人たちの多くが，苦しみや絶望を感じる中でも，人生を先へ進み始めると新しい目的の感じ，より強い目的の感じを発見できると気がつきます。人生での変化があると，それまで価値を感じていたものがそれほどでもなくなり，新しい何かに価値を感じ始めるかもしれません。または，人生の領域のいくつかで価値に沿って生きるときの方法が変わるかもしれません。

苦しい時期のステップ

・**ノートと本を見返す。**何よりもまず，マインドフルネスのアプローチの中でも特に役立ったと感じる側面を思い出して感覚を取り戻しましょう。本書を読みながら書き出したあなたのリストを見返しましょう。だんだんずれてきてしまったと感じる分野の章を読み返してください。自分への思いやりがテーマの第12章は，みなさん一般にとても大切です。自分への思いやりはしっかり身につけるのが一番難しい習慣の一つですし，ストレスが強い時期には大抵自己批判の習慣が戻ってきます。

・**マインドフルネス実践をもう一度生活の一部に取り入れる，または今している実践を新しくする。**マインドフルネスを日頃から実践するのを止めてしまっているのでしたら，何らかの実践を生活の一部にもう一度取り入れ始めるのが苦しい時期にはとてもよい戦略です。再開するには，本書のエクササイズの録音を聞き直して，それからだんだん録音を聞かずに日頃の実践をするように戻していくとよいでしょう。マインドフルネス実践を再開すると，役立つとすでに知っている視点が連想されてくるので，大抵は初めてのときよりもずっと早く人生をまた柔軟に経験し始められます。一方，もしもずっと日常的にマインドフルネスを実践してきたのでしたら，困難な時期は，実践を変えてしばらく続けてみて新し

く何かわかるかどうかを観察するにはとてもよい機会です。座っ
てする実践から立ってする実践（例：歩きながらする瞑想やヨ
ガ）へ，「呼吸のマインドフルネス」から「感情のマインドフル
ネス」へなど変えてみると効果的かもしれません。それとも，本
当は向き合わなければいけないストレスの元や困難があるけれど
もフォーマルな実践を利用して避けているかもしれないと感じま
すか？　そうでしたら，むしろフォーマルな実践を減らすか止め
るかして，ひとまずとても苦しい間はフォーマルでない形の実践
を中心に取り組む方法もあります。日常的に取り組む方法は新し
い習慣を身につけようとするときにはとても役に立ちますが，下
手をすると自動操縦状態でこなしてしまう恐れもあります。そう
したときに，取り組みの内容を変えると，新鮮な視点から経験を
眺められるようになります。

・**フォーマルでない形のマインドフルネスを実践する。**状況が苦しく
なると自然に回避したくなるので，大抵気がつくと生活の中でそ
れほどマインドフルではなくなっているものです。しかも，困難
は私たちの注意を奪いがちですので，マインドフルになろうと思
い出すのも難しくなります。そこで，日頃から生活の一部（食事
をする，ミーティングの場所まで歩く，歯を磨く，シャワーを浴
びるなど）にマインドフルネスを組み込んでおくと，肝心なとき
に忘れやすくなる傾向を補ってくれて，新しい困難に向き合わな
ければいけない時期にもマインドフルでい続けられます。困難な
状況（パートナーとの口論，職場での難しい内容の会議など）の
ただ中でもマインドフルでいられると，自分の反応に気づいて，
どう行動するかをしっかり考えて選べます。

・**自分を大切にする。**人生に変化があると，自分を大切にする習慣
（睡眠のリズム，健康な食事，日頃の運動など）が乱れがちで
す。乱れるのは避けられませんが，それでも，私たちが困難な状

況により上手に対処できるのは，しっかり食事をして，睡眠も十分にとり，楽しい活動にいくらか時間をとるなどして，努めて自分を大切にしているときです。思い出しましょう，自分を大切にしていないと，感情に関する反応が濁ります。濁ると，元のきれいな感情や反応が本来何を伝えているのかがわかりにくくなり，苦しさも耐え切れそうもないほど強く感じがちです。自分を大切にする時間なんて全くとれないと感じる時期にも，少し自分に投資をすると，反応しやすくなってしまった心の状態から回復するための時間と，マインドレスに価値に沿わない行動をしてしまった後始末のために必要になる時間を節約できるでしょう。そのことを私たちは，うっかり自分を大切にしそびれてはもう一度そのための時間を無理にでも作るたびに，繰り返し経験しているはずです（それなのに，何度でも学びなおさなければいけません！）。

・**価値に導かれて行動しようと，毎日または毎週コミットする。**実践を始めてから時間が経つうちに，計画的に価値に沿って行動する状態からもっと自然に価値に導かれて暮らすようになります。毎週明らかな形でコミットメントをしたり行動を観察したりする代わりに，「価値に沿った人生を生きる」という考えを一種の方位磁針のようにして，それに導かれて行動するようになります。それでも，苦しい時期に差しかかったら，本書でお伝えした構造化された実践に戻って，価値に沿った行動をまたしばらく続けるのもよいでしょう。そうすると，習慣的に避ける行動にうっかり戻ってしまったり，ストレスや痛みがあるときに人生を制限したりしないですみます。お伝えしたように，人生での出来事に伴う変化があるときは，普段の活動をいくらか減らそうと選ぶかもしれませんし，大切と感じる価値を新しい状況に合わせていくらか調整するかもしれません。いずれにしても，何を選んでいるのかを自分でしっかり気づいていられると，苦しい状況を模索しなが

第13章　苦しい時期にも気持ちを開いたままで　　383

ら切り抜けていくときにも，それほど消耗せずに，むしろ充実し
た気持ちで進み続けられるでしょう。

　ミゲルは，家族の暮らしを支えることに価値を感じていて，正規の勤
務時間だけでなく残業もしながら妻と子どもたちを経済的に支えられ
るのを大きな誇りに感じていました。2年前に給料のよい会社に転職し
て，収入が増えた分だけ選択の幅や機会も広がり，子どもたちのサマー
キャンプやミゲルと妻が一緒に過ごす休暇などを楽しんできました。と
ころが，会社が事業規模を縮小すると決めたときに，ミゲルはまっ先に
解雇を言い渡された中の一人でした。その時期の経済はどこも不況で，
雇用保険の支払いを受けながら，応募しては採用されず，新しい仕事を
探し続けるしかありませんでした。ミゲルも妻も，派遣会社に登録した
り下請けや外注で請け負ったりしながら仕事を続けて，食費や月々の支
払いは辛うじてできましたが，サマーキャンプや休暇は諦めなければい
けませんでした。
　人生のこの大きな変化をうまく受け止められるようになるまでにミゲ
ルがはじめはかなり苦しい時期を過ごしたのは無理もありません。ミゲ
ルは，以前の仕事ほど支払いのよい仕事を代わりに見つけられなかった
ので，もう家族の暮らしを支えるという自分の価値に沿って生きられな
くなったと感じました。前は手に入ったものを今回は諦めなければいけ
なくなるたびに，家族を失望させていると心配しました。子どもたちが
さまざまな機会を失っているのではないか，代わりの仕事を探す能力が
自分にはないのではないかと不安でした。子どもたちのがっかりした表
情を見るのがつらくて，だんだん家族と離れてガレージで独りの時間を
過ごし始めたので，家族がミゲルを見かける機会がどんどん減りまし
た。妻と子どもたちがもっとミゲルと一緒にいたいと伝えると，ミゲル
は，それもまた家族をがっかりさせていることの一つで自分には価値が

ない証拠だと考えて反応しました。不安が強くなって，ますます家族と一緒に時間を過ごしたくなくなりました。

　ミゲルの反応はよく理解できるでしょう。愛する人たちのために何かをしてあげられない状況になれば，誰だって自分の価値を問う思考が浮かぶかもしれません。またそんな疑問が心にあれば，妨げにもかかわらず愛する人たちを支え続けられる方法がたとえ別にあったとしても，見落としてしまうでしょう。将来の見通しが立たないときには，不安，心配，疑いなどが湧くのは自然で，十分予想される反応です。さて，あるときミゲルは，家族と一緒に過ごす時間がもっとほしいと自分でどれほど強く感じているかに気がつきました。その気持ちに気づいてからは，失われたさまざまなものを思い出すたびに不安で辛い思考や気持ちは相変わらず湧きましたが，それはそのままにして，再び家族と関わり始めました。ある日，庭で息子とキャッチボールをしながら，心は自己批判的な思考と心配に巻き込まれていました。ふと注意が向いて，息子が笑顔なのに気がつきました。ミゲルが意識して注意を「今，この瞬間」に戻してくると，息子と心が通じ合っている平和と喜びを感じ始め，陽ざしあふれる春の日の午後に外で遊んでいることの素朴な喜びも感じ始めました。その晩，ミゲルは自分にとって何が大切かをじっくりと考えました。今や働いている時間が短いのですから，子どもたちや妻と以前よりも沢山一緒に時間を過ごせるはずだと気がつきました。そして，引き続き安定した仕事を探し続けるけれども，そうする間も，家族に関する人生の領域では価値に沿ってマインドフルに新しく行動しようとコミットしました。時間が許すときは学校に子どもたちを迎えに行き，家族のためにお金がほとんどまたは全くかからない外出計画を立て始めました。ミゲルは，子どもたちが自分と一緒にいる時間が増えただけでどれほど喜んでいるかに感動しました。解雇されたばかりの頃は，子どもたちはサマーキャンプに参加できずに節約しなければいけないことに当然がっかりしていましたが，今では，父親と一緒に過ごせる時間が増えた

のを心から喜んでいるようです。やがて，ミゲルは率先して子どもたちの宿題を手伝い，食事の用意も始めるようになりました。どちらも以前は妻がしていたことです。ミゲルは，別な方法でも家族の暮らしを支えられると発見しました。一緒に時間を過ごしながら，お喋りして，慈しみ，教育する。どれも価値と深い意味がありました。そうしたことは元々大切と感じていた方法で家族の暮らしを支える代わりにはなりませんでしたし，経済的に安定して支えるための機会も引き続き探しました。でも，降ってわいたこの経済的なストレスの中でも，ミゲルは価値に沿って生きる機会を見つけられました。

　ストレスがずっと続いて，何かを失っている状態がたまにというよりもむしろ頻繁な状況では，価値に沿った人生を生きる道筋を見つけるのがはるかに難しくなるでしょう。選択や柔軟性のある側面は，経済的ゆとりと機会に恵まれた人たちの特権と言え，残念ながら必ずしも社会の隅々までいきわたっていないのは確かです。そうした構造的な不平等がある以上，どうにもならない現実の壁や障害に遮られて柔軟性や選択を見つけるのがとても難しい人たちもいます。それでも，苦しい中でもマインドフルネスとアクセプタンスを実践すると，状況へのごく自然な感情反応なのにそれと闘う，自分を不必要に批判する，感じて当然な怒りや憤慨への反応が濁って巻き込まれる，といった実りのない悪戦苦闘を減らしやすくなります。マインドフルネスを育むと，行動を選び取る機会を見つけやすくなるので，どれほど制限されていても人生に尊厳と意味を添えられます。ヴィクトール・フランクルは，『夜と霧』（邦訳：みすず書房，2002）[80] の中で，ナチスの強制収容所ほど心ない非人間的な環境でも周りの人を思いやり，気遣って，人間らしく生きる機会を見つけられることを雄弁に語っています。自分自身の反応と悪戦苦闘するのを減らして感情をきれいにすると，不誠実さと向き合って慢性の問題を生み出している構造や仕組みを変えるために働きかける心の準備をし

やすくなります。

　向き合う困難が，プラスの変化からくるのかマイナスの変化からくるのか，影響の度合いや範囲が大きいかそれほどでもないか，急性の問題かそれとも慢性の問題かなどにかかわらず，人生が以前よりも苦しくなって，実践や，価値に沿って生きるコミットメントを微調整したり見直したりしなければいけない時期がきます。そうした困難な時期に差し掛かっていると気づくのが早ければ早いほど，困難に効果的に反応するのに役立つ戦略を使い始めるのも簡単です。

実践を続けよう

　本書でご紹介した考え方，経験，スキルの中に，不安とマインドフルに向き合いながら人生を取り戻していくときにあなたの人生をよりよくして，自分らしく生きている手応えをもっと感じられるようにするうえでお役に立つものがいくつかでも見つかりましたら幸いです。忘れないでください，いつでもほんの少し思いやりのこもった注意を向けるだけで，それが一瞬だったとしても，少しだけ自分の反応に巻き込まれなくなり，少し離れたところから眺められるようになって，束の間心が平和になるか息をつけるようになります。その瞬間には何の役にも立っていないように感じられても，そうした一瞬一瞬が長い時間のうちには確かに役に立っているのを，私たち著者は何度も見てきました。これからも何度でも学び続けるでしょう。全く何の巡り合わせか，こうしてこの文章を書いている現在，私（L. R.）は，満席状態の飛行機の中で両側から挟まれた真ん中の席に座って，前の席の人が座席を最大まで倒してきたのでノートパソコンの上にまるで覆いかぶさる姿勢になって，この2時間の間断続的に叫び続ける子どもの声を聞いています。ええ，間違いありません。この状況で私に起きたはじめの10（または20）の思考と反応は，開かれた心とも，思いやりとも，前向きとも程遠いものでした。

第13章　苦しい時期にも気持ちを開いたままで　　387

肩が緊張するのを感じて，マイナスの思考が連鎖的に溢れ出してくるの
に気づきました。そして，一呼吸します。もう一呼吸。注意を優しく導
いて，今書いている文章と，みなさんにお伝えしたいと思っている経験
へと連れ戻します。飛行機かバスか電車に乗っていて，または行列に並
んでいて，不安になる，イライラする，身体のどこかが痛む，疲れきる
などしたら，あなたもぜひ思い出して，ほんの少しの間でかまいません
ので呼吸に注意を向けてください。そうすると，向かおうとしていると
ころへ向かう理由を思い出すか，耳にすると必ず気持ちが明るくなる歌
を iPod で聞こうと思うか，誰かの瞳に浮かぶ悲しさに気づいてふと思
いやりを感じるかもしれません。それから，引き続きこのように生きた
いと思う姿勢で生きながら，訪れたのが何であっても，受け容れましょ
う。それはもう，ここにあるのですから。

注 釈

［訳者より：以下の注釈は本書を原著と照合して読まれる専門家の読者を想定
しています］

本書の使い方

1) Behavioral and cognitive-behavioral psychotherapy and self-help approaches to treating anxiety problems are, in fact, among the most successful programs in the field of psychology: Barlow, D. H. (2004). *Anxiety and its disorders: The nature and treatment of anxiety and panic.* New York: Guilford Press.

2) Jon Kabat-Zinn and his colleagues at the University of Massachusetts Medical School: Kabat-Zinn, J. (1990). *Full catastrophe living: Using the wisdom of your body and mind to face stress, pain, and illness.* New York: Delta. • Marsha Linehan at the University of Washington: Linehan, M. M. (1993a). *Cognitive-behavioral treatment of borderline personality disorder.* New York: Guilford Press. Linehan, M. (1993b). *Skills training manual for treating borderline personality disorder.* New York: Guilford Press. • Steven Hayes and his colleagues at the University of Nevada at Reno: Hayes, S. C., Strosahl, K. D., & Wilson, K. G. (1999). *Acceptance and commitment therapy: An experiential approach to behavior change.* New York: Guilford Press. • Alan Marlatt at the University of Washington: Witkiewitz, K., Marlatt, G. A., Sv. Walker, D. D. (2005). Mindfulness based relapse prevention for alcohol use disorders: The meditative tortoise wins the race. *Journal of Cognitive Psychotherapy,* 19, 221-228. • Zindel Segal, Mark Williams, and John Teasdale: Segal, Z. V., Williams, J. M. G., Sv. Teasdale, J. D. (2002). *Mindfulness-based cognitive therapy for depression: A new approach to preventing relapse.* New York: Guilford Press.

3) Given the success of the program in helping clients to both decrease their anxiety and depression and increase their quality of life: Roemer, L., & Orsillo, S.M. (2007). An open trial of an acceptance-based behavior

therapy for generalized anxiety disorder. *Behavior Therapy*, 38, 72-85. Roemer, L., & Orsillo, S. M. (2009). *Mindfulness and acceptance-based behavioral therapies in practice*. New York: Guilford Press. Roemer, L., Orsillo, S. M., & Salters-Pedneault, K. (2008). Efficacy of an acceptance-based behavior therapy for generalized anxiety disorder: Evaluation in a randomized controlled trial. *Journal of Consulting and Clinical Psychology*, 76, 1083-1089.

4) **We have found that a mindful approach typically leads to a significant reduction in depressive symptoms as well**: Roemer & Orsillo (2007), op. cit. Roemer et al. (2008), op. cit.

5) **Research has shown that mindfulness can reduce depressive relapse**: Teasdale, D., Segal, Z. V., Williams, M. G., Ridgeway, V. A., Soulsby, J. M., & Lau, M. A. (2000). Prevention of relapse/recurrence in major depression by mindfulness-based cognitive therapy. *Journal of Consulting and Clinical Psychology*, 68, 615-623. • **effective treatments for depression often include a focus on behavioral engagement**: Martell, C. R., Dimidjian, S., & Herman-Dunn, R. (2010). *Behavioral activation for depression: A clinicians guide*. New York: Guilford Press.

第 1 章

6) **the evidence suggests that bringing this new and deepened awareness called mindfulness to fear and anxiety ultimately reduces distress and provides new opportunities**: Roemer et al. (2008), op. cit.

7) **How does anxiety differ from fear**: Barlow (2004), op. cit.

8) **The parts of our brains that respond to threat react automatically, without involving the parts of our brains involved in deliberation or more complex thought**: Ledoux, J. E. (1996). *The emotional brain: The mysterious underpinnings of emotional life*. New York: Simon & Schuster.

9) **Our ability to vividly imagine threats also tricks our brains into thinking that these threats are more likely to occur**: Gardner, D. (2009). *The science of fear*. New York: Penguin Group.

10) **We know there is a future, and we want to control it**: 不確実さに耐えられない心の状態は，心配と全般性不安の要因の一つとして関連づけられています。 Dugas, M. J., Freeston. M. H., & Ladouceur, R. (1997). Intolerance of uncertainty and problem orientation in worry. *Cognitive Therapy and Research*, 21, 593-606.

11) **The best laid schemes of mice and men, go often askew:** この引用は，スコットランドの詩人ロバート・バーンズの詩「ハツカネズミよ。鋤でおまえを巣もろともうっかりひっくり返してしまったことについて」からです。

12) **Worry differs from problem solving in a few subtle but important ways:** Borkovec, T. D. (1985). Worry: A potentially valuable concept. *Behavior Research and Therapy*, 23, 481-482. Dugas, M. J., Letarte, H., Rheaume, J., Freeston, M. H., & Ladouceur, R. (1995). Worry and problem solving: Evidence of a specific relationship. *Cognitive Therapy and Research*, 19, 109-120. Pruzinsky, T., & Borkovec, T. D. (1990). Cognitive and personality characteristics of worriers. *Behaviour Research and Therapy*, 28, 507-512.

13) **Investigating why people worry has become a focus:** Borkovec, T. D., & Roemer, I,. (1995). Perceived functions of worry among generalized anxiety disorder subjects: Distraction from more emotionally distressing topics? *Journal of Behavior Therapy and Experimental Psychiatry*, 26, 25-30.

14) **What is an anxiety disorder?:** 不安障害の診断基準は以下の文献を参照 : American Psychiatric Association. (2000). *Diagnostic and statistical manual of mental disorders* (4th ed., text rev.). Washington, DC: Author.

第2章

15) **Anger and anxiety share so many signs:** 怒りと恐怖は生理学的にはよく似ていると示すエビデンスがありますが，怒りが接近と関連しているのに対して，恐怖は回避と関連づけられます。Carver, C., & Harmon-Jones, E. (2009). Anger is an approach-related affect: Evidence and implications. *Psychological Bulletin*, 135(2), 183-204. また，怒りが掻き立てられると，恐怖に関連した反応は妨げられるようです。Foa, E., Riggs, D., Massie, E., & Yarczower, M. (1995). The impact of fear activation and anger on the efficacy of exposure treatment for posttraumatic stress disorder. *Behavior Therapy*, 26(3), 487-499.

16) **This exercise involves freely expressing:** このエクササイズと，本書で以下を通じてご紹介する記述式のエクササイズは，アクセプタンス＆コミットメントセラピーの文献 Hayes et al. (1999), op. cit. Wilson, K. G., & Murrell, A. R. (2004). Values work in acceptance and commitment therapy. In S. C. Hayes, V. M. Follette, & M. M. Linehan (Eds.), *Mindfulness and acceptance* (pp. 120-151). New York: Guilford Press

注　釈　　　391

と，社会心理学の文献 McQueen, A., &. Klein, W. (2006). Experimental manipulations of self-affirmation: A systematic review. *Self and Identity*, 5(4), 289-354. Pennebaker, J. W. (1997). *Opening up: The healing power of expressing emotion*. New York: Guilford Press に基づきます。

第 3 章

17) Psychologist Steven Hayes: Hayes et al. (1999), op. cit.
18) mindfulness is that it changes our relationship with our internal experiences: Segal et al. (2002), op. cit.
19) to develop a plan to work through obstacles to valued living: Hayes et al. (1999).
20) developed through our research and clinical work in the areas of anxiety and mindfulness: Lee, J. K., Orsillo, S. M., Roemer, L., St Allen, L. B. (2010). Distress and avoidance in generalized anxiety disorder: Exploring the relationships with intolerance of uncertainty and worry. *Cognitive Behavior Therapy*, 39, 126-136. Levitt, T., Brown, T. A., Orsillo, S. M., & Barlow, D. H. (2004). The effects of acceptance versus suppression of emotion on subjective and psychophysiological response to carbon dioxide challenge in patients with panic disorder. *Behavior Therapy*, 35, 747-766. Orsillo, S. M., & Batten, S. V. (2005). ACT in the treatment of PTSD. *Behavior Modification*, 29, 95-130. Orsillo, S. M., & Roemer, L. (2005). *Acceptance and mindfulness-based approaches to anxiety: Conceptualization and treatment*. New York: Springer. Orsillo, S. M., Roemer, L., & Barlow, D. H. (2003). Integrating acceptance and mindfulness into existing cognitive-behavioral treatment for GAD: A case study. *Cognitive and Behavioral Practice*, 10, 223-230. Plumb, C., Orsillo, S. M., St Luterek, J. A. (2004). A preliminary test of the role of experiential avoidance in post-event functioning. *Journal of Behavior Therapy and Experimental Psychiatry*, 35, 245-257. Roemer, L., Lee, K., Salters-Pedneault, K., Erisman, S. M., Orsillo, S. M., & Mennin, D. S. (2009). Mindfulness and emotion regulation difficulties in generalized anxiety disorder: Preliminary evidence for independent and overlapping contributions. *Behavior Therapy*, 40, 142-154. Roemer et al. (2008), op. cit. Roemer, L. St Orsillo, S. M. (2002). Expanding our conceptualization of and treatment for generalized anxiety disorder: Integrating mindfulness/acceptance-based approaches with existing cognitive-behavioral models. *Clinical Psychology: Science and Practice*, 9, 54-68.

392

Roemer & Orsillo (2007), op. cit. Roemer & Orsillo (2009), op. cit. Roemer, L., Salters, K., Raffa, S., & Orsillo, S. M. (2005). Fear and avoidance of internal experiences in GAD: Preliminary tests of a conceptual model. *Cognitive Therapy and Research*, 29, 71-88.

第 4 章

21) But research shows that multitasking is inefficient: Ophir, E., Nass, C., St Wagner, A. (2009). Cognitive control in media multitaskers. PNAS Proceedings of the National Academy of Sciences of the United States of America, 106 (37), 15583-15587. Rubinstein, J., Meyer, D., & Evans, J. (2001). Executive control of cognitive processes in task switching. *Journal of Experimental Psychology: Human Perception and Performance*, 27(4), 763-797.

22) Although mindfulness has become part of our popular culture: Praissman, S. (2008). Mindfulness-based stress reduction: A literature review and clinician's guide. *Journal of the American Academy of Nurse Practitioners*, 20(4), 212-216. Williams, J. C., & Zylowska, L. (2008). Mindfulness Bibliography: Mindful Awareness Center, UCLS Semel Institute. *marc.ucla.edu/workfiles/ PDFs/MARC_mindfulness_ biblio_0609.pdf*

23) There is debate in the field as to how much mindfulness: マインドフルネスをどれだけ実践すると最大の効果を引き出せるかはまだ完全には知られていませんが，実践すると臨床的な症状が改善されることは複数の研究がつきとめています。Carmody, J., & Baer, R. A. (2008). Relationships between mindfulness practice and levels of mindfulness, medical and psychological symptoms, and well-being in a mindfulness-based stress reduction program. *Journal of Behavioral Medicine*, 31, 23-33. Rosenzweig, S., Greeson, J., Reibel, D., Green, J., Iasser, S., St Beasley, D. (2010). Mindfulness-based stress reduction for chronic pain conditions: Variation in treatment outcomes and role of home meditation practice. *Journal of Psychosomatic Research*, 68(1), 29-36. Vettese, L., Toneatto, T., Stea, J., Nguyen, L., & Wang, J. (2009). Do mindfulness meditation participants do their homework? And does it make a difference? A review of the empirical evidence. *Journal of Cognitive Psychotherapy*, 23(3), 198-225.

24) Mindfulness Defined: マインドフルネスの定義はたくさんありますし，私たちが本書で使うマインドフルネスの定義もさまざまな文献から引いて

きています。主なものは Kabat-Zinn, J. (1994). *Wherever you go, there you are: Mindfulness meditation in everyday life.* New York: Hyperion; but also Linehan (1993b), op. cit; and Baer, R. A., & Krietemeyer, J. (2006). Overview of mindfulness- and acceptance-based treatment approaches. In R. A. Baer (Ed.), *Mindfulness-based treatment approaches: Clinician's guide to evidence base and applications* (pp. 3-30). Burlington, MA: Academic Press.

第 5 章

25) Research has shown that mindfulness practice can help to decrease: Anxiety: Roemer & Orsillo (2007), op. cit. Roemer et al. (2008), op. cit. • Research has shown that mindfulness practice can help to decrease: Insomnia: Carlson, L., & Garland, S. (2005). Impact of mindfulness-based stress reduction (MBSR) on sleep, mood, stress, and fatigue symptoms in cancer outpatients. *International Journal of Behavioral Medicine, 12*(4), 278-285. Ong, J., Shapiro, S., & Manber, R. (2008). Combining mindfulness meditation with cognitive-behavior therapy for insomnia: A treatment-development study. Behavior Therapy, 39(2), 171-182. • **Research has shown that mindfulness practice can help to decrease: Stress:** Carlson, L., Speca, M., Patel, K., & Goodey, E. (2003). Mindfulness-based stress reduction in relation to quality of life, mood, symptoms of stress, and immune parameters in breast and prostate cancer outpatients. *Psychosomatic Medicine,* 65 (4), 571-581. Speca, M., Carlson, L., Goodey, E., & Angen, M. (2000). A randomized, wait-list controlled clinical trial: The effect of a mindfulness meditation-based stress reduction program on mood and symptoms of stress in cancer outpatients. *Psychosomatic Medicine,* 62 (5), 613-622. • **Research has shown that mindfulness practice can help to decrease: Risk of coronary heart disease:** Edelman, D., Oddone, E., Liebowitz, R., Yancy, W., Olsen, M., Jeffreys, A., et al. (2006). A multidimensional integrative medicine intervention to improve cardiovascular risk. *Journal of General Internal Medicine,* 21 (7), 728-734. • **Research has shown that mindfulness practice can help to decrease: Substance use:** Bowen, S., Chawla, N., Collins, S., Witkiewitz, K., Hsu, S., Grow, J., et al. (2009). Mindfulness-based relapse prevention for substance use disorders: A pilot efficacy trial. *Substance Abuse,* 30(4), 295-305. Bowen, S., Witkiewitz, K., Dillworth, T., Chawla, N., Simpson, T., Ostafin, B., et al. (2006). Mindfulness meditation and substance use

in an incarcerated population. *Psychology of Addictive Behaviors*, 20(3), 343-347. • **Research has shown that mindfulness practice can help to decrease: Urges to smoke:** Davis, J., Fleming, M., Bonus, K., St Baker, T. (2007). A pilot study on mindfulness-based stress reduction for smokers. *BMC Complementary and Alternative Medicine*, 7, 2. • Research has shown that mindfulness practice can help to decrease: Relapse into depression: Teasdale, J. D., Segal, Z. V., Williams, J. M. G., Ridgeway, V. A., Soulsby, J. M., & Lau, M. A. (2000), op. cit. • **Research has shown that mindfulness practice can help to decrease: Chronic pain:** Kingston, J., Chadwick, P., Meron, D., St Skinner, T. (2007). A pilot randomized control trial investigating the effect of mindfulness practice on pain tolerance, psychological well-being, and physiological activity. *Journal of Psychosornatic Research*, 62 (3), 297-300. McCracken, L., Gauntlett-Gilbert, J., & Vowles, K. (2007). The role of mindfulness in a contextual cognitive-behavioral analysis of chronic pain-related suffering and disability. *Pain*, 131(1-2), 63-69. Morone, N., Lynch, C., Greco, C., Tindle, H., St Weiner, D. (2008). "I felt like a new person."The effects of mindfulness meditation on older adults with chronic pain: Qualitative narrative analysis of diary entries. *The Journal of Pain*, 9(9), 841-848. • **Research has also shown that mindfulness practice can help to decrease: Symptoms of fibromyalgia:** Kaplan, K., Goldenberg, D., & Galvin-Nadeau, M. (1993). The impact of a meditation-based stress reduction program on fibromyalgia. *General Hospital Psychiatry*, 15 (5), 284-289. • **Research has also shown that mindfulness practice can help to improve: Quality of life:** Carlson et al. (2003), op. cit. Roemer St Orsillo (2007), op. cit. Roemer et al. (2008), op. cit. • **Research has also shown that mindfulness practice can help to improve: Relationship satisfaction and closeness:** Carson, J., Carson, K., Gil, K., & Baucom, D. (2004). Mindfulness-based relationship enhancement. *Behavior Therapy*, 35 (3), 471-494. Wachs, K., & Cordova,J. (2007). Mindful relating: Exploring mindfulness and emotion repertoires in intimate relationships. *Journal of Marital and Family Therapy*, 33 (4), 464-481. • **Research has also shown that mindfulness practice can help to improve: Sexual functioning:** Brotto, L., Basson, R., St Luria, M. (2008). A mindfulness-based group psychoeducational intervention targeting sexual arousal disorder in women. *Journal of Sexual Medicine*, 5(7), 1646-1659 • **Research has also shown that mindfulness practice can help to improve: Attention:** Philipsen, A., Richter, H., Peters, J., Alm, B., Sobanski, E., Colla, M., et al. (2007). Structured group psychotherapy in adults with attention deficit/hyperactivity disorder: Results of an open multicentre study. *Journal of Nervous and Mental Disease*, 195(12), 1013-1019. Tang, Y., Ma, Y., Wang, J., Fan, Y., Feng, S., Lu, Q., et al. (2007). Short-term meditation training improves attention and self-regulation. *PNAS proceedings of the National Academy of Sciences of the United States of America*, 104(43), 17152-17156. • **Research has also shown that mindfulness practice can help to improve: Immune system functioning**: Carlson et al. (2003), op. cit. • **Research has also shown that mindfulness practice can help to improve: Skin clearing among those with psoriasis**: Kabat-Zinn, J., Wheeler, E., Light, T., Skillings, A., Scharf M., Cropey, T., et al. (2003). Part II: Influence of a mindfulness meditation-based stress reduction intervention on rates of skin clearing in patients with moderate to severe psoriasis undergoing phototherapy (UVB) and photochemo-therapy (PUVA). *Constructivism in the Human Sciences*, 8(2), 85-106. • **Research has also shown that mindfulness practice can help to improve: Diabetes self-management**: Gregg, J., Callaghan, G., Hayes, S., & Glenn-Lawson, J. (2007). Improving diabetes self-management through acceptance, mindfulness, and values: A randomized controlled trial. *Journal of Consulting and Clinical Psychology*, 75(2), 336-343. • **Research has also shown that mindfulness practice can help to improve: Longevity and health among nursing home residents**: Langer, E., Beck, P, Janoff-Bulman, R., & Timko, C. (1984). An exploration of relationships among mindfulness, longevity, and senility. *Academic Psychology Bulletin*, 6(2), 211-226.

26) **Research has demonstrated a correlation between regularly practicing mindfulness and benefiting from it**: Carmody & Baer (2008), op. cit.

27) **we can also shift our breathing on purpose and activate our parasympathetic nervous system**: Bernstein, D. A., Borkovec, T. D., & Hazlett-Stevens, H. (2000). *New directions in progressive relaxation training: A guidebook for helping professionals*. Westport, CT: Praeger.

28) **Mindfulness of Sounds**: Segal, Z. V, Williams, M. G., Sr Teasdale, J. D. (2002). *Mindfulness-based cognitive therapy for depression: A new approach to preventing relapse* (p. 196). New York: Guilford Press. Copyright Guilford 2002 より許可を得て改訂して再掲。

29) **Jaimal Yogis's Saltwater Buddha**: Yogis, J. (2009). *Saltwater Buddha: A surfer's quest to find Zen on the sea*. Somerville, MA: Wisdom Publications.

30) **from a procedure called progressive muscle relaxation**: Bernstein et al.

396

(2000), op. cit.

31) purposely bringing your attention to an everyday life activity: Nhat Hanh, T. N. (1992). *Peace is every step: The path of mindfulness in everyday life*. New York: Bantam Books.

第6章

32) Why do we have emotions? These functions of emotions are adapted from Linehan (1993b), op. cit.

33) We pay attention to and remember information better when emotions are involved: Phelps, E. A. (2006). Emotion and cognition: Insights from studies of the human amygdala. *Annual Review of Psychology*, 57, 27-53.

34) The physical sensations and impulses that accompany our emotional responses prepare us to take action in response to whatever has elicited our response: Frijda, N. H. (1986). *The emotions*. Cambridge, UK: Cambridge University Press.

35) Both emotions and physical pain are associated with action tendencies: Frijda (1986), op. cit.

第7章

36) rather than being *clear*, or direct responses to the event that has just occurred, they are *muddy*: きれいな感情と濁った感情の説明は, Leslie Greenberg と Jeremy Safran の一次感情と二次感情 |primary and secondary emotions| の説明, および, Steven Hayes と同僚らの澄んだ感情と濁った感情 |clean versus dirty emotions| の説明から引いています。Greenberg, L. S., & Safran, J. D. (1987). *Emotion in psychotherapy*. New York: Guilford Press. Hayes et al. (1999), op. cit.

37) Not taking care of ourselves: Marsha Linehan は, 感情反応を効果的に調節するには自分を大切にすることが重要だと強調しています。Linehan (1993b), op. cit.

38) Anxiety disorders are associated with having negative or catastrophic responses to these feelings of anxiety and worry: Barlow (2004), op. cit. Schmidt, N. B., Zvolensky, M. J., & Maner, J. K. (2006). Anxiety sensitivity: Prospective prediction of panic attacks and Axis I pathology. *Journal of Psychiatric Research*, 40, 691-699.

39) People who worry excessively, in ways that interfere with their lives, have learned to worry about worrying and about the potential

注 釈　　　　397

negative effects of their worry: Wells, A. (2005). The metacognitive model of GAD: Assessment of meta-worry and relationship with DSM-IV generalized anxiety disorder. *Cognitive Therapy and Research,* 29, 107-121.

40) Research shows that people can also respond to experiences of anger, sadness, and even happiness with distress and that these reactions are associated with psychological symptoms: Mennin, D. S., Heimberg, R. G., Turk, C. L., St Fresco, D. M. (2005). Preliminary evidence for an emotion dysregulation model of generalized anxiety disorder. Behaviour Research and Therapy, 43, 1281-1310. Roemer et al. (2005), op. cit. Williams, K. E., Chambless, D. L., & Ahrens, A. (1997). Are emotions frightening? An extension of the fear of fear construct. *Behaviour Research and Therapy,* 35, 239-248.

41) This kind of fusion with our emotional experiences: Hayes et al. (1999). op. cit.

42) that we get "hooked" or entangled so that we feel all wrapped up in the emotions we are having, instead of seeing these emotions as rising and falling over the course of our lives: 「引っかかる {hooked}」 のイメージは Pema Chodron が, 「巻き込まれる {entangled}」 のイメージは Chris Germer がそれぞれ説明しています。Chodron, P. (2007). Practicing peace in times of war. Boston: Shambala. Germer, C. K. (2005). Anxiety disorders: Befriending fear. In C. K. Germer, R. D. Siegel, & P. R. Fulton (Eds.), *Mindfulness and psychotherapy* (pp. 152-172). New York: Guilford Press.

第8章

43) Imagine if you were hooked up to an extremely sensitive machine: このエクササイズは Hayes et al. (1999), op cit から一部変更して引用しています。

44) Interestingly, this inability to control emotions, particularly fear, is actually evolutionarily adaptive: Ledoux (1996), op. cit.

45) As Ambrose Redmoon wrote: この引用は Ambrose Redmoon のペンネームで執筆した James Neil Hollingworth からです。

46) trying to control our anxiety when our own experience tells us it isn't working: 私たちがコントロールしようとしつづける理由は Hayes et al. (1999), op. cit. に基づきます。

47) Although both scientific research and personal experience suggest that

attempting to control or suppress anxiety often results: Wegner, D. M. (2002). *The illusion of conscious will*. Cambridge, MA: MIT Press.

48) Research with both animals and humans: Lydersen, T. (1977). Fixed-ratio discrimination: Effects of intermittent reinforcement. *Journal of the Experimental Analysis of Behavior, 28* (3), 203-212. Worsdell, A., Iwata, B., Hanley, G., Thompson, R., & Kahng, S. (2000). Effects of continuous and intermittent reinforcement for problem behavior during functional communication training. *Journal of Applied Behavior Analysis, 33* (2), 167-179.

49) continuous tug-of-war with a monster: このメタファーは Hayes et al. (1999), op. cit. から引いています。

第9章

50) The Guest House: Barks, C., & Moyne, J. (Trans.). (1997). The essential Rumi. San Fransisco: Harper. Copyright 1995 by Coleman Barks. 許可を得て再掲。

51) *Acceptance* simply refers to letting go of the struggle against the reality of what "is" in a given moment: アクセプタンスの用語は Hayes et al. (1999), op. cit. Linehan (1993a), op. cit. Segal et al. (2002), op. cit. で詳しく考察されています。

52) Willingness Is Not Wanting: ウィリングネスが何であり，何ではないかの説明は Hayes et al. (1999), op. cit. を参考にしています。

53) It's as if you're headed for a beautiful mountain: 沼地のメタファーは Hayes et al. (1999), op. cit. からいくらか改訂して再掲しています。

54) you just moved into a new house and you: メタファーは Hayes et al. (1999), op. cit. からいくらか改訂して再掲 |adapted from| しています。

55) Becoming Disentangled from Our Thoughts: 言語の力と限界については Hayes et al. (1999), op. cit. を参考にしています。

56) Complicating the issue of whether our thoughts are true is that statements of truth and opinion are structured in exactly the same way: この概念については Hayes et al. (1999), op. cit, and Linehan (1993b), op. cit. を参考にしています。

57) Exercise: Labeling thoughts as thoughts: このエクササイズは Hayes et al. (1999), op. cit.; Segal et al. (2002), op. cit. からいくらか改訂して再掲しています。

58) Exercise: Rethinking But: このエクササイズは Hayes et al. (1999), op. cit. からいくらか改訂して再掲しています。

注　釈　399

59) Some people find it useful to place each thought on a leaf and watch it flow: このエクササイズは　Hayes et al. (1999), op. cit. からいくらか改訂して再掲しています。

第10章

60) We use the term *values* in a very specific way: この分野に関連した私たちの研究は Hayes et al. (1999), op. cit., and Wilson & Murrell (2004), op. cit. から引いています。

61) Suppose you really enjoy downhill skiing: このメタファーは Hayes et al. (1999), op. cit. から引いています。

62) extensive research shows that engaging in actions they used to enjoy improves their satisfaction with their lives and even their moods: Dimidjian, S. Hollon, S. D., Dobson, K. S., Schmaling, K. B., Kohlenberg, R. J., Addis, M. E., &. Jacobson, N. S. (2006). Randomized trial of behavioral activation, cognitive therapy, and antidepressant medication in the acute treatment of adults with major depression. *Journal of Consulting and Clinical Psychology*, 74, 658-670.

63) Who is driving your bus? このメタファーは Hayes et al. (1999), op. cit. から引いています。

64) A good indicator that your values are reflections of someone else's rather than your own personal sense of meaning and importance is when they sound like rules or should statements: これは Hayes et al. (1999), op. cit. で紹介されるプライアンスの考え方に似ています。

65) The "paddling out" metaphor: Yogis (2009), op. cit.

第11章

66) Mountain meditation: Kabat-Zinn (1994), op. cit., pp. 136-139. Copyright 1994 by Jon Kabat-Zinn. Hyperion より許可を得て再掲。無断転載禁止。

67) Three-minute breathing space: Adapted from Segal et al. (2002), op. cit., p. 174). Copyright 2002 by The Guilford Press. 許可を得て再掲。

第12章

68) Psychologist Kristen Neff describes self-compassion: Neff, K. (2003). The development and validation of a scale to measure self-compassion. *Self and Identity*, 2, 223-250.

400

69) Exercise: Inviting a difficulty in and working with it through the body: Williams, J. M. G., Teasdale, J. D., Segal, Z. V., & Kabat-Zinn, J. (2007). *The mindful way through depression: Freeing yourself from chronic unhappiness* (pp. 151-152). New York: Guilford Press から改変して掲載。Copyright 2007 by The Guilford Press. 許可を得て再掲。

70) the research on self-esteem produces mixed findings: Crocker, J., & Park, L. E. (2004). The costly pursuit of self-esteem. *Psychological Bulletin*, 130, 392-414.

71) Interestingly, psychologist Mark Leary recently: Leary, M. R., Tate, E. B., Adams, C. E., Allen, A. B., & Hancock, (2007). Self-compassion and reactions to unpleasant self-relevant events: The implications of treating oneself kindly. *Journal of Personality and Social Psychology*, 92, 887-904.

72) Similarly, psychologist Kristen Neff found that students high in self-compassion: Neff, K., Hsieh, Y., St Dejitterat, K. (2005). Self-compassion, achievement goals, and coping with academic failure. *Self and Identity*, 4, 263-287.

73) wealth of evidence from both animal and learning research that rewarding positive behavior is: Nakatani, Y., Matsumoto, Y., Mori, Y., Hirashima, D., Nishino, H., Arikawa, K., et al. (2009). Why the carrot is more effective than the stick: Different dynamics of punishment memory and reward memory and its possible biological basis. *Neurobiology of Learning and Memory*, 92 (3), 370-380.

74) Authoritarian parents threaten and punish their children: Baumrind, D. (1966). Effects of authoritative parental control on child behavior. *Child Development*, 37, 887-907. Baumrind, D. (1968). Authoritarian vs. authoritative parental control. *Adolescence*, 3, 255-272. Steinberg, L. (2001). We know some things: Parent-adolescent relationships in retrospect and prospect. *Journal of Research on Adolescence*, 11(1), 1-19.

75) Psychologist Shelley Taylor hypothesized: Taylor, S. (2006). Tend and befriend: Biobehavioral bases of affiliation under stress. *Current Directions in Psychological Science*, 15(6), 273-277.

76) *Exercise: The defensive mind*: Hayes et al. (1999), op. cit. の「極端に考えてみるエクササイズ」|mental polarity exercise| より改変して再掲。

第13章

77) Research (and life experience) clearly shows that, although significant change is possible in many areas (anxiety, depression, substance use,

eating disorders, etc.), we never fully unlearn old habits: たとえば Brandon, T. H., Vidrine, J. 1., & Litvin, E. B. (2007). Relapse and relapse prevention. *Annual Review of Clinical Psychology*, 3, 257-284 を参照。

78) Research suggests that a *lapse*, such as a recurrence of insomnia, a panic attack, or excessive worry, does not necessarily lead to a *relapse*, or chronic problem: Witkiewitz, K. A., & Marlatt, G. A. (2007), op. cit.

79) Sometimes losses or traumas provide a context in which it is even easier to live a valued life because they highlight what really matters to us: Tedeschi, R. G., Park, C. L., & Calhoun, L. G. (Eds.). (1998). *Posttraumatic growth: Positive changes in the aftermath of crisis*. Mahwah, NJ: Erlbaum.

80) Viktor Frankl, in Man's Search for Meaning: Frankl, V. E. (2006). *Man's search for meaning*. Boston: Beacon Press.

資　料

不安に関する参考文献

Antony, Martin, and Norton, Peter. *The Anti-Anxiety Workbook*. Guilford Press, 2009.

Barlow, David H., and Craske, Michelle G. *Mastery of Your Anxiety and Panic: Workbook*. Oxford University Press, 2006.

Brantley, Jeffrey. *Calming Your Anxious Mind: How Mindfulness and Compassion Can Free You from Anxiety, Fear, and Panic*. New Harbinger, 2003.

Chapman, Alex, Gratz, Kim, and Tull, Matthew. *The Dialectical Behavioral Therapy Skills Workbook for Anxiety: Breaking Free from Worry, Panic, PTSD, and Other Anxiety Symptoms*. New Harbinger, 2011.

Forsyth, John, and Eifert, Georg. *The Mindfulness and Acceptance Workbook for Anxiety: A Guide to Breaking Free from Anxiety, Phobias, and Worry Using Acceptance and Commitment Therapy*. New Harbinger, 2007.

Henderson, Lynne. *The Compassionate Mind Guide to Building Social Confidence: Using Compassion-Focused Therapy to Overcome Shyness and Social Anxiety*. New Harbinger, 2011.

Raja, Sheela. *Overcoming Trauma and PTSD: A Workbook Integrating Skills from ACT, DBT, and CBT*. New Harbinger, 2012.

Ross, Jerilyn, and Cantor-Cooke, Robin. *One Less Thing to Worry About: Uncommon Wisdom for Coping with Common Anxieties*. Ballantine, 2009.

Rossman, Martin. *Anxiety Relief*. Sounds True, 2006.

Stahl, Bob, and Goldstein, Elisha. *A Mindfulness-Based Stress Reduction Workbook*. New Harbinger, 2010.

Tolin, David. *Face Your Fears: A Proven Plan to Beat Anxiety, Panic, Phobias, and Obsessions*. Wiley, 2012.

Wehrenberg, Margaret. *The 10 Best-Ever Anxiety Management Techniques: Understanding How Your Brain Makes You Anxious and What You Can Do to Change It*. Norton, 2008.

マインドフルネスに関する参考文献

Bayda, Ezra. *Zen Heart: Simple Advice for Living with Mindfulness and Compassion*. Shambhala Publications, 2009.

Bayda, Ezra, and Bartok, Josh. *Saying Yes to Life (Even the Hard Parts)*. Wisdom Publications, 2005.

Beck, Charlotte Joko. *Everyday Zen: Love and Work*. HarperOne, 1989.

資　料　　　403

Bernhard, Toni. *How to Wake Up: A Buddhist-Inspired Guide to Navigating Joy and Sorrow*. Wisdom Publications, 2013.

Boccio, Frank Jude. *Mindfulness Yoga: The Awakened Union of Breath, Body, and Mind*. Wisdom Publications, 2004.

Brach, Tara. *Radical Acceptance*. Bantam, 2004.

Brach, Tara. *True Refuge: Finding Peace and Freedom in Your Own Awakened Heart*. Bantam, 2012.

Chödrön, Pema. *When Things Fall Apart: Heart Advice for Difficult Times*. Shambhala Publications, 2000.

Chödrön, Pema. *The Places that Scare You: A Guide to Fearlessness in Difficult Times*. Shambhala Publications, 2002.

Germer, Christopher. *The Mindful Path to Self-Compassion: Freeing Yourself from Destructive Thoughts and Emotions*. Guilford Press, 2009.

Gunaratana, H. *Mindfulness in Plain English*. Wisdom Publications, 2002.

Jensen, Lin. *Together Under One Roof: Making a Home of the Buddha's Household*. Wisdom Publications, 2008.

Kabat-Zinn, Jon. *Full Catastrophe Living: Using the Wisdom of Your Body and Mind to Face Stress, Pain, and Illness*. Delta, 1990.

Kabat-Zinn, Jon. *Wherever You Go, There You Are: Mindfulness Meditation in Everyday Life*. Hyperion, 1994.

Kabat-Zinn, Myla and Jon. *Everyday Blessings: The Inner Work of Mindful Parenting*. Hyperion, 1997.

Kozak, Arnie. *Wild Chickens and Petty Tyrants: 108 Metaphors for Mindfulness*. Wisdom Publications, 2009.

Neff, Kristen. *Self Compassion: Stop Beating Yourself Up and Leave Insecurity Behind*. William Morrow, 2011.

Nhat Hanh, Thich. *The Miracle of Mindfulness*. Beacon Press, 1976.

Nhat Hanh, Thich. *Peace Is Every Step: The Path of Mindfulness in Everyday Life*. Bantam Books, 1992.

Salzberg, Sharon. *Loving Kindness: The Revolutionary Art of Happiness*. Shambhala, 2005.

Salzberg, Sharon. *Faith: Trusting Your Own Deepest Experience*. Riverhead Books, 2002.

Sharples, B. *Meditation and Relaxation in Plain English*. Wisdom Publications, 2006.

Siegel, Daniel J. *The Mindful Brain: Reflection and Attunement in the Cultivation of Well-Being*. Norton, 2007.

Siegel, Ronald. *The Mindfulness Solution: Everyday Practice for Everyday Problems*. Guilford Press, 2010.

Williams, Mark, Teasdale, John, Segal, Zindel, and Kabat-Zinn, Jon. *The Mindful Way through Depression: Freeing Yourself from Chronic Unhappiness*. Guilford Press, 2007.

専門家のための参考文献

Bien, Thomas. *Mindful Therapy: A Guide for Therapists and Helping Professionals.* Wisdom Publications, 2006.

Christensen, Andrew, and Jacobson, Neil. *Acceptance and Change in Couples Therapy: A Therapist's Guide to Transforming Relationships.* Norton, 1998.

Dimeff, Linda, and Koerner, Kelly (Eds.). *Dialectical Behavior Therapy in Clinical Practice: Applications Across Disorders and Settings.* Guilford Press, 2007.

Germer, Christopher, and Siegel, Ronald. *Compassion and Wisdom in Psychotherapy.* Guilford Press, forthcoming.

Germer, Christopher, Siegel, Ronald, and Fulton, Paul (Eds.). *Mindfulness and Psychotherapy.* Guilford Press, 2005.

Hayes, Steven, Follette, Victoria, and Linehan, Marsha M. (Eds.). *Mindfulness and Acceptance: Expanding the Cognitive-Behavioral Tradition.* Guilford Press, 2004.

Hayes, Steven, Strosahl, Kirk, and Wilson, Kelly. *Acceptance and Commitment Therapy: An Experiential Approach to Behavior Change.* Guilford Press, 1999.

Linehan, Marsha M. *Cognitive-Behavioral Treatment of Borderline Personality Disorder.* Guilford Press, 1993a.

Linehan, Marsha M. *Skills Training Manual for Treating Borderline Personality Disorder.* Guilford Press, 1993b.

Martell, Christopher, Dimidjian, Sona, and Herman-Dunn, Ruth. *Behavioral Activation for Depression: A Clinician's Guide.* Guilford Press, 2010.

Olendski, Andrew. *Unlimiting Mind: The Radically Experiential Psychology of Buddhism.* Wisdom Publications, 2010.

Roemer, Lizabeth, and Orsillo, Susan. *Mindfulness- and Acceptance-Based Behavioral Therapies in Practice.* Guilford Press, 2009.

Segal, Zindel, Williams, Mark J., and Teasdale, John. *Mindfulness-Based Cognitive Therapy for Depression: A New Approach to Preventing Relapse.* Guilford Press, 2002.

訳者あとがき

　本書の素晴らしい点は，専門家によって書かれた一般書であるということです。

　本書には心理学や精神医学の専門用語はほとんど出てきません。その代わりに，実在しそうな様々な登場人物が織りなす物語を中心に構成されています。こうした物語を読み進めていくうちに，どこかで「ああ，僕もこの登場人物と似たような気持ちになったことがあるよ」とか，「私もこの登場人物と同じような経験をしたわ」と感じられることでしょう。これが本書の他にはない特色です。専門用語を知らなくても，誰でも自然と読み進めてマインドフルネスを理解できるように書かれているのです。

　私がこの本を出版しようと思ったのは，ある一般ビジネス書を読んでいたときに，この中で原著『The Mindful Way Through Anxiety』が紹介されているのを知ったことがきっかけでした。原著をネット通販で入手したところ，手軽なペーパーバックの本でとても読みやすかったのです。裏表紙に書かれている定価も 17 ドルと廉価なのは NIH の補助金が出ていることもあるのだろうと思いました。大学の偉い先生が本書を訳し解説したものを読めばもっとよく理解できるだろうと思って日本語版を懸命に探したのですが，ついに見つかることはありませんでした。それもそのはずです。この本には日本語版は存在しなかったのです！それならば，自分が最初の読者になるために日本語版を自分で作ってみたらどうだろうか？　10 年をかけて開発された治療技法の集大成を日本語で読めたらどんなに素晴らしいかという思いに駆られて，私は無謀にも今までまったく経験のなかった翻訳という作業に取りかかることを決心しました。

一番苦労した点は，ACT（アクセプタンス＆コミットメント・セラピー）に関する専門用語の記述をいかにわかりやすく，かつ，正確に訳すかということでした。本書はACTを知らなくても読み進めるうちに自然と理解できるように書かれていますが，「アクセプト」や「フュージョン」といった用語については短い意訳を加えました。私は認知行動療法などについては精神科医・臨床心理士として少ないながらも知識を持って実践も行っていましたが，ACTに関しては知識がほとんどありませんでしたので，文献やワークショップ等で自分なりに勉強したつもりですが，間違って理解しているところもあるかもしれません。読者の皆さんが本書を読まれてよかったと思われたなら，それは原著の素晴らしさによるものです。逆に，よくなかったと思われたなら，それは訳の拙さによるものだと思います。読者の皆さんのご意見，ご批判をお待ちしております。

　注釈はほとんど原文のまま記しました。専門家の方はぜひ原著でお読みください。

　最後になりましたが，本書を出版するに際しまして，推薦のお言葉をお書きくださいました早稲田大学の越川房子先生，表紙イラストをお描きくださいましたあいざわクリニックの相澤雅子先生，根気よく編集をいただきました星和書店編集部の近藤達哉氏，すずき編集室の鈴木加奈子氏，そして私を支え，励ましてくれた家族に感謝を表したいと思います。ありがとうございました。

2017 年 9 月

仲田昭弘

索　引

［英　語］

MB-PMR（mindfulness-based
progressive muscle relaxation）　147

［日本語］

あ

あえて観察する行動　13
悪循環　12
アクセプタンス　226, 227, 235, 249
アクセプト　242, 332
悪戦苦闘　70, 71, 82, 86
熱いストーブのアナロジー　166
あなたのバス　265
怒り　312
意見の言明　239
今，この瞬間　xiii, 57, 81, 137, 245,
　　305, 346, 361
ウィリング　222, 228, 229, 231, 232
　　――でない　232
　　――な姿勢　222
ウィリングネス　226, 228, 229, 230,
　　231, 235, 347
音のマインドフルネス　139, 365
お腹で呼吸する　134
思いやり　102, 137, 241, 297, 305,
　　325

か

海水ブッダ　142

回避　11, 51, 52, 54, 60, 63, 64, 65,
　　267, 268, 269
価値　174, 255, 256, 260, 270, 271,
　　280, 281, 282, 288, 302, 368
　　――に沿った行動　228, 303,
　　306, 315, 318, 321, 373
　　――に沿って生きる　304, 316
かばいたがる心　344
身体に表れる症状　11
観察者の自己　236
感情　15, 161, 163, 164, 165, 166,
　　174, 176
　　――と身体感覚のマインドフルネ
　　ス　184, 364
　　――と向きあう　35
　　――に関する反応　325
　　――に関連した痛み　170
　　――の想起　162
　　――の力　161
　　――のマインドフルネス　171,
　　173, 364
　　――をコントロール　206, 209,
　　211, 212, 214
記憶して想像する力　21
危険を冒さないでおく　199, 200
気づき　6, 89, 136
決めつけ　236
弓道を題材にしたメタファー　279
脅威　xi, 20, 73
強迫性障害　38
恐怖　xi, 6, 7, 10, 16, 19, 20, 30, 31,
　　60, 69, 120, 157

きれいな感情　193, 218, 219, 220, 222, 236, 287, 312
禁煙　297
苦しい時期のステップ　380
経験　244, 245
警報システム　16
ゲストハウス　225, 226, 365
行動　15
　　——の回避　44
　　——面に表れる反応　11
凍りつき反応　17
凍りつく　44
ゴール　256, 258
漕ぎ出す　142
呼吸　131
　　——のエクササイズ　109, 110
　　——のマインドフルネス　108, 364
　　——法　134
心の経験　81
好み　267, 268, 269
コミット　292, 296
コミットメント　292, 296
コントロール　22, 87, 195, 200, 202, 204, 211, 213, 276
　　——しようとする戦略　218
困難を招き入れる　365, 365

さ
再発　370
妨げ　310
3分間呼吸空間法　318, 364
ジェントル・ヨガ　150
思考　14, 238, 239, 241, 245, 246
　　——のマインドフルネス　248, 364
自己批判する思考　348
事実の言明　239
自信　264
姿勢　107

自尊心　330, 331
失敗　370
自動操縦　95, 97
自分への思いやり　137, 324, 325, 331, 332, 342, 343, 344, 345, 347, 348, 353
　　——を育む　348
自分を思いやる　337
自分を批判する行動　336
自分を批判する方法　337
社交恐怖　40
社交不安障害　40
初心　88, 137, 335
人生での変化　374
身体感覚　15
　　——のマインドフルネス　144, 364
心的外傷後ストレス障害　39
心配　23, 26, 27, 30, 181
ストレス　113
漸進的筋弛緩法　147, 364
選択　294
　　——肢　295
禅の思想　279
全般性不安障害　38
喪失　378
備えておく力　19
空に浮かぶ雲のエクササイズ　237

た
注意　305
　　——の焦点をそらす　166
強い感情　163
辛い感情　160
「でも」を考えなおす　248
闘争　51
闘争－逃避反応　17
道徳　282
特定の恐怖症　40

な

逃げる　44
濁った感情　178, 184, 185, 193, 218,
　　219, 220, 236, 287, 312
　　　──反応　180
ニュー・エイジ　103

は

はじめの反応と二番目の反応　251
パニック障害　4, 39, 188
パニック発作　48, 370
パラドックス　195, 196, 198
　　　──を解消　197, 198
バランス　23, 313, 314
反応の連鎖　12
反応メカニズム　18
否認　166
批判的反応　111
不安　xi, 5, 6, 7, 10, 16, 19, 20, 64, 69,
　　77, 113, 120, 132, 157, 253, 305
　　　──のサイン　12
　　　──を感じているときのサイン
　　　　9, 14
　　　──をコントロールする　202
不安障害　xviii, 7, 32, 33, 35, 188,
　　189
　　　──の種類　38
　　　──の診断基準　33
フォーマルでないマインドフルネス
　実践　126, 153, 318
フォーマルなマインドフルネス
　実践　126, 127, 139, 149, 306, 365
フォーマルな瞑想　143
腹式呼吸　134
仏教　102
フュージョン　79, 112, 117, 191, 240
フロー　245
プロセス　316
文化的メッセージ　211

変化　374, 375, 376
報酬　27

ま

マインドフル　57, 64, 70, 81, 87,
　　220, 240
　　　──な生き方　355
　　　──な気づき　13, 81
　　　──に歩く　149
　　　──にできる活動　155
　　　──にできる活動の例　155
　　　──に眺める　220
　　　──になるスキル　123
マインドフルネス　iii, xi, 6, 13, 70,
　　81, 87, 100, 101, 105, 112, 122,
　　323, 353, 363
　　　──・エクササイズ　106
　　　──基盤の漸進的筋弛緩法
　　　　147, 148
　　　──基盤の認知療法　139
　　　──実践　118, 133
　　　──・スキル　70, 136
　　　──を実践する際の難しさ
　　　　132, 141, 145, 151, 156
　　　──を実践するメリット　124
マインドレス　367
まとめ　361, 362
マルチタスキング　95, 97, 99
メタファー　257, 361
物事をありのままに受け容れる　138
モンスター　221
問題解決　23, 24

や〜わ

山の瞑想　299, 302, 365
ヨガ　104
利己的　338
リラクセーション　104

❖ 訳者について ❖

仲田 昭弘（なかだ あきひろ）
奈良県生まれ。医学博士，臨床心理士。

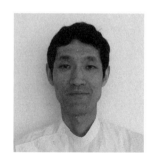

名古屋大学農学部卒業，奈良県立医科大学卒業。奈良県立医科大学第三内科，大阪市立大学神経精神科，信貴山病院精神科勤務を経て，2006年より，ならこころのクリニック院長。精神科医として外来診療を行いながら，奈良産業保健総合支援センターメンタルヘルス担当相談員，産業医として職場のメンタルヘルスに関する研修，講演，相談を続けている。

❖ 著者について ❖

スーザン・M・オルシロ, Ph.D.

　ボストンのサフォーク大学心理学教授，同大学の臨床トレーニング管理者も努める。夫と二人の子供たちと共にボストン近郊に在住。

リザベス・ローマー, Ph.D.

　マサチューセッツ大学ボストン校心理学教授。夫と共にボストン近郊に在住。

　オルシロ博士とローマー博士は，マインドフルネス，不安，心理療法をテーマに多くの文献を執筆しています。不安障害の研究と治療には20年以上にわたって取り組んできました。二人とも，専門家の間で高く評価されるMindfulness-and Acceptance-Based Behavioral Therapies in Practice の共著者です。アメリカ国立衛生研究所から資金を得てこの10年に開発した治療アプローチが本書の基盤となっています。

マインドフルネスで不安と向き合う
─不安から自由になり，人生をとりもどす─

2017年11月9日　初版第1刷発行

著　　者　スーザン・M・オルシロ　リザベス・ローマー
訳　　者　仲田昭弘
発 行 者　石澤雄司
発 行 所　株式会社 星 和 書 店
　　　　　〒168-0074　東京都杉並区上高井戸1-2-5
　　　　　電話　03 (3329) 0031 (営業部) ／ 03 (3329) 0033 (編集部)
　　　　　FAX　03 (5374) 7186 (営業部) ／ 03 (5374) 7185 (編集部)
　　　　　http://www.seiwa-pb.co.jp
印　　刷　株式会社 光邦
製　　本　鶴亀製本株式会社

Printed in Japan　　　　　　　　　　　　　　ISBN978-4-7911-0969-2

・本書に掲載する著作物の複製権・翻訳権・上映権・譲渡権・公衆送信権（送信可能化権を含む）は (株) 星和書店が保有します。
・ JCOPY 〈(社)出版者著作権管理機構 委託出版物〉
　本書の無断複写は著作権法上での例外を除き禁じられています。複写される場合は，そのつど事前に (社) 出版者著作権管理機構 (電話 03-3513-6969,
　FAX 03-3513-6979, e-mail：info@jcopy.or.jp) の許諾を得てください。

近刊予告 2018年春ごろ出版

マインドフルネスで不安と向き合う
ワークブック（仮）

スーザン・M・オルシロ, リザベス・ローマー 著

仲田昭弘 訳

不安の病

伊豫雅臣 著

四六判　208p　定価：本体1,500円＋税

パニック障害、社会恐怖（対人恐怖・社会不安障害）、強迫性障害、疼痛性障害、
心気症など、日常の生活に支障をきたす不安障害について、その心理的成り
立ち、実態、治療について、平易な文章でわかりやすく解説する。

不安や心配を克服するためのプログラム
患者さん用ワークブック

ミッシェル・G・クラスケ, デイビッド・H・バーロウ 著

伊豫 雅臣 監訳

沖田麻優子 訳

B5判　188p　定価：本体2,400円＋税

「心配性だ」「すぐ緊張してしまう」と悩んでいる人，不安でやるべきことが
手につかない人など，全般性不安障害（全般不安症）をもつ人やその傾向の
ある人が，認知行動療法による対処方法を学べる。

発行：星和書店　http://www.seiwa-pb.co.jp